介入导管室
护士工作手册

主编 赵文利 张红梅

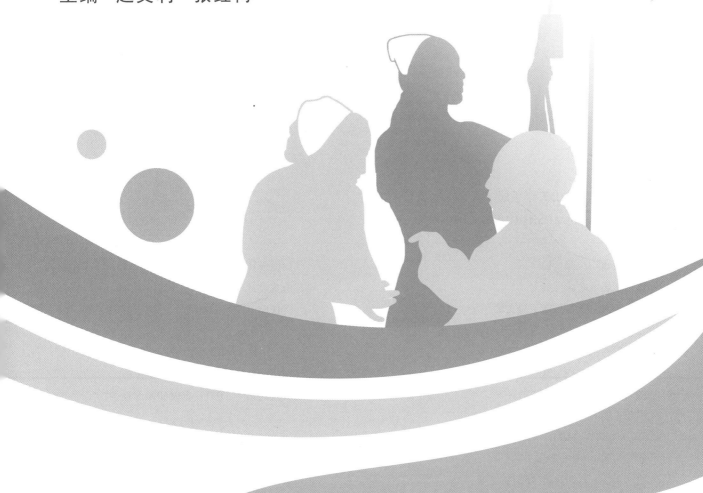

郑州大学出版社

图书在版编目（CIP）数据

介入导管室护士工作手册／赵文利，张红梅主编.
郑州：郑州大学出版社，2024. 11. --ISBN 978-7-5773-
0526-4

Ⅰ. R473-62

中国国家版本图书馆 CIP 数据核字第 2024JX2566 号

介入导管室护士工作手册

JIERU DAOGUANSHI HUSHI GONGZUO SHOUCE

策划编辑	张　楠		封面设计	曾耀东
责任编辑	张　楠		版式设计	苏永生
责任校对	吕笑娟　胡文斌		责任监制	朱亚君
出版发行	郑州大学出版社		地　　址	郑州市大学路 40 号（450052）
出版人	卢纪富		网　　址	http://www.zzup.cn
经　　销	全国新华书店		发行电话	0371-66966070
印　　刷	河南龙华印务有限公司			
开　　本	850 mm×1 168 mm　1／16			
印　　张	19.25		字　　数	572 千字
版　　次	2024 年 11 月第 1 版		印　　次	2024 年 11 月第 1 次印刷
书　　号	ISBN 978-7-5773-0526-4		定　　价	98.00 元

作者名单

主　编　赵文利　张红梅

副主编　温红梅　陈务贤　肖　娟　周云英　朱　丽　刘华芬

编　者　(以姓氏笔画为序)

丁　腾　武汉大学人民医院

丁楠楠　河南省人民医院

丁鑫鑫　阜外华中心血管病医院

马　燕　浙江大学医学院附属邵逸夫医院

马玉峰　河南省人民医院

王　宁　河南省人民医院

王月平　中国科学技术大学附属第一医院(安徽省立医院)

王春雪　东南大学附属中大医院

王雪娟　广西中医药大学第一附属医院

甘婉瑜　厦门大学附属心血管病医院

叶　祺　中国科学技术大学附属第一医院(安徽省立医院)

田书亚　郑州大学第二附属医院

兰建芸　江西省人民医院

司亮亮　河南省人民医院

朱　丽　复旦大学附属中山医院

庄海峰　徐州市中心医院

刘　旭　西安交通大学第一附属医院

刘华芬　武汉大学人民医院

刘艳萍　河南中医药大学第一附属医院

许娇阳　厦门大学附属心血管病医院

杜继元　徐州市中心医院

李佳克　河南省人民医院

李海云　河南省人民医院

李梦思　山西医科大学第二医院
杨启航　复旦大学附属中山医院
肖　娟　西安交通大学第一附属医院
吴黎莉　浙江大学医学院附属邵逸夫医院
邹　琪　武汉大学人民医院
张　浩　河南省肿瘤医院
张　燕　武汉大学人民医院
张红梅　河南省人民医院
张朋兴　河南中医药大学第一附属医院
张慰争　河南省肿瘤医院
陈　珂　河南省肿瘤医院
陈务贤　广西医科大学第一附属医院
范　哲　江西省人民医院
罗　轩　西安交通大学第一附属医院
金佳俊　江西省人民医院
周云英　江西省人民医院
周文杰　武汉大学人民医院
郑琳静　河南省人民医院
赵文利　河南省人民医院
郝敬荣　徐州市中心医院
胡华芳　柳州市中医医院(柳州市壮医医院)
姜　鑫　河南省人民医院
姚　亮　复旦大学附属中山医院
贾晓辉　阜外华中心血管病医院
高　岚　东南大学附属中大医院
席智源　郑州大学第二附属医院
曹艳艳　河南中医药大学第一附属医院
章盈盈　浙江大学医学院附属邵逸夫医院
彭会珍　河南省人民医院
韩　喆　山西医科大学第二医院
覃春雨　广西医科大学第一附属医院
温红梅　厦门大学附属心血管病医院
路　华　桂林市人民医院
魏　臻　山西医科大学第二医院

序

　　介入诊疗技术作为 20 世纪发展起来的临床医学新领域，具有创伤小、精准高效、临床预后好等优势，目前已经发展为与内、外科并列的第三大临床学科。介入导管室护士伴随着介入诊疗的发展诞生和成长。

　　《全国护理事业发展规划（2021—2025 年）》指出，护理工作对全面推进健康中国建设具有重要意义，应加强护士队伍建设，把提高护理服务质量和水平作为核心任务，调动护士工作积极性。近年来，介入诊疗快速发展，新技术、高难度手术及疑难危重病例的增多，对介入导管室护理管理水平，以及护士职业素养、核心能力提出了更高要求。因此，推动介入护理学科发展、提升介入导管室护理人才队伍建设是重要任务，也是临床介入护理管理者及一线护士的心声和需求。

　　本书由河南省人民医院护理部张红梅主任及介入护理学科带头人赵文利科护士长策划并设计，温红梅、陈务贤、肖娟、周云英、朱丽联合编写，供广大读者学习使用。本书以循证为基，立足于临床介入护理实践，注重实用性、系统性、指导性和创新性的特点。分为总论篇、介入导管室护理管理篇、介入手术护理配合篇、介入手术常用护理技术操作篇、介入导管室临床教学与培训篇，共五个部分，内容丰富，资料翔实，不但对经典传统的介入护理方法、教学培训和管理经验进行了总结，又对近年来发展的新理论、新技术、新方法进行了详尽介绍。故本书对介入护理学科发展，以及推动介入导管室的持续教育具有深远意义。

　　最后，我们衷心感谢所有参与本书编写和审阅的介入护理专家学者，他们的专业知识和无私分享使得这本书成为可能。我们也感谢每一位选择本书的护理同仁，是您的辛勤工作和不懈努力构筑了介入导管室规范化建设及介入手术患者生命安全和身体健康的防线。愿这本《介入导管室护士工作手册》伴随您在介入护理的道路上越走越远，愿您的介入护理工作充满成就感和幸福感。让我们一起，以专业的姿态，守护生命的光辉。

张　素

北京大学人民医院

2024 年 6 月

前 言

　　随着介入诊疗的技术及理念的不断更新，介入手术逐渐走向专科化和精细化，手术种类繁多，技术难度增加，仪器设备快速迭代，这对介入导管室护士来说既是机遇也是挑战！它虽然拓展了介入导管室护士的工作内涵，但也对其提出了更高的要求，需要不断接受新知识以适应介入医学的快速发展。

　　目前，我国介入护理发展之路处于探索上升阶段，虽已逐步走向规范化，但并非朝夕可成，在当前的护理教育体系中仍未设置相应的理论课程和实用教材，临床上也缺少指导介入导管室护士临床实践的参考书籍。基于此，本书主编及50余位有着丰富介入护理经验的同仁共同编著了这本《介入导管室护士工作手册》，旨在为介入导管室护士或有意向了解介入护理的同仁提供借鉴。我们期望本书能够作为读者系统学习的参考书，又可成为临床实践的工具书。

　　本书分为五个篇章，分别为：总论、介入导管室护理管理、介入手术护理配合、介入手术常用护理技术操作、介入导管室临床教学与培训。主要内容包括：介入护理学概述、介入导管室建设、人力资源管理、介入导管室护理管理规范、物品管理、护士职业安全与防护。并对心血管、脑血管、外周血管、肿瘤、非血管等各类疾病介入手术的适应证、术前准备、手术步骤及护理配合、护理要点进行详细撰写，结合介入导管室护理特色及专科需求撰写了25项介入手术常用护理技术操作。也介绍了介入导管室教学与培训大纲的构建及各类护理人员的分层培训内容，为介入导管室护士临床教学提供了参考。

　　本书编者从事介入护理多年，具有丰富的临床经验。编写时以介入护理相关教材为理论依据，参考了部分介入医学专著，引进了最新护理知识、技术及操作配合，同时融入了编者丰富的护理经验，强调实用性、示范性、可操作性，力求做到理论指导有针对性，实践指导有可行性。

　　本书的顺利出版得到了郑州大学出版社编辑部及各编者的大力支持，在此表示衷心的感谢！

　　由于受到撰写时间仓促、编写人员水平有限，以及编者所在医院环境各异等因素限制，书中难免有疏漏、错误和不足之处，敬请专家、护理同仁和广大读者在实践中提出宝贵意见和建议，使之不断完善，我们会不胜感激！

张红梅

河南省人民医院

2024 年 6 月

目 录

第一篇 总 论

第二篇　介入导管室护理管理

第三篇　介入手术护理配合

第四篇　介入手术常用护理技术操作

第五篇　介入导管室临床教学与培训

第一篇

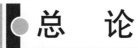 总 论

第一章 介入护理学概述

介入放射学（interventional radiology）一词由 Margulis 于 1967 年首次提出，是 20 世纪 70 年代后期迅速发展起来的一门边缘性学科。它是在医学影像设备的引导下，以影像诊断学和临床诊断学为基础，结合临床治疗学原理，利用导管、导丝等器材对各种疾病进行诊断及治疗的一系列技术。介入放射学因其微创、安全、有效，以及并发症少的特点，已成为许多患者的首选治疗方法，尤其在心血管系统、神经系统、泌尿系统、消化系统及肿瘤治疗等方面，为传统治疗手段难以触及的领域提供了新的治疗途径。

介入护理学是护理学的一门分支学科，是介入放射学的重要组成部分，经过不断的探索与实践，逐渐成为独立的，与内、外科护理学并驾齐驱的学科。它是运用多学科的护理手段，从人文社会、生物、心理三个层面，对各种利用影像介入手段诊治疾病的患者进行全身心的整体护理，并帮助健康人群预防疾病、提高生活质量的一门学科。

第一节 介入护理工作范畴与任务

一、介入护理工作的范畴

随着介入放射学应用范畴的不断扩大，介入护理工作的范畴也愈来愈广，按其护理范畴分类如下。

1. 按照穿刺入路分类　可分为血管性介入护理学和非血管性介入护理学。

2. 按照操作方法分类　可分为介入成形术护理、介入栓塞术护理、介入动脉内药物灌注术护理、经皮穿刺引流术护理、经皮穿刺活检术护理、肿瘤消融术护理、血管和非血管支架植入术护理等。

3. 按照治疗的领域分类　可分为神经介入护理学、心脏介入护理学和肿瘤介入护理学。

4. 按照护理程序分类　可分为术前护理、术中护理、术后护理和健康教育。

二、介入护理工作的任务

1. 研究和培养介入性治疗护理人员应具备的职业素质、职业道德和心理素质。

2. 研究和探索介入科病房的人员配备、制度、科学管理方法。

3. 研究和实施对介入治疗患者全身心的护理方法，进行护理评估，找出护理问题，实施护理措施。

4. 研究和实施导管室的护理管理和各种介入诊疗术的术中配合。

5. 帮助介入治疗术的患者恢复健康，提高生活质量，提升护理满意度。

6. 面向患者、家属、社会进行健康教育，广泛宣传介入治疗的方法，让介入放射治疗学和介入护理学逐渐被人们所熟悉和接受，达到促进健康、预防疾病、恢复功能的目的。

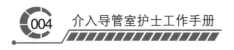

介入护理学是一门新兴的学科,诸多问题亟待解决和研究,对介入护理知识的探索、总结、研究还需不断努力和完善,最终服务于临床。

（陈务贤　覃春雨　胡华芳　王雪娟）

第二节　介入护理学的建设与发展

一、介入护理学的发展现状

（一）国外介入护理学的发展现状

研究显示,介入治疗的住院率高达65%。87%的介入治疗患者需要整体护理,介入护理学在介入放射学的发展中占据重要地位。在介入诊疗中,介入护理承担着术前准备、术中配合、术后护理、观察记录、并发症的观察与预防、健康教育、介入急救,以及对患者住院过程中生理、心理及专科护理工作,具体如下。

1. 提高介入治疗效果　介入护理可以减少穿刺点出血等并发症发生。护理人员除了参与介入治疗的护理管理外,还可以帮助介入医师进行手术操作和诊断,例如有经验的护理人员可以辅助介入治疗医生插管进行化疗栓塞等。另外,护理人员在介入治疗复杂过程中的支持作用越来越大,通过观察、监控和教育患者使操作的成功率明显提高。

2. 促进本学科的发展　由于介入放射学主要是利用微创的导管技术对呼吸、心血管、消化、神经等系统疾病进行治疗,同时还有许多新技术的应用,导致护理学面临新的挑战。如对于肿瘤介入治疗后疼痛的处理,护理人员应该了解肿瘤的解剖生理功能、药物的毒性反应、介入治疗的知识等,还应注意治疗过程中患者的症状及其生理和心理变化等。另外,由于涉及麻醉等问题,介入护理学还应注意与镇静和麻醉有关的问题。

3. 提高护理质量　介入护理学专家对患者及其家属进行健康教育,可以增加他们对病情的了解和提高满意率。对于恶性肿瘤介入术导致的疼痛,护理健康教育和交流能够使患者疼痛明显减轻,同时护理人员对于介入技术的充分了解,对整个治疗期间的护理,包括术前准备、术中配合和术后的管理等都非常重要。护理人员了解血管穿刺技术、并发症的原因并进行评估和处理,对治疗起着重要的作用。

4. 护理人员的培训　调查发现,介入辅助人员的培训率仍然明显低于介入医生,在所有的辅助人员中73.1%没有经过任何培训,而护理人员占了59.1%。增加护理培训可节约费用,提高疗效及患者的满意率,例如球囊血管成形术促进了心脏介入学的发展,护理人员了解这方面的知识可以对患者进行有效的管理和教育。

国外介入护理专业学组发展情况并不乐观,欧洲没有相应的介入护理学会,亚洲的韩国、新加坡等国未成立介入护理学会。1981年美国成立了放射学会,包含了介入护理内容,1986年澳大利亚成立了放射护理学会,介入护理也包含其中。日本于2000年在介入放射学会下成立了放射介入护理学组,历经10年的发展逐渐成熟。但是介入专科护士仍未得到日本护理学会的认可,因此介入护士在待遇上没有得到相应的提高。

（二）国内介入护理学的发展现状

国内介入治疗护理学起步较晚,但是发展速度很快。20世纪70年代,护士与医生配合参与疾病的介入治疗;20世纪80年代部分医院成立导管室,由护士专门负责导管室的管理和术中配合,但需要住院进行介入治疗的患者仍然分散在各临床科室。自 1990 年 4 月原卫生部医政司发布《关于将具备一定条件的放射科改为临床科室的通知》以来，一部分有条件的医院相继成立了放射科介入病房，真正成为临床科室，拥有自己单独的护理单元，使介入治疗的护理工作逐渐走向专业化、规范化发展的道路。为落实《中国护理发展规划纲要（2005—2010 年）》的目标和要求，推进专科护士工作的进展，2007 年 5 月原国家卫生部办公厅下发了《专科护理领域护士培训大纲》，要求根据临床专科护理专业领域的要求培养临床专业化护理骨干，建立和发展临床专业护士。因此要发展介入护理，必须改变介入护理人员的培养方式，介入护理专业化发展势在必行。

在中国抗癌协会的帮助下，2004 年 11 月在第三届全国肿瘤学术大会上成立了第一个肿瘤介入护理学专业学组，8 年来组织发展完善，其学术地位逐渐巩固，建立了肿瘤介入护理网站，出版了《肿瘤介入护理手册》。在全国肿瘤介入护理学组的帮助下，湖南省、上海市、江苏省、北京市、天津市、河南省、重庆市、山东省和浙江省等都已相继建立了省级肿瘤介入护理学组。湖南省是第一个在省级护理学会下成立介入护理学组的省份，并于 2008 年率先开始了介入专科护士的培养。2009 年在世界肿瘤介入学术大会上开始了国际间肿瘤介入护理学术交流。2010 年受日本介入护理学会的邀请，中国的肿瘤介入护理人员访问了日本，并作了学术交流，亚洲肿瘤介入护理合作工作拉开了帷幕。

肿瘤介入护理只是介入护理学的一部分，我们正在为介入护理学会的全面发展而努力，目前已经成为中华护理学会的专业学组，今后将制订更多的介入护理指南，更好地为介入护理的规范行为做出贡献，提高介入护理质量。

二、介入护理学的发展趋势

介入护理学随着介入放射学的发展而发展，随着介入放射学应用范畴的不断扩大和介入技术的不断提高，介入放射学以其简便、安全、有效、微创的优点越来越被广大患者所接受，并为患者开辟了一条新的治疗途径，已成为继外科、内科之后的第三大临床学科，是最具有潜力和发展前景的专业之一，所以介入护理的前景是光明的。我国的介入护理正处于年轻时期，在实践中不断摸索和总结经验，还需广大介入护理同仁加强交流，互相切磋介入护理工作中的经验，以促进介入护理学的发展和成熟。新时代下，介入护理的发展应结合国家相关护理事业发展规划和指导思想，抓牢护理队伍建设的重点任务和目标。现阶段，护理高层次人才匮乏，实用型、复合型人才有缺口。要继续推进介入护理学科建设，需规范化培训打牢基本功，发挥互联网+护理优势，积极推进介入护理专科化发展，提升介入护理精细化管理水平。

三、介入护理学的特点

1. 介入护理知识涉及面广　介入放射学的应用范围涉及多个临床学科，同时还在不断地变化和发展，因此在工作中护理人员除了需要不断学习和熟悉本专科的知识外，还需学习和掌握心理护理、肿瘤护理、疼痛护理、用药护理、专科检查护理、康复护理、急救护理等多种护理知识。

2. 术前准备专业性强　患者术前要做双侧腹股沟区备皮及碘过敏试验、各种介入器械的准备、选配及消毒工作，以及对放射线的防护用具的检查和保养，而这些器械的准备工作不同于外科手术器械的准备。

3. 术中护理全面细致　包括各种介入器械的配置、用药的护理（包括各种栓塞剂、溶栓剂、解痉剂、化疗药等）、介入手术中危急情况的抢救护理、介入治疗潜在不良反应的观察和防治措施（药品和设备）的建立，以及对医护人员和患者放射线的防护等。

4. 术后护理内容多、护理技术专业性强　包括穿刺点和穿刺侧肢体护理、术后不良反应和并发症的观察和护理、各种管道护理、患者和家属的健康教育、康复护理等,这些都要求护士在对介入治疗的技术和相关知识有较深的了解和掌握的基础上才能完成,也使介入护理形成了自己的专业特点。

5.心理护理在介入护理过程中尤为重要　作为一门新兴学科,大多数患者对介入治疗过程不了解,术前往往有焦虑和恐惧心理,因此护士应在术前作好患者的心理护理,向患者讲解介入治疗的优点、治疗方法及疗效等,解除患者的紧张心理。

6.介入治疗急危症患者多　如大出血、无尿等临床急症患者、主动脉夹层患者、各种晚期肿瘤患者,病情都很危急,这就要求护士在工作中必须观察细致、反应迅速、处理得当,以保证及时的医治和护理。

（陈务贤　覃春雨　胡华芳　王雪娟）

第二章 介入导管室建设

第一节 介入导管室基本设置

介入导管室是进行介入治疗操作的场所,是医务人员在 X 线引导下进行有创性操作的手术室,它同时具有手术室和放射科的特点。合理的设计和科学的布局是建设介入导管室的基本要求。

1.位置要求 介入导管室应设在清洁、安静的地方,应距离相关科室较近,有直接的通道是最佳的选择,方便手术推车进出电梯。此外要避免 X 线机对周围环境的辐射损害,因此需通过相关部门审批获得资格。

2.设施要求 导管室手术间应有良好的放射防护设施,其四周及天棚需有铅板屏障,以作为放射防护的必要设施。其建筑材料以砖和水泥为宜,有线束朝向的墙壁应有 2 mm 铅当量的防护厚度,其他侧墙壁和天棚应有 1.8 mm 铅当量的防护厚度。对于手术间墙壁的屏蔽厚度也可根据血管造影机类型、有效工作负荷、周围环境等设置。

导管室手术间分为控制间和操作间。控制间是供放射技术员或医生进行录影、录像操作的场所,用铅玻璃与介入操作室隔开,其内设有 X 线机操作控制台、监护器设备和 PACS 显示设备,一般要求面积在 15 m² 左右。温度控制在 20 ~ 24 ℃,湿度控制在 30% ~ 70%。操作间应有足够的使用面积,除容纳机器设备外,必须有足够的余地,为患者平车推送出入手术间提供方便。操作间面积越小,X 线的散乱射线对人体的损害作用也就越大。一般操作间面积为 60 ~ 80 m²,高度为 3 ~ 3.5 m。操作间最好采用无门槛能自动开启的感应门。地面应坚硬、光滑、无缝隙、可冲洗、不易腐蚀、不易被血液浸染。墙面和天花板采用隔音、坚实、光滑、防火、防湿、易于清洁的材料装饰。墙壁上应有足够的电源插座。为保证不因意外停电而影响手术,应有双电源或备用供电装置。操作间不宜装有与外界相通的窗户。操作间与控制间之间安装足够宽大的铅玻璃,便于观察和操作。

3.布局要求 根据三级综合性医院等级评审标准要求,导管室要符合消毒隔离标准,做到分区清晰,可将介入导管室分为限制区、半限制区(或缓冲区)和非限制区。限制区与非限制区之间应设面积 20 ~ 30 m²的缓冲区。限制区包括操作间、无菌敷料间等;半限制区(或缓冲区)包括控制间、护理站、患者等候区、麻醉苏醒室等;非限制区包括办公室、餐厅、家属谈话室、家属等候区、污物处理间、废弃物暂存间等。

(陈务贤　覃春雨　胡华芳　王雪娟)

第二节 介入导管室仪器设备

一、血管造影机

心血管系统检查的专用 X 线机,能连续摄片,影像生成系统、X 线发生器和管球、C 形臂及导管

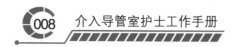

检查床构成了 X 线造影机的主体部分。旋转 C 形臂可随意调换 X 线机的主体部分。一般功率 500 ~ 1 000 W,电压 100 ~ 150 kV。

1.影像生成系统　影像增强器/平板探测器安置于 C 形臂之上,心血管系统常使用的影像增强器为 114.3 mm²(4.5″)、152.4 mm²(6″)、228.0 mm²(9″)。高质量的影像增强器可减少 X 线照射量,全数字平板探测器血管造影机在图像质量上有了很大程度的提高,在保证相同的图像质量前提下,可以比传统的影像增强器系统降低相当程度的 X 线剂量。

2.高分辨透视荧光屏　显示出的图像,使术者在透视或录影时能方便而清晰地实时观察心脏结构、造影图像及导管位置等。

3.数字减影装置(digital substraction angiography,DSA)　是将 X 线影像进行数字化处理获得数字化图像,消除了造影血管以外的结构,突出了被造影器官的影像,使需要的图像更清晰。

4.刻盘机　将 X 线造影资料储存于光盘上的电脑装置,光盘可作为病例资料永久保存。

5.导管检查床　床面与血管造影机相连,位于 C 形臂上下两端之间。床能垂直升降,左右平移、头脚方向平移,并能随时固定在任何位置,通过 C 形臂的旋转,拍摄成透视各种体位下的影像。

二、多导联生理记录仪(导管工作站)

多导联生理记录仪(导管工作站)能同时处理心电信号和血压信号,记录体表 12 导联心电图及同步心腔内多导联心电图,是一种具有实时记录、实时显示、实时打印功能的高智能计算机,可用于心电监测及心内电生理检查。

三、高压注射器

血管造影高压注射器是一种大推力、高速度、满足心血管介入设备(大 C 臂)技术要求的自动推注系统,能在数秒内把对比剂注入心脏或大血管内,使心血管系统显影。注射压力为 5 ~ 20 kg/m²,注射速度为 15 ~ 20 mL/s。

四、血管内超声显像设备

血管内超声技术诞生于 20 世纪末,它利用安装在导管顶端的微型超声探头通过导管的技术送入血管腔内,实时显示血管的截面图像,能清晰显示管壁结构的厚度、管腔的大小和形状等,精确地测量血管腔径及截面积,甚至可以辨认钙化、纤维化和脂质池等病变,发现冠状动脉造影不能显示的血管病变,以指导介入治疗。

五、光学相干断层成像技术

光学相干断层成像(optical coherence tomography,OCT)技术是一种应用光线成像的新技术,使用干涉仪记录不同深度生物组织的反射光,通过计算机构建出可简单识别的图像。由于 OCT 的分辨率相比血管内超声(intravenous ultrasound,IVUS)更高,所以使用 OCT 可以使我们了解冠状动脉粥样硬化斑块的各个组成成分,可以进行斑块主要成分的鉴别,从而定性、定量地分析冠状动脉和动脉粥样硬化,更加清晰地显示血管腔内信息,从而更好地指导介入临床医生进行冠状动脉介入诊疗。

六、血管内旋磨设备

血管内旋磨术是采用高速的旋磨头将动脉粥样硬化斑块磨成很多细小的碎屑而起到清除冠状

动脉阻塞、扩大管腔的目的。旋磨装置由控制主机、导引钢丝和旋磨导管头、旋磨导管推送器组成。控制主机是由马达驱动可调控的能带动旋磨头高速旋转的装置。

七、主动脉内球囊反搏机

主动脉内球囊反搏机是将一个带气囊的导管置于降主动脉近端,当心室舒张时气囊快速膨胀,以增加主动脉内舒张压,从而提高冠状动脉灌注压,增加冠状动脉供血;心室收缩时,在主动脉瓣开放前,气囊快速排气,以减轻左心室后负荷,从而减少左心室作功,改善心功能。临床上主要用于治疗急性心肌梗死并发心源性休克或急性心肌梗死并发急性机械性并发症。

八、左心辅助装置

目前应用的左心辅助装置大致可分为三种:体外搏动式、植入搏动式和非搏动式。左心辅助装置可以改变心脏功能不全患者的心排血量,从而改变患者的血液循环状态,维持其全身组织器官的正常血供,减轻心脏的前后负荷,减少心肌细胞的耗氧量,提高舒张期血压,增加冠状动脉的血流,促进冠状动脉的侧支循环,增强心肌收缩力,替代心脏部分泵血功能的同时促进心肌细胞的恢复。

九、基本抢救设备

基本抢救设备包括除颤器、临时起搏器、呼吸机、简易呼吸器、麻醉机、血氧饱和度监测仪、无创血压监测仪、出凝血监测仪、给氧装置、吸引器、气管切开器械等。

十、数据处理设备

目前导管室内完成的主要后处理工作包括左心室功能定量分析(left ventricular function,LVA)、定量冠状动脉造影分析(quantitative coronary angiography,QCA)和造影及介入治疗数据库等。

十一、数据存储系统

医学影像信息系统(picture archiving and communication system,PACS),是基于医学影像存储与通信系统,以高性能服务器、网络及存储设备构成硬件支持平台,以大型关系型数据库作为数据和图像的存储管理工具,以医疗影像的采集、传输、存储和诊断为核心,集影像采集传输与存储管理、影像诊断查询与报告管理、综合信息管理等于一体的综合应用系统,主要任务就是把各种医学影像以数字化的形式海量储存起来,并在需要时快速进行调用。

十二、射线防护设备

DSA机器固有防护设备有:铅屏、铅帘、套管、遮光器、滤过板。

屏蔽防护设备:铅衣、铅裙、铅帽、铅眼镜、铅围脖、铅手套、铅防护面罩等。

新型防护设备:全/半身铅防护舱。

有条件的医院可设置自动门,但必须安装射线开关联动,并保证射线指示灯位置明显、运行正常。门外必须粘贴明显标识以警示他人射线有害,以尽量避免不必要的误照射。

(陈务贤　覃春雨　胡华芳　王雪娟)

第三章　介入导管室人力资源管理

第一节　介入导管室护士职业素养

一、崇高的职业精神

护理人员的核心职责是救死扶伤,维护生命,促进健康。高度的责任心是每位护士必须具备的素质,它要求护士在工作中细心严谨,防止差错,确保患者安全。护士应以患者的需求为先,将患者的利益置于首位,用同情心和专业技能对待每一位患者。在护理工作中,护士应该意识到自己行为的重要性,通过敬业的态度和对患者无微不至的关怀,体现自我价值,并在日常工作中找到成就感和快乐。

二、扎实全面的业务素质

随着国内外介入医学领域的扩大和发展,介入护理学也逐渐成为一门独立的与内、外科护理学并驾齐驱的学科。它应用范围广、涉及人体多系统、多器官疾病的诊断、治疗与护理,其手术要求已越来越复杂和精细。其范围扩大到从头到脚全身的各个部位和器官,需要护士学习并掌握影像、内、外、妇、儿多个专业,向更深向更难方向发展。手术操作的技术性要求越来越高,尤以神经、循环系统等危重、疑难手术的风险更大。一旦发生医疗事故和意外,将给患者造成无法弥补的损害。所以要求介入导管室的护士要具备扎实、全面的业务素质,熟知基础医学知识和多学科的专业知识,掌握各个系统解剖、放射影像学、心电图分析和抢救设备的使用等操作。严格的无菌管理、安全管理、设备管理和耗材管理制度;同时还要有机智、敏捷的应变能力、较高的外语水平、饱满的学习激情和勤学苦干的工作作风,树立终身学习的理念,不断钻研新知识、新技术、新进展、新理念,熟练掌握现代介入导管室各项护理技术操作。在抢救危重患者时,能迅速有效地配合手术,使患者尽快脱离危险;在严密观察病情时,能够及时发现问题,协助医生积极抢救;在日常手术配合中,能够与麻醉医生及技师等配合默契,以保证手术的顺利进行。

三、良好的身体素质

急诊患者多、节奏快、效率高、风险大,是介入导管室护理工作的显著特点。介入导管室的护理工作岗位特殊,除了需要长时间且无规律的工作时长外,还需要为抵挡射线的危害身负沉重的防护铅衣,因此具备良好的身体素质和耐受 X 射线的照射,具备奉献精神,才能适应介入导管室的护理工作。健康的身体、开朗的性格、饱满的精神状态和雷厉风行的工作作风是介入导管室护士的标准。

四、良好的心理素质

介入导管室工作具有任务重、服务范围广、随机性和应急性强,以及手术过程的无规律性、连续性等特点。护士除了要完成每日正常的工作程序外,还要频繁的加班。精神长期处于高度紧张的状态。特别是在抢救重症、急症患者时尤为明显。因此,护士要有敏捷、灵活、稳重、谦和的心理素质和科学的管理能力,这样才能默契地配合手术医生,保证介入手术的顺利进行。在此前提下,介入导管室的护士要学会减压,保持良好的情绪,使机体潜在的机能得到充分发挥。常用方法包括:加强心理素质多途径训练;转移注意力、换位思考、倾诉;创造良好的人际、家庭环境;创造良好的职业形象等途径。综上所述,介入导管室护士要从自我做起,努力培养充满自信、乐观、开朗和积极向上的性格。以自己的一言一行去感染患者,使患者了解介入放射治疗的相关知识,减轻接受介入手术的紧张和恐惧,积极配合治疗。

(陈务贤　覃春雨　胡华芳　王雪娟)

第二节　介入导管室护理人力资源配置

人力资源是指在具体的组织或企业中,为了提高工作效率、实现人力资源的最优化而实行的对组织或企业的人力资源进行科学、合理的配置。护理人力资源的合理配置是指任何时间都可以提供数量适当、技术水平合理的护士以满足患者的需要,降低工作环境中的风险。合理配置和开发利用护理人力资源是保持护理事业可持续发展的重要因素,对提高整个卫生人力系统的利用效率起着重要作用。人员编制是否合理,比例是否恰当,直接影响到护理工作效率、护理质量、护理服务水平、护理成本消耗及护理人员流动。

一、护理人力资源配置原则

1. 按介入手术配合的护理工时原则　各级医院介入导管室规模不尽相同,所需要的护理人力也不同。介入手术间多的医院介入手术量自然要多,那么护理工时相对要延长,可能会超过 8 h。按照《关于县及县以上综合性医院组织编制原则(试行)草案》规定以每 8 h 为一个班次计算。因此介入导管室护理人力资源配置应以实际的工时来计算。假设某间介入导管室每个班次 2 名护士上班,她们每天工作时间为 12 h,那么按介入手术配合的护理工时原则配置的话,这间介入导管室就需要配置 3 名护理人力,以满足超出 8 h 的工时需求。

2. 按照介入手术需求原则　介入手术因为治疗的项目不同,大部分采用局部麻醉,少部分采用腰麻或静脉复合麻醉。对于局麻的手术一般每 8 h 配置 2 名护士,均为巡回护士。对于腰麻或静脉复合麻醉的手术,除了每 8 h 配置 2 名巡回护士外,需增设 1 名麻醉护士。对于动脉瘤腔内隔绝、主动脉置换等介入手术,还需增加 1 名洗手护士。此外,在患者等候区每 8 h 还需配 1 名辅助护士负责患者病情管理、健康教育、转运安排等。

3. 按护理人力配置结构合理原则　由于护士的职称、学历、工作年限等方面的不均衡,决定了护士的工作能力也强弱不一。作为介入导管室护士长应该根据介入手术的难易程度,配置不同能力的护士。一般每个介入手术间都是 1 名高年资护士与 1 名低年资护士搭配,起到带教和督促的作用。对科室内不同层次结构的护理人员,在编制上进行人才组织结构优化、配置合理,使不同年龄、个性、能力、学历、特长的护士组合,充分发挥各自的潜能,优势互补。

4. 动态变化原则　介入手术的特点是急诊病例多、复杂病例多,导致较难估算每日的护理工时,为了节省护理人力,介入导管室的排班必须动态变化,手术少时及时撤班,手术多时启动二线班。

二、护理人力资源配置方式

(一)按工时计算

工时是指完成某项工作任务所消耗的平均时间。各医院可根据本岗位实际工作时间来综合计算每天工作时间。据不完全统计,各家医院每日上班模式不同,有8 h制、10 h制和12 h制多种形式,每种时长各有其优缺点,介入导管室护理的工作性质不同于普通临床科室,绝大部分工时都是直接护理时间,即直接服务于患者的时间,此外还需着铅衣负重工作,劳动强度大。因此在介入导管室每个护理班次时间不宜过长,以8 h左右为宜,以免过于疲劳造成护理不良事件。根据文献报道结合国家关于手术室的编制和介入导管室的工作特点,整理出介入导管室护士配置公式如下(以每间介入导管室为计算单位):

应配护士数=日均护理工时/护士每日标准工时×配置比例×(1+机动率)

1. 日均护理工时　指从护士开始工作时间到下班时间的总和,包括准备和结束时间、作业时间、工作自然需要的中断时间。每日护理工时长短不一。日均护理工时,是指某一周期内该手术间的平均日护理工时数,计算时应包括公休日。如每天每手术间工作14 h,每月共计工作22个工作日,则日均护理工时数为:14×22÷30=10.27 h。

日均护理工时(按月算)=∑每日实际护理工时/30

日均护理工时(按年算)=∑每日实际护理工时/365

2. 护士每日标准工时　按照《中华人民共和国劳动法》(简称《劳动法》)每日工作8 h,每周工作5日,则每名护士平均每日工作时间为:8×5÷7=5.71 h。

3. 配置比例　按照手术室人力配置标准结合介入手术的特点,局部麻醉(简称局麻)介入手术机护比为1∶2,全身麻醉(简称全麻)和蛛网膜下腔阻滞(又称椎管内麻醉、腰麻)介入手术机护比为1∶3。

4. 机动系数　也称机动率,是一个固定的比值,指因正常缺勤而在一般编制人数基础上需增加的人数比例。国家卫生部1978年制定的《综合医院组织编制原则(试行)草案》中规定机动系数为20%～25%。但目前随着双休日实施、法定假日的延长和放开,尤其是介入导管室的医护人员每年还额外增加了30 d的放射假,因此该机动率会更高。目前我们仍按国家标准计算,各医院可根据实际情况酌情增加。

(二)按工作量计算

介入导管室,特别是心脏介入导管室,急救多、换台频率快,对护理人员的要求更高。

根据相关调研,依据手术工作量、工作时间等因素将介入导管室分为3类,三类介入导管室工作量属于正常范围,二类介入导管室工作量属于超负荷,一类介入导管室属于严重超负荷。

三、护理排班原则

1. 连续性　护士尽量在一个时间段内完成全日工作量,减少频繁交接班,保持护理工作的连续性。

2. 结构合理性　同一班次有不同层级的护士,各班次都有不同层级的护士,以保障不同班次之间护士的人力和能力相匹配,以满足患者不同层次的需要,并保证完成各种手术的护理配合需要。做到新老搭配、优势互补,保证患者安全,防范护理纠纷。

3. 均衡性　介入导管室的工作以白天多、夜晚少,工作日多、节假日少为特征,工作量及技术力量均衡,提高各班次服务和应急处理能力。

4. 固定与轮换交替性　同类介入手术一般会固定在某个机房进行,从培养专科护理人才角度来讲,护理人员应该固定配合手术,以达到专业持续发展。但是介入导管室的护理人员需要承担夜间及节假日各种急诊介入手术,因此专业需要全面发展,建议每个病种手术配合固定 3 个月左右,予以轮换到别的机房。

5. 动态弹性　大部分介入导管室都是根据手术量实行弹性排班,即以手术结束实际时间为当日下班时间。手术量较大的医院会采取两班制、三班制或多班制的模式,从早上 8 点开始,每 7.5 h 至 8 h 轮换一个班次,最后一个班次以实际工作时间计算工时。

6. 人性化　建立排班需求登记本,护士可根据自己家庭、学习、工作等个人情况,对排班提出要求,护士长根据科室情况,在保证护理工作质量的前提下尽量满足护理人员的要求。满足每周工作时数(以《劳动法》为依据),避免超负荷工作,保证护士有足够的休息时间。对于有生育计划的护士,一般给予安排避线岗位 3~6 个月,在 1 年半内不接触射线,不参加急诊值班。

7. 急诊班 24 h 在位　胸痛中心和卒中绿色通道的开展,要求每个介入导管室均需设立急诊班,急诊排班尽量合理配置人员资质,一般为护理人员 1 名,技术人员 1 名,要求 24 h 在医院待命,每轮急诊值班时间为 1 周。急诊量少的介入导管室,急诊值班人员晚夜间可以在家听班,保持值班手机通畅,接到急诊手术电话后确保 15 min 内开始急诊介入手术。急诊量大的介入导管室,可排出二线急诊班,当同一时间有 2 台急诊时,启动二线急诊班。

(陈务贤　覃春雨　胡华芳　王雪娟)

第二篇
介入导管室护理管理

第一章 介入导管室护理管理规范

第一节 介入导管室护理工作制度

一、组织管理

（一）介入导管室一般管理制度

1. 凡进入手术室者，应着手术室专用洗手衣、裤、鞋套，进入无菌区应戴好帽子、口罩。手术人员暂时离开手术室外出时，应更换外出衣、鞋。

2. 手术室内不得带入任何食品，室内禁止吸烟，手术期间关闭手机铃声。

3. 急诊手术与常规手术发生冲突时，优先安排急诊手术。

4. 所有手术患者必须有 HIV、乙肝六项等病毒检查结果后方可实施手术。

5. 如有严重或特殊感染患者应提前通知，以便做出相应的准备，防止交叉感染。

6. 非手术相关工作人员严禁入内。参观人员需持相关证明方可入内。

（二）介入诊疗技术工作制度

1. 严格遵守介入诊疗技术管理规范、操作规范和诊疗指南，严格掌握介入诊疗技术的适应证。

2. 介入诊疗医师、技师和护士经介入诊疗专业技术培训合格方可上岗。

3. 介入诊断、治疗报告随住院病历保存，介入诊疗光盘一式两份，一份存医院，保存期限≥15年，一份给患者。

4. 建立介入诊疗登记制度，设《介入材料标签粘贴本》，保存在使用科室≥15年，以备产品质量追溯。术后将手术患者的介入诊疗器材条形码（或其他合格证明文件）粘贴在住院病历的介入手术记录中。

5. 加强介入诊疗技术管理，定期进行临床应用能力评价，主管部门定期进行检查，对存在问题进行整改。

6. 建立健全的 DSA 数字减影室等相关管理制度及介入诊疗技术操作流程。

7. 介入诊疗场所符合放射防护条件，急救设备配备完善，能够进行心、肺、脑抢救复苏。

8. 医院必须使用符合招标采购有关规定，证照齐全、合法、合格的介入诊疗器材。

9. 建立医疗器械不良反应报告制度。

二、医院感染和消毒隔离管理制度

（一）医院感染管理

1. 成立医院感染管理小组，定期对科室进行医院感染监测，并对防控工作落实情况进行自查，发现问题及时分析整改，并做好记录。

2. 科室工作人员应积极参加医院感染管理相关知识和技能培训。

3. 介入导管室洁污分区明确,标识清楚,手术间内布局合理,物品摆放有序。

4. 每季度进行手术间空气、物品表面和医务人员手卫生培养一次,及时发现隐患,对存在的问题进行分析整改并记录。

5. 做好医疗废弃物的分类、回收与处理,医疗废弃管理应遵循《医疗废弃物管理条例》及配套文件要求。

6. 医务人员在工作中要做好职业防护,应遵循标准预防原则,并执行标准预防措施。

(二)消毒隔离管理

1. 非限制区、半限制区、限制区划分明确并有实际隔断,区域内房间设置,以及人、物和洁、污流向符合功能、流程合理和洁污区域分开的基本原则。

2. 进入手术室人员按要求洗手或手消毒。严格限制患有急性传染病及非手术人员进入。

3. 连台手术需对手术室进行空气、物体表面、地面的清洁消毒。当日手术结束后,对手术室进行彻底清洁、消毒处理。

4. 医务人员实施手术过程中,严格遵守无菌操作技术原则,限制手术间内人员数量,术中尽量避免来回进出手术间。

5. 传染性疾病及特殊感染患者应安排在隔离手术间,为该类患者手术时,在遵循标准预防的基础上,应根据病原菌传播途径给予相应隔离措施,急诊手术按感染手术对待。

6. 每月进行环境卫生监测,对监测超标的项目,及时查找原因,进行有效整改。

7. 按照《医疗废物管理条例》及相关法律法规对医疗废物进行分类处置,医疗废物禁止与生活垃圾混放。

三、物品与药品管理制度

(一)急救物品管理

1. 急救物品齐全性能良好,处于备用状态,无菌物品标签清晰、均在有效期内。

2. 各种抢救药品、器材及物品应做到"五定":定品种数量、定点放置、定专人管理、定期消毒灭菌、定期检查维修。

(二)药品管理

1. 每天核查药物基数。不得混放,使用后及时补充。

2. 每周整理备用药物和液体,对当月失效的药物、液体,及时按要求处理。

3. 术前与医嘱核对术中用药是否正确。

4. 高警示药品需设置专用药柜或专区贮存,药品贮存处应有高警示药品专用标识。

5. 毒麻药品实行专柜存放、双人双锁管理,专用处方领取、固定基数,班班交接。

(三)耗材管理

1. 耗材管理规范

(1)二级库管理:结合医院的设施条件,合理设置库房,统筹医疗材料的供应和储备。建立科室二级库房管理流程,对医疗材料的流通采用全过程跟踪管理,系统自动产生科室物资汇总及明细,与财务及供应商对账。科室、库房、采购、供应商之间形成闭合信息网络。

(2)耗材规范采购:严格执行介入诊疗器材准入制度,不得使用未经注册、过期失效或已淘汰的医疗器械。介入诊疗器材购进后必须严格验收、登记。依据采购计划,核对物品和送货单,对物品有效期、灭菌日期、生产批号、序列号、灭菌方式、中文标识、产品注册证号、合格证要逐一认真核对,检查外包装有无破损、是否整件包装、有无中文标识。验收合格在送货单上签字,将入库单、送货单等相关材料备案。合理安排储存,有序调整安全使用。

（3）有效追溯管理:"一物一码",为植入性材料全程化溯源奠定基础。

（4）耗材相关不良事件管理:医院组成"医疗器械临床使用安全管理委员会",由采购部制定专人负责医疗器械不良事件监管报告工作。凡由医疗器械引起的不良事件,使用科室一旦发现,立即停止使用,再由经手人填写《产品跟踪反馈单》或《可疑医疗器械不良事件报告表》,经科室负责人签字后48 h内上报采购部;造成严重伤害的,8 h内上报采购部;造成死亡事件的,4 h内上报采购部。采购部接到通知后,由专人及时报告总办公室,立即处理,并通过网络上报省市食品药品监督管理局。

（5）耗材销毁:根据国务院《医疗器械监督管理条例》和《植入性器械监督管理规定》,医院在使用高风险医疗器械时发现不合格产品时应立即停止使用,进行封存。已经使用过的一次性介入诊疗材料不能重复使用,应按照有关规定进行销毁,并做好销毁记录。

2.耗材使用管理

（1）围手术期耗材流动:护士应根据每日手术种类及手术量对相关医疗物资进行准备和领用,如遇特殊手术,可根据实际情况进行备用物资的申领。特殊使用的诊疗器械应由手术医生提前向二级库管理员报备准备。

（2）术中使用的管理:手术室护士领用后必须做好物品登记。护士和医师双人核对器械名称、型号、有效期和灭菌效果。

（3）使用后信息的录入和费用管理:确认耗材使用后,护士进入护理信息系统,扫描手术耗材唯一条码,同时自动计价收费,自动冲销耗材二级库存。

（4）耗材使用的质控:介入诊疗耗材使用过程中出现质量问题要查明原因,认真登记。每月进行一次质量分析,重点讨论耗材使用流程中出现的问题及不良事件,并进行持续质量改进。

四、安全管理制度

（一）安全核查

1.严格执行查对制度,准确识别患者身份。

2.住院及急诊抢救患者需佩戴腕带,若损坏或需更换填入信息时应及时更换,经两名医务人员重新核对后佩戴新腕带,确保信息准确无误。

3.术日晨手术室转运人员持手术通知单到病区,与病房护士及预术患者再次核对各项信息无误后,由病房护士在接送卡片上签字,方可接手术患者入手术室。昏迷及神志不清者,应通过腕带及病历与陪伴亲属进行查对。

4.患者入室后,由医师、护士、技师共同根据病历、腕带核对手术患者姓名、住院号、年龄、术前诊断、手术部位是否正确,确认无误后方可进行下一步诊疗操作。

5.麻醉前,由手术医生与麻醉医生共同与清醒的患者核查,进行"患者姓名、性别、年龄、手术名称、手术部位"的再次确认,无误后方可进行全麻诱导及插管,手术体位摆放工作。

6.手术室护理质量安全管理小组应定期检查患者信息核对的执行情况,发现问题及时纠正。

（二）安全转运管理

1.转运人员应经过专业培训符合上岗条件。

2.交接患者时,应确保患者身份正确,严格执行有效查对,确认患者身份(床号、姓名、住院号、年龄、诊断及腕带),并嘱患者尽量不携带贵重物品,无法取下的,做好交接。

3.转运前应确认患者病情适合且耐受转运。

4.转运前应确认转运所需携带的医疗设备及物品齐全,并保证其功能完好。

5. 转运人员应在患者头侧,保持患者头部处于高位,勿推车速度过快、转弯过急,以防意外伤害。

6. 急诊和危重症患者,必须由急诊或病房护士和医生共同转运,转运过程中注意观察患者生命体征,做好随时抢救的准备。

(三)质量控制管理

1. 建立完善的介入导管室质量管理体系,加强医护工作人员质量管理意识。

2. 建立健全介入导管室各项规章制度,成立科室护理质量管理小组,优化介入导管室护理质量管理组织结构。

3. 围绕介入导管室护理质量管理目标建立管理工具,坚持将护理质量管理工具融入介入导管室护理质量管理体系,推动护理质量管理高效运行。

五、放射防护管理制度

(一)基本制度和规范

参照《中华人民共和国职业病防治法》《放射性同位素与射线装置安全和防护条例》《放射诊疗管理规定》及《放射工作人员职业健康管理办法》等相关法律法规。

(二)手术室设置规范

介入导管室的面积、周围环境、墙壁厚度均要符合国家医用诊断 X 线机防护要求。

(三)放射防护管理

1. 定期对 DSA 设备及防护设备进行放射防护检测,确保辐射标准符合有关规定。

2. 严格放射工作执业条件,做好在岗人员执业技术、放射防护知识和有关法制法规培训工作,所有放射工作人员必须持《放射工作人员证》上岗,DSA 工作人员必须熟练掌握业务技术和放射防护知识。

3. 相关人员必须参加放射人员防护年度培训,组织应急演练并定期进行考核。

4. 严格按照 DSA 机器操作规程工作,DSA 必须由专业技术人员操作。

5. DSA 工作人员每年进行健康体检一次,做好个人防护,佩戴计量夹,建立职业健康个人剂量档案,进行 X 线相关检查时,必须穿戴个人防护用品,按照要求做好个人剂量监测工作。

6. 放射工作场所应设立明显的警示标志。

7. 所有设备的操作人员遵照维护日程进行维护,经培训授权的维修人员解除故障前,不得使用该设备。

(四)工作人员和患者防护

1. 工作人员防护　应配置铅防护服、铅围脖,以及眼镜、防护帽。同时学会距离防护的应用。

2. 介入手术患者防护　严格遵守操作规程,控制照射剂量和范围,避免不必要的照射。积极利用屏蔽防护,遮盖受检者的非受检部位,特别注意保护对射线敏感的组织和器官及儿童、妊娠期妇女及患有相关疾病患者的防护。

(彭会珍　丁楠楠)

第二节　介入导管室护理(安全)不良事件管理

一、组织体系

护理部负责完善患者安全管理制度体系,建立健全患者安全管理组织架构,明确各级管理人员职责,制(修)订患者安全管理相关制度、规范、标准,建立工作制度、完善工作流程,制定护理安全(不良)事件管理和持续改进方案,设专职干事负责护理安全(不良)事件管理。科室成立质量管理小组,科护士长为组长,病区护士长为副组长,选派 1 名护理人员为组员,制定相关职责及流程,并定期召开会议。

二、相关概念

1. 护理安全(不良)事件　指患者诊疗过程中意外发生或不希望发生的、与护理相关的损伤或有潜在危险的事件。

2. 跌倒　指住院患者在医疗机构任何场所,未预见的倒于地面或倒于比初始位置更低的地方,可伴有或不伴有外伤。所有无帮助及有帮助的跌倒均包含在内。若患者从床上落至垫子(地面)上也视为跌倒。

3. 非计划拔管　又称意外拔管。是指患者有意造成或任何意外所致的拔管,即非诊疗计划范畴内的拔管。非计划拔管通常包含以下情况:①未经医护人员同意患者自行拔除的导管;②各种原因导致的导管滑脱;③因导管质量问题及导管堵塞等情况需要提前拔除的导管;④发生导管相关性感染需要提前拔除的导管。

4. 渗出　指由于输液管理疏忽造成的非腐蚀性的药物或溶液进入周围组织。

5. 外渗　指由于输液管理疏忽造成腐蚀性药物或溶液进入了周围组织。

6. 压力性损伤　指发生皮肤和(或)潜在皮下软组织的局限性损伤。损伤是由于强烈和(或)长期存在的压力或压力联合剪切力导致。软组织对压力和剪切力的耐受性可能会受到微环境、营养、灌注、合并症及软组织情况的影响。通常发生在骨隆突处或与医疗器械或其他设备有关的损伤,表现为局部组织受损但表皮完整或开放性溃疡并可能伴有疼痛。

三、分级管理

按照医疗安全(不良)事件发生后果的严重程度分为四级。见表 2-1-1。

表 2-1-1　医疗安全不良事件分级

级别	标准
I 级不良事件	非预期的死亡,或是非疾病自然进展过程中造成的永久性功能丧失。注:包括但不仅限于《中华人民共和国侵权责任法》、国务院《医疗事故处理条例》中界定的一、二级医疗事故,原卫生部《医疗质量安全事件报告暂行规定》中规定的特大医疗质量安全事件、重大医疗质量安全事件,以及医疗机构内部相关管理文件规定的事件

续表 2-1-1

级别	标准
Ⅱ级不良事件	在医疗过程中因诊疗活动而非疾病本身造成的机体与功能损害。注:包括但不仅限于《中华人民共和国侵权责任法》、国务院《医疗事故处理条例》中界定的三、四级医疗事故、原卫生部《医疗质量安全事件报告暂行规定》中规定的一般医疗质量安全事件和医疗机构内部相关管理文件规定的事件
Ⅲ级不良事件	虽然发生了错误事实,但未给机体与功能造成任何损害,或有轻微后果而不需要任何处理可完全康复的医疗安全(不良)事件
Ⅳ级不良事件	由于及时发现,错误在实施之前被发现并得到纠正,未造成危害的事件

注:*《中华人民共和国民法典》自 2021 年 1 月 1 日起施行,《中华人民共和国侵权责任法》同时废止。

四、报告原则

遵循保密性(匿名报告)、非处罚性(免责)和公开性等报告原则。

1.保密性(匿名报告) 对本次事件的报告人和报告中涉及的其他人和部门的信息保密。报告人可通过网络、信件等多种形式署名或匿名报告,相关职能部门严格保密。

2.非处罚性(免责) 报告内容不作为报告人、被报告人或其他部门的违规处罚依据。

3.公开性 对护理安全信息和结果在院内通过相关职能部门公开分析,对报告人、被报告人和所在科室信息保密。

五、报告流程

(一)口头上报

1.Ⅰ、Ⅱ级护理安全(不良)事件 发现人立即采取补救措施的同时口头报告病区护士长,病区护士长应立即到场参与事件处理,同时向病区主任汇报,将事件关键信息电话报告科/总护士长和护理部主任。护理部主任和总/科护士长于抢救或紧急处理措施结束后立即组织人员进行事件调查,护理部核实情况后立即上报分管院领导。

2.Ⅲ、Ⅳ级护理安全(不良)事件 发现人应立即采取补救措施,于事件发现 12 h 内口头报告病区护士长。

(二)系统填报

填报医院安全(不良)事件管理系统护理类事件相应表单,留取事件相关影像资料。

见表 2-1-2。

表 2-1-2 医院安全不良事件级别相应对应表

事件级别	人员
Ⅰ、Ⅱ级不良事件	护士
	病区护士长
	科护士长
	总护士长

续表 2-1-2

事件级别	人员
Ⅲ、Ⅳ级不良事件	护士
	病区护士长
	科护士长
	总护士长

六、讨论分析

病区护士长按时组织人员完成事件讨论分析及对策制定,必要时科室相关人员(如主管医师、护士、麻醉医生、技师、助理护士、护工等)均要参与讨论,参与讨论的护士人数≥发生病区在岗护士人数的80%,将讨论过程及讨论结果(包括根本原因、管理对策、实施期限)完整记录于上报系统内。病区护士长负责将事件及分析结果传达至未参加本次讨论的人员,保证全员知晓。

七、跟踪评价

1. 病区自评 病区护士长在整改计划完成后48 h内完成评价,必要时重新分析整改。

2. 分级监控 护理部、总/科护士长应监督指导病区对事件分析、整改计划的制定及对策实施。对重大、典型事件进行跟踪监控,评价改进措施的落实效果并记录。如上一级护理管理人员将事件定为追踪事件,下一级护理管理人员应进一步追踪。在病区护士长完成评价的7 d内至病区现场查看并进行效果评价。

八、奖罚机制

1. 护理安全(不良)事件原则上执行非惩罚性主动报告制度,鼓励护士积极上报。

2. 鼓励自愿报告,对主动、及时报告Ⅲ、Ⅳ级护理安全(不良)事件且有效干预降低事件影响度(危害性)者,根据具体情况病区或责任人可免于处罚;对于主动报告Ⅰ、Ⅱ级护理安全(不良)事件者,医院将根据事件处理结果酌情对当事人及所在病区减轻或免于处罚;未按照上报流程在规定时限内上报者,不属于减免范围。

3. 对护理安全(不良)事件信息瞒报、谎报、缓报的处理。

(1)对谎报、缓报的处理:对护理安全(不良)事件信息谎报、缓报,但未造成严重后果的个人、病区及科室将情况说明及反思报告递交护理部,并在全体护士长会议上通报批评。对护理安全(不良)事件信息谎报、缓报或处置不力,造成严重后果的个人、病区及科室,应在全体护士长会议上给予通报批评并取消当年个人、病区及科室年终评优、评先资格。

(2)对瞒报的处理:①对于护士,将情况说明及反思报告递交护理部,全体护士长会议予以通报批评并取消当年个人评优、评先资格。自事件发生当月降一个层级处理,并扣发当月绩效,3 年内不得晋级晋升。②对于护士长,将情况说明及反思报告递交护理部,全体护士长会议给予通报批评并取消当年个人评优评先资格,扣发当月绩效,3 年内不得晋升。③对于进修、实习和规范化培训护士,将情况说明及反思报告递交护理部,终止学习,退回单位或学校规范化培训护士自事发当月起停发助学金及执业注册补贴。④对于科室及病区,取消当事人所在病区及科室当年评优、评先资格。

(彭会珍　丁楠楠)

第三节　介入导管室医院感染控制规范

随着介入诊疗技术的迅速发展,介入手术涉及病种及手术种类不断增加,介入手术作为一种侵入性操作,且有些操作过程复杂、用时较长、所用耗材种类较多,存在一定的感染风险,一旦介入术后发生感染,不仅严重影响患者的身心健康,加重其经济负担,更是严重浪费社会医疗资源。因此,介入导管室不仅是实施介入诊治技术的场所,还是医院感染监控的重点部门。关于介入导管室感染预防监测与控制将从以下几个方面进行阐述。

一、环境布局要求

(一)通道设置

目前,尚无国家层面出台的介入导管室建筑设计规范和标准。由于介入手术的特殊性,介入导管室建筑设计时要在满足放射防护标准要求的同时借鉴洁净手术部建筑设计规范进行布局,设立专门的患者通道、污物通道、医务人员和无菌物品通道,各通道之间要界线清楚,标识明显,并设置明显的格挡物分离,运作流程简洁安全、实行洁污严格分离。

(二)区域划分

按照医院等级评审标准要求,介入导管室要符合消毒隔离标准,做到分区清楚,将区域划分为:限制区、半限制区、非限制区。限制区包括:导管间、药品间、无菌物品间等;半限制区包括:控制间、患者等候室、麻醉复苏室等,该区域属于过渡区域;非限制区包括:办公室、医务人员休息室、餐厅、污物处理间、废弃物暂存间等,该区域应设置在最外侧。

二、医院感染管理

(一)健全医院感染防控组织体系

介入导管室应建立由科主任、护士长与兼职人员等组成的医院感染管理小组,全面负责介入导管室的医院感染管理工作。医院感染管理小组成员应发挥好自己的职能,负责本科室医院感染管理的各项工作,监督手术医生及本科室人员对各项医院感染管理规章制度的执行情况,发现问题及时整改,从而保证科室内部医院感染防控工作有组织地开展。医院感染兼职人员应随时对医院感染防控措施的执行情况起到提醒和监督作用,并做好相关记录,及时反馈,保障医院感染防控措施的有效落实。感染管理小组应定期分析研究介入导管室医院感染预防与控制工作存在的问题和改进方案,使医院感染防控工作得到持续改进。

(二)做好感控相关知识培训

应针对介入导管室医院感染特点建立人员岗位培训和继续教育制度。所有工作人员,包括手术医生、护士、技师、进修人员、实习学生、保洁人员等,应接受医院感染预防与控制相关知识和技能的培训。其形式可根据一线医务人员工作的特点,理论结合实践,采取集中理论培训、现场带教等多种的方式以取得实效。

三、空气消毒与环境卫生监测

(一)空气净化方式的选择

介入导管室是否需要安装空气净化层流在业界一直处于争议阶段。据调查,全国介入导管室一半以上无层流装置。净化级别以 10 万级到 30 万级不等,复合手术室一般均为百级净化。《医院空气净化管理规范》2012 版(以下简称《规范》)提及,导管室可选用能使消毒后空气中的细菌总数 ≤4 CFU/(15 min·直径 9 cm 平皿)、获得原卫生部消毒产品卫生许可批件的空气消毒产品即可。有呼吸道传染病患者所处场所受客观条件限制,可采取自然通风或机械通风,或是负压装置或安装空气净化消毒装置的集中空调新风系统因此介入导管室空气净化方式的选择可依据《规范》实施,采取哪种方式则根据医院实力、规模而定。只要是获得国家消毒产品卫生许可批件的空气消毒产品,能使消毒后的空气细菌总数达标,都可以实现空间净化管理,达到医院感染控制目的。

(二)空气消毒效果的监测

介入导管室应每季度或当怀疑医院感染暴发与空气传播有关时对空气消毒效果进行监测。监测方法大多采用沉降法。又以非洁净区和洁净区两种分区不同,空气监测方式存在不同。

1.非洁净区空气采样方法　采样时间应选择在空气消毒或规定的通风换气处理后,医疗活动之前进行。采样前,应关闭门、窗,在无人走动的情况下,静止 10 min 后采样。采样高度应在与地面垂直高度 80~150 cm 范围内。室内面积不同,布点方法不同。室内面积≤30 m²,设内、中、外对角线三点,内、外点应距墙壁 1 m 处;室内面积>30 m²,设四角及中央五点,四角的布点位置应距墙壁 1 m 处;用 9 cm 直径普通培养琼脂平皿放在室内各采样点,采样时将平皿打开,扣放于平皿旁,暴露 15 min 后盖上平皿盖及时送检。

沉降法按平均每皿的菌落数报告:CFU/(皿·暴露时间)进行结果计算。

结果判定:空气中的细菌菌落总数≤4 CFU/(15 min·直径 9 cm 平皿)。

2.洁净区(层流区)空气采样方法　采样时间为洁净系统自净后与从事医疗活动之前,房间清洁并擦拭消毒后;测试人员穿着洁净服,戴帽子、口罩,手消毒或戴手套;动作要轻,尽量减少对空气流动状态的影响;手臂及头不可越过培养皿上方,采样点可布置在地面上或不高于地面 80 cm 的任意高度。

布点方法:①Ⅰ级洁净手术室,手术区 13 个点(手术床双对角线布点 5 个;床边每边各 2 个)、周边区 8 个点(周边区每边各 2 个)。②Ⅱ级洁净手术室,手术区 4 个点(四角布点),周边区 6 个点(长边内各 2 点,短边各 1 点)。③Ⅲ级洁净手术室,手术区 3 个点(单对角线布点),周边区 6 个点(长边内各 2 点,短边各 1 点)。

放置培养皿时:从总平面中最靠里的房间开始,依次向外布置,最后人员撤出。每间房间也是从房间最靠里的点开始布置,最后布置门附近的点,然后人员撤出。

收取培养皿时:顺序相反,从最外边的房间开始收,每间房间从最靠门的培养皿开始收,最先布置的皿最后收,沉降时间略有差别。

用 9 cm 直径普通培养琼脂平板放在室内各采样点,采样时将平板盖打开,扣放于平板旁,暴露 30 min 后,盖好皿盖,在 6 h 内培养。保证每个洁净房间每年至少监测一次,有特殊情况随时监测。

检测方法采用平板暴露法结果计算公式:细菌总数(CFU/m³)= $50\,000N/(A{\times}T)$ [注:式中 A 为平板面积(cm²), T 为平板暴露时间(min), N 为平均菌落数(CFU)]。结果判定见表 2-1-3。

表 2-1-3　介入导管室空气消毒洁净用房等级图

洁净用房等级	沉降法(浮游法)细菌最大平均浓度		空气洁净度级别	
	手术区 (CFU/30 min·φ90 皿)	周边区 (CFU/30 min·φ90 皿)	手术区	周边区
I	$0.2(5\ CFU/m^3)$	$0.4(10\ CFU/m^3)$	100 级	1 000 级
II	$0.75(25\ CFU/m^3)$	$1.5(50\ CFU/m^3)$	1 000 级	10 000 级
III	$2(75\ CFU/m^3)$	$4(150\ CFU/m^3)$	10 000 级	100 000 级

(三)手卫生效果监测

根据医务人员手卫生规范要求,医疗机构应每季度对介入导管室医务人员的手卫生进行消毒效果监测。当怀疑医院感染暴发与医务人员手卫生有关时,应及时进行监测,并进行相应致病性微生物的检测。手卫生合格的判断标准:卫生手消毒,监测的细菌菌落总数应≤10 CFU/cm^2;外科手消毒,监测的细菌菌落总数应≤5 CFU/cm^2。

(四)物表消毒效果监测

介入导管室应每季度对环境物表的消毒效果进行监测,采样时间为消毒处理后或怀疑与医院感染暴发有关时进行采样。采样方法:用 5 cm×5 cm 灭菌规格板放在被检物体表面,用浸有无菌0.03 mol/L磷酸盐缓冲液(PBS)或生理盐水采样液的棉拭子 1 支,在规格板内横竖往返各涂抹5 次,并随之转动棉拭子,连续采样 4 个规格板面积,被采表面<100 cm^2,取全部表面;被采表面≥100 cm^2 取 100 cm^2。剪去手接触部分,将棉拭子放入装有 10 mL 无菌检验用洗脱液的试管中送检。门把手等小型物体则采用棉拭子直接涂抹物体表面采样。采样物体表面有消毒剂残留时,采样液应含相应中和剂。小型物体表面的结果计算,用 CFU/件表示。结果计算:物体表面细菌菌落总数(CFU/cm^2)= 平皿上菌落的平均数×采样液稀释倍数/采样面积(cm^2)。结果判定:物体表面平均菌落数≤5 CFU/cm^2。

四、消毒隔离

(一)工作人员着装要求

1. 工作人员　进入手术区,必须换洗手衣、拖鞋,戴外科口罩和帽子,手术医生上台前穿无菌手术衣,戴无菌手套。

2. 参观人员　进入手术区,必须穿参观衣,换拖鞋或套鞋套,戴口罩、帽子。

3. 外出着装　工作人员出手术区,必须穿外出衣,并换外出鞋或自己的鞋子,不能将拖鞋穿出手术区。拖鞋应每日更换,用后直接放入污物袋内,由洗衣房集中清洗。

(二)手术安排

为防止交叉感染,所有行介入手术的患者,必须有 3 个月以内的病毒检验结果,如果患者病毒检验结果为阳性,手术医生在排手术时要标注清楚,当日手术开始前由技师负责对患者病毒检验结果进行核查,病毒检验结果为阳性患者应安排到最后手术或安排到感染性患者专用导管间,并有明显的标识。术中空气消毒机一直处于开启状态,手术结束之后,更换医疗废物袋,环境物表及地面卫生进行清洁、消毒,间隔 30 min 后方可接下一台手术。

(三)严格无菌操作技术

1. 加强医务人员手卫生,为每一例患者诊疗、操作前后要严格执行卫生洗手或卫生手消毒,必要时戴手套,手术医生手术前要进行外科洗手和手消毒。

2. 严格遵守《医疗机构消毒技术规范》要求。进入人体组织、器官、腔隙,或接触人体破损皮肤、破损黏膜的诊疗器械、器具和物品应进行灭菌;接触完整皮肤、完整黏膜的诊疗器械、器具和物品要进行消毒。可循环使用的医疗器械和物品,用后送消毒供应中心统一清洗、消毒、灭菌。使用的介入器械包、一次性医疗器械和器具应符合国家有关规定,一次性医疗器械、器具应一次性使用。

3. 任何人发现或被指出违反无菌操作时必须立即纠正。手术者脐平面以下区域均视为有菌区,因此手、器械和介入材料均不能放到该平面以下。无菌物品掉至该平面以下需要重新灭菌处理后方可再次使用。

4. 手术者或助手不可伸臂横过手术区取无菌物品,护士不可从术者身后传递耗材,必要时可从术者手臂下传递,但不得低于手术台边缘。

5. 无菌物品使用前应检查包装完整性,若有破损不可使用。手术包应干燥,湿包不可作为无菌包使用。

6. 取出的无菌包掉落到地面、误放于不洁之处或沾有水液,均应视为污染。

7. 已取出的无菌物品虽未被污染,也不能放回无菌容器中,须重新灭菌后再用。

8. 手套有破口时应立即更换。凡怀疑物品、器械被污染时,须重新灭菌后再用。

9. 术中已污染的器械或导管,均应重新更换。

(四)无菌物品及一次性物品使用原则

一次性物品不得重复使用,如湿化瓶、吸氧管、止血带、呼吸机螺纹管及面罩,应一人一换。简易呼吸气器(呼吸气囊及附件等),应做到一人一用一消毒,用后交由消毒供应中心统一清洁、消毒处理

(五)无菌物品保存及注意事项

1. 灭菌物品应储存于离地高于20 cm,离屋顶大于50 cm,离墙大于5 cm处,以减少来自地面、墙面和屋顶的污染。

2. 无菌物品应放在柜子内,柜子应由不宜吸潮、表面光洁的材料制成,应易于清洁和消毒。

3. 无菌物品应有灭菌合格的标志,并标明灭菌效期。

4. 无菌物品与非无菌物品应分开放置,不同消毒类别的无菌物品要分别放置,按有效期先后顺序摆放,并先使用近效期的。

5. 运送无菌物品的工具,应每日清洁、消毒并保持干燥。当受意外污染时应立即进行清洁、消毒。

(六)介入导管室地面清洁与消毒

1. 导管间环境物表及地面卫生,应遵循先清洁后消毒的原则,采用湿式卫生清洁方式。

2. 导管间每24 h应彻底清洁、消毒。

3. 导管间等高度风险区域地面卫生应用500 mg/L的含氯消毒液进行拖拭,保持清洁,无血迹、污渍及杂物。

4. 连台手术之间,术间地面卫生要及时清洁、消毒拖拭,当遇到受患者血液、体液等明显污染时,先用可吸附材料去除可见的污染物,再进行清洁消毒。

5. 控制间、医护人员通道、患者通道、药品间等中度风险区域地面卫生,每天清洁两次,遇到污染时随时清洁。

6. 资料室、会议室、更衣室等低度风险区域地面卫生每天清洁一次,遇到污染时随时清洁。

7. 拖把应分区使用,标识清楚,使用后先清洁干净,在500 mg/L含氯消毒液中浸泡30 min后,冲净消毒液,悬挂晾干备用。

（七）介入导管室环境物表清洁与消毒

1. 应每天两次清洁、消毒。

2. 清洁、消毒时应有序进行（由上到下，由里到外，由轻度污染到重度污染）。

3. 操作台面、材料柜、无菌物品存放柜等不锈钢材物体表面可用75%酒精进行消毒、擦拭。

4. DSA机器（检查床、C臂、L臂及脚踏）及其他辅助诊疗，以及抢救仪器表面应用500 mg/L含氯消毒液擦拭、消毒。

5. 铅衣、铅帘、铅板、铅屏风应用清水擦拭清洁，如遇血液污染时可以用国产固化复合季铵盐湿巾擦拭消毒，医用辐射防护物品不能用含乙醇或含氯消毒剂消毒。

6. 导管间墙面卫生每周定期擦拭、消毒，遇到污染时，随时进行污点清洁消毒。

7. 抹布应分区使用，使用后先洗干净然后在250 mg/L的含氯消毒液中浸泡30 min，冲净消毒液、晾干备用。

8. 血压计、听诊器、手电筒等保持清洁，污染时立即清洁与消毒。

9. 治疗车上物品应摆放有序，上层放置清洁与无菌物品，下层放置使用后物品；治疗车应配备速干手消毒剂，治疗车应每天进行清洁与消毒，遇污染时，随时进行清洁与消毒。

（八）可复用器械的消毒隔离处理方法

1. 普通介入手术器械　先用流动水初步清洗，然后送消毒供应中心统一清洁、消毒、灭菌。

2. 感染性手术器械　直接存放于双层黄色医疗废物袋内，封口保存，袋外注明感染性患者使用，送消毒供应中心统一清洁、消毒、灭菌。

（九）复用布类物品消毒处理方法

1. 普通介入手术　术后将污染的大单、手术衣等直接丢弃在污物车内，严禁丢弃于地面，污单用大号废物袋包装后送洗衣房。

2. 特殊感染手术　使用"一次性介入手术包"，术后一次性污单用双层医疗废物袋包装，袋外需注明"特殊感染废物"，随医疗废物由医院专人回收并焚烧。

五、医疗废弃物处理

介入导管室医疗废弃物的管理应遵循《医疗废物管理条例》及其配套文件的要求，正确分类与收集。感染性医疗废弃物应置于黄色废物袋内，锐器置于医疗废物容器内，少量的药物性废弃物可放入感染性废物袋内，但应在标签上注明。医疗废物容器应符合要求，不遗洒，标识明显、正确，打开之后应注明使用科室，开启日期、时间，有效期48 h。医疗废物不应超过包装物或容器容量的3/4，使用有效的封口方式（黄色医疗废物袋应采用鹅颈式封口），封闭包装物或者容器的封口。

介入导管室患者产生的医疗废弃物应一人一袋一更换。一次性介入耗材严禁重复使用，使用后要进行销毁并登记，医院每天有专人负责回收并焚烧。

隔离的（疑似）传染病患者或隔离的非传染病感染患者产生的医疗废弃物应使用双层包装物包装，及时密封，并在黄色医疗废物袋上标注传染病类型。放入包装物或者容器内的医疗废弃物不应再取出。应有具体措施防止医疗废物的流失、泄露、扩散，一旦发生前述情形时，应按照本单位的规定及时采取紧急处理措施。

具有污水消毒处理设施并达标排放的医疗机构，介入术中产生的废弃液体，以及患者的引流液、体液、排泄物等，可直接排入污水处理系统；无污水消毒处理设施或不能达标排放的，应按照国家规定进行消毒，达到国家规定的排放标准后方可排入污水处理系统。

以科室为单元，建立并完善医疗废物管理用户使用手册。医疗废弃物应与医院内转运人员做好交接登记并双签字,有条件的医疗机构也可对医疗废弃实行信息化管理,在医疗废弃物包装袋上粘贴可追溯条形码,进行扫码交接,记录应至少保存三年。

（王　宁　姜　鑫）

第四节　介入导管室护理敏感指标

一、目的与意义

护理敏感指标是在卫生系统改革的背景下形成的精细型评价模式,是护理质量维度概念发展的基础,也是目前护理质量敏感指标构建的主要框架,其结果能客观、真实地反映护理质量的水平,并改善护理实践。其特点是敏感性、实用性和可操作性。随着介入医学技术的不断发展和指南的不断更新,介入导管室专科护理敏感指标逐渐完善,建立科学、合理的介入导管室护理敏感指标,建立规范的数据库系统,量化结构、过程和结果指标之间的联系,支持循证护理实践,有利于持续改进护理质量,促进介入护理的高质量发展。

二、构建流程

1. 组建团队。由临床经验丰富、科研经验丰富的人员组成,主要任务包括确定主题、编制专家函询表、确定函询专家、组织实施专家咨询、数据分析。

2. 理论基础。依据三维质量结构模式,包括结构、过程、结果三方面构建。结构维度指标主要与患者、护理人员及环境结构等方面有关。过程维度指标是在结构环境属性影响下,针对医疗服务中患者体验和医患交互作用的过程。结果维度是患者接受医疗服务后健康状态的变化,包括生理、心理、社会健康状态及健康相关知识和行为的改变。

3. 初步拟定介入导管室敏感指标。通过文献检索法,检索中英文数据库中与介入导管室护理质量指标相关的文献,将符合标准的文献内容进行分类总结,形成护理质量敏感指标条目,根据证据等级及系统评价方法对相关文献质量及等级进行评估,最终形成介入导管室敏感指标初稿。

4. 专家函询法。以介入导管室敏感指标初稿为基础,课题组自行设计专家函询问卷。包括导语、问卷正文、专家基本情况、专家熟悉程度和判断依据4个部分,可采用电子邮件或纸质问卷形式向专家发放函询问卷。共进行两轮函询,要求函询专家针对问卷内容的重要性进行评估,采用Likert 5级评分法进行评定,评分越高指标越具有实现价值,并设修改意见栏,结合修改意见进行修改,将修改后的函询问卷作为首轮专家函询结果。第二轮专家函询由首轮专家继续完成,最终得到介入导管室敏感指标终稿。

三、敏感指标

不同类型介入手术设置的敏感指标重点不同,本书以介入导管室整体护理质量举例如表2-1-4。若为心导管室,可增加专科敏感指标,如门球时间达标率、护士术中正确执行抗凝药给药率等。

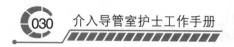

表 2-1-4　介入导管室护理敏感指标

一级指标	二级指标	三级指标
结构指标	人力资源	介入导管室护理人员人数与每日介入手术例数的比例
		介入导管室医生护士的比例
		本科学历以上介入导管室护理人员的比例
		中级职称以上介入导管室护理人员的比例
	知识与技术	介入护理人员年岗位护理培训率
		介入导管室护理人员接受岗位培训的年平均次数
	环境与设备	每季度介入专科理论、操作技能考核合格率
		仪器、设备使用故障率
		介入导管室布局合理
	制度及预案	介入导管室管理制度
		介入导管室护理人员岗位职责
		介入导管室突发事件应急预案
		介入导管室实习进修带教制度
过程指标	手术信息安全核查	患者基本信息核查正确率
		手术部位信息核查正确率
		手术方式信息核查正确率
		麻醉方式信息核查正确率
	不良事件	手术患者压疮发生率
		手术患者跌倒/坠床发生率
		非计划拔管发生率
		用药错误发生率
		输液反应发生率
		穿刺点相关并发症发生率
	术中配合	术中抢救成功率
		高值耗材错误打开率
		文件书写不规范发生率
		防护用品正确使用率
结果指标	满意度	介入手术患者术前访视满意度
		介入手术患者术后回访满意度
		介入手术医生对护理工作的满意度
	知晓率	介入手术患者对术前准备内容的知晓率
		介入手术患者对术中配合内容的知晓率
		介入手术患者对术后注意事项的知晓率

四、临床实证

通过前期的研究,介入导管室护理质量敏感指标已经建立,需要对指标的科学性及实用性进行初步验证,即指标的应用研究。

1. 研究方法　临床实证研究方法较多,包括定量研究和定性研究,定量研究可选择对照试验(随机对照、自身对照、类实验),定性研究可选择现象学研究、民族志和个案研究。

2. 确定研究对象　可根据方便抽样的方法选取单个或多中心的介入导管室作为研究对象。

3. 干预方案　对照组实施常规介入导管室管理方案,干预组实施介入导管室敏感指标管理体系。全程监督,质量控制。

4. 评价指标　评价指标可包括不良事件发生率、医护患满意度等。

(丁楠楠　李海云)

第五节　介入导管室护理质量控制

介入导管室是进行介入检查和治疗的场所,具有患者流量大、周转快、病情变化迅速、风险高等专科特征。提升护理管理质量有助于改善患者的生存质量并可促进患者预后改善,因此,必须采取有效的护理质量控制措施,提高介入导管室护理工作的质量,从而对护理风险进行规避。

一、护理质量控制小组人员组成与工作职责

病区成立护理单元质量控制小组,全体护理人员参与。由护理单元护士长担任组长,一名骨干护士担任质控护士,护理人员担任质控员。每项质控项目由1~3名质控员参与,其中一人为该质控项目负责人。

二、介入导管室护理质量控制核心内容

1. 工作环境　根据功能分为控制间和手术间。控制间工作环境,做到"五常法"管理(常组织、常整顿、常清洁、常规范、常自律),确保各类物品清洁有序,标识规范。手术间清洁区与污染区分区明确合理;无菌物品应根据灭菌方式分柜放置,各类无菌物品、耗材与药品应标识明确,固定基数,做到标识与内存物一致,根据使用量补充,避免积压;仪器设备根据手术需求固定位置;手术间台面、地面、墙面清洁,无污渍、血渍。

2. 消毒隔离　首先无菌操作,要着装规范,佩戴外科口罩,控制手术间参观人数。各类打开的无菌物品(如无菌敷料、无菌手术衣、铅缸),各类抽取的药品、打开的溶媒等符合消毒隔离要求。各类输液器、注射器、压力传感器、氧气湿化瓶、吸痰管做到一人一用一更换,一次性导管禁止重复使用,使用后销毁并记录。手术过程中严格遵守无菌操作规程,无菌物品在有效期内使用,应在最接近使用的时间打开;无菌包打开前检查灭菌指示物,铺设无菌器械台应尽量接近手术开始时间,铺设范围符合要求。介入手术患者术前做血源性病原体标志物检查。手术安排原则:标志物检查阴性患者先做手术,标志物检查阳性患者后做手术,手术后房间进行终末处理并登记。医疗废物按规定存放,使用后器械及时交消毒供应中心处理。

3. 用药安全　备用药物固定数量,与固定基数相符,注射用液体存放符合先进先出的原则,无过期。毒、麻、限、剧药品做到安全使用,登记,专人管理,高警示药分区放置,标识明确,使用时双人

核对。确保正确落实给药流程及口头医嘱执行流程。

4. 护理安全　正确识别患者身份，使用腕带、病历以反问式双人进行核对，并且核对三种以上的信息（姓名、性别、年龄、病区、住院号）。手术开始前应对手术方式、手术部位、药物进行核对，严格执行查对制度及给药制度。手术体位放置规范，正确采取预防患者坠床、跌倒、烫伤、压疮的保护措施。

5. 设备安全　每日检查心电监护仪、微量泵、吸氧装置、负压吸引装置、除颤仪等医疗仪器设备的性能，处于完备状态，若发现仪器设备出现故障或损坏，应记录并及时通知医学装备部维修。每日手术结束后关闭所有各种仪器设备电源，确保用电安全。

6. 护理文书　根据时间节点，按时完成术前、术后交接单与术中护理记录单，各项填写规范无漏项。

三、介入导管室护理质量控制质控方式

1. 首先根据质控核心内容制作表单，明确评价标准及督导方法，针对表单内容进行全体护理人员培训，确保人人掌握，做到同质化。

2. 每月 24 日前各项目组人员完成质控项目，在进行督导时发现的问题要书写详细（比如给药流程执行错误，要明确执行错误的环节），根据扣分标准进行扣分并登记。

四、介入导管室护理质量控制持续改进

1. 每月由护理单元护士长（组长）召开小组会议，质控护士、质控员参加，汇报督导中发现的问题，进行原因分析，提出改进措施，跟踪效果评价。

2. 分析原因时要查找根因，首先从护理单元护理工作制度、工作流程中进行分析，根据分析出的原因修订护理工作制度、工作流程及专科疾病护理常规。

3. 修订后的护理工作制度、工作流程及专科疾病护理常规进行全员培训、考核与实施，实施后进行再次督导，进行效果评价，形成闭环管理。

4. 针对病区发生的护理安全（不良）事件及时进行讨论，开展典型案例警示教育。

5. 关注护理行业的发展动态和最新技术，持续学习和掌握新的质量控制方法和工具，不断提高自身的专业素养和综合能力，共同解决护理服务中的质量问题，提高患者满意度。

（李海云　郑琳静）

第二章

介入导管室物品管理

第一节　介入导管室药品管理

　　介入导管室是对患者实施介入检查、诊断、治疗并担负抢救工作的重要场所,做好药品管理是医疗安全管理的重要内容之一。合理规范化管理介入导管室药品是给予患者安全、有效、合理、及时用药的重要前提。

一、介入导管室药品分类

　　介入导管室药品常包括对比剂、麻醉药品、静脉用药、急救用药等。为了方便术中使用、保存、管理,将药品分类如下。

　　1.对比剂的配置　介入导管室常规配置的对比剂分为3类。非离子型低渗对比剂:欧乃派克(碘海醇)、碘维索尔(碘佛醇);等渗对比剂:威视派克(碘克沙醇)等;离子型对比剂(复方泛影葡胺)等。介入医师根据临床情况个体化选择对比剂,术前常规行碘过敏试验,术中、术后密切观察有无过敏反应及不良反应。

　　2.麻醉药品的配置　介入导管室最常用的局麻药是利多卡因,同时也需要常规配备吗啡、哌替啶等,放置在专用毒麻药柜中,双柜、双锁保管,建立严格的麻醉药品贮存、使用及交接班制度,对麻醉药品的管理必须严格按照麻醉药品和精神药品管理条例执行,每日各班双人清点并登记,使用时双人核对,使用后及时登记药品使用情况,凭麻醉处方领取。

　　3.常用注射药品的配置　介入导管室常用注射药品如肝素等抗凝药物、替罗非班等抗血小板药物、尼可刹米等兴奋呼吸药物、肾上腺素等升压药物、阿托品等提升心率药物、利多卡因等抗心律失常药物、硝酸甘油等控制血压药物、呋塞米等抗心力衰竭药物、地塞米松等抗过敏药物、地西泮等镇痛镇静药物、鱼精蛋白等止血药物等。常用液体有0.9%氯化钠溶液、5%葡萄糖溶液、25%葡萄糖溶液、5%碳酸氢钠溶液、低分子右旋糖酐等。根据患者病情需要,介入导管室护士遵医嘱用药,需要精确剂量给药(静脉输液或静脉泵入)。

　　4.抢救车药品的配置　抢救车药品是介入导管室必须配置的,急救药品应齐全,且放置集中,位置、数量相对固定,是急救成功的有效保障。常规药品配备如下:利多卡因、胺碘酮、异丙肾上腺素、阿托品、去甲肾上腺素、鱼精蛋白等。抢救药品做到定人管理、定位放置、定时查对、定量供应、定期补充,各班查对数量、效期并签名,确保药品品种齐全、数量充足、随时备用。

二、介入导管室药品规范化管理制度

　　1.介入导管室手术间的急救药品按要求统一配备,抢救车须定点放置、定人管理,保证安全和使用方便。

　　2.依照药品领取、使用、储存、保管四环节执行,严格落实"三查八对"。

　　3.药品与非药品分开放置。

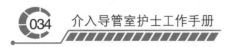

4. 药品分类定位放置。

5. 药品标签清晰,高警示药品专柜分类放置,醒目标识。

6. 抢救药物齐全,标签清晰,无过期。

7. 抢救药品使用后,24 h内补充齐全,如因特殊原因无法补予时,应在交接登记表上注明,并报告护士长协调解决,以保证抢救患者时能及时使用。

8. 特殊药品(麻醉药品、第一类精神药品)应设立基数,实行三级、五专(专人负责、专柜加锁、专用处方、专用帐册、专用登记)和批号追踪管理。毒麻药品应放置于保险柜内,双人双锁管理。

9. 药品原装盒存放,不混装,无变色、变质、过期失效、破损现象,所有药品依照"先进先出、近期先出、易变先出"的原则使用。

10. 冰箱内药品冷藏温度在 2~8 ℃之间。

11. 基数药品、抢救车药品以及毒麻药品必须每日各班清点登记。

12. 护士应熟悉药品摆放位置以便用药迅速、准确、及时。

13. 护士应熟悉常用药品的药理作用、用途、剂量、用法、不良反应和配伍禁忌等,以利于抢救,确保患者安全。

通过规范和合理的配备介入导管室药品,严格的制度科学管理介入导管室药品,才能保证介入治疗用药的安全,确保介入手术和抢救的成功。

(周云英 范 哲 金佳俊 兰建芸)

第二节 介入导管室耗材管理

介入导管室耗材管理是一个复杂而关键的过程,涉及多个方面,包括耗材的分类、采购、存储、使用、回收和质量控制等。

一、耗材采购与入库

1. 耗材采购应遵循国家相关法律法规和医院采购政策,确保耗材的质量和安全。

2. 采购部门应定期对耗材市场进行调查,选择信誉良好、质量可靠的供应商。

3. 耗材入库前应进行验收,确保数量、规格、型号与采购计划一致,同时检查耗材的合格证明和有效期。

二、耗材存储与管理

1. 介入导管室应设立专门的耗材库房,由专人负责管理,确保耗材的存储环境符合规定。

2. 耗材应按照种类、规格、型号进行分类存放,标识清晰,方便取用。

3. 定期对耗材进行盘点,确保账实相符,避免浪费和损失。

三、耗材使用与登记

1. 医护人员在使用耗材前应核对耗材的名称、规格、型号、有效期等信息,确保使用的耗材符合手术要求。

2. 耗材使用时应遵循无菌操作原则,避免污染和交叉感染。

3. 对使用后的耗材应进行登记,包括耗材的名称、规格、型号、使用数量、使用日期等信息,以便于追溯和统计。

四、耗材的质量控制与反馈

1. 定期对耗材的质量进行检查和评估,确保其符合临床使用要求。

2. 对出现质量问题的耗材应及时停止使用,并通知采购部门进行处理。

3. 建立耗材使用反馈机制,收集医护人员对耗材使用的意见和建议,不断改进和优化耗材管理制度。

五、培训与考核

1. 定期对介入导管室的医护人员进行耗材管理制度的培训,确保他们熟悉和掌握相关规定。

2. 对医护人员的耗材使用情况进行考核,确保其按照规范操作。

3. 通过以上内容的实施,介入导管室耗材管理制度可以有效地确保耗材的安全、有效和合理使用,提高医疗质量和安全性。同时,也有助于降低医疗成本,优化资源利用。

（周云英　范　哲　金佳俊　兰建芸）

第三节　介入导管室大型仪器设备管理

一、DSA 设备使用制度

1. DSA 设备必须由介入导管室熟悉机器性能且具有相应资格的操作人员操作,介入医师和技师应了解机器使用方法,严格遵守操作常规,避免因不当使用而引起的机器故障。

2. DSA 技师必须取得 DSA 大型医用设备上岗证,熟练掌握 DSA 设备原理及使用方法,详细了解其性能特点,确切保障设备安全运行及受检者的人身安全。

3. DSA 技师需在每日使用 DSA 机器前,检查设备间、控制室及手术间 DSA 相关设备是否存在异常,保证 DSA 设备正常开机使用,并做好相应记录。

4. 按照手术需求协助患者摆放正确的体位,术中造影时用高压注射器设置合理的参数,以保证得到符合诊断要求的影像资料,对于造影时需要屏气的患者,应提前对患者进行呼吸训练。

5. 正确登记患者信息,选择恰当的手术模式,合理设置检查参数,及时结束检查并登记每台手术的 X 线使用时间、X 线总剂量等数据。

6. 术中注意介入医师对 DSA 设备操作的实况,发现错误操作时应立即纠正,避免造成设备故障,影响手术的进行。

7. 检查 DSA 主机和工作站图像传输情况,并在术后做好患者 DSA 影像的刻录及备份工作。

8. 每日所有手术结束后,将 DSA 设备恢复至初始位状态并关机,检查设备间、控制室及手术间 DSA 相关设备是否存在异常,做好控制台面和手术间床面的清洁工作。

二、DSA 设备维修保养制度

1. 当 DSA 设备发生故障时,应立即停止使用,DSA 技师及时到场检查设备,尽可能排除故障,对于无法排除的故障应立即报修,与医院设备科及 DSA 设备维修工程师联系,通知维修工程师到场检查维修,并及时向科室主任、护士长汇报情况,事后做好故障问题及维修情况的登记。

2. DSA 设备需有日常运行情况、故障和维修记录登记本,有特殊情况要做好记录并交班。

3. DSA 设备需在相对恒定的温、湿度条件下运行,一般设备间内温度为 18 ~ 22 ℃,湿度为 40% ~ 60% 。

4. 做好 DSA 设备的日常维护保养和清洁工作,联系工程师定期进行机器的检查、保养。

(周云英　范　哲　金佳俊　兰建芸)

第四节　介入导管室辅助检查仪器设备管理

一、IVUS、OCT、FFR 设备管理

1. 设备均需制定操作规程,使用时必须按操作规程操作,不熟悉设备性能和没有掌握操作规程者不得使用。

2. 操作人员如发现机器故障后应立即联系工程师,并关机、停止使用,等待工程师进行维修,同时挂上"故障"标记牌,以防他人误用。

3. 操作人员应做好设备的维护和清洁工作,使用完毕后,要整理好电源线,将各种附件妥善放置,有污渍的地方要及时擦拭,并在设备关机后将其放置回固定地方。

4. 工程师定期对设备进行检查和保养。

二、经食道超声设备管理

(一)经食道超声设备使用制度

经食道超声设备(包括主机及探头)由使用机房主班护士或巡回班护士负责清洗、消毒及归位,白班由巡回班护士负责督查管理;晚班、节假日由守班人员负责清洗、消毒及归位,所有操作动作需轻柔以确保探头无碰伤。

(二)经食道超声设备外借管理制度

1. 经食道超声须定位放置,仪器设备不得随意外借,如果确实有需要需向科室护士长报告后做好登记,并要求需使用的科室写借条(借条上必须注明,如操作不当等人为损坏,需负责维修至正常运行),借条需进行交班直至经食道超声完好归还。

2. 科室借去使用后必须按要求规范清洗、消毒好食道探头,用完后需及时送还至介入导管室。

3. 介入导管室白班由巡回班护士负责清点、检查设备,晚班、节假日由守班人员负责清点、检查设备,确保设备完好无损后方可将借条归还至外借科室。

(周云英　范　哲　金佳俊　兰建芸)

第三章 介入导管室护士职业安全与防护

第一节 介入导管室射线防护原则

一、防护原则

1. **实践正当性** 当决定为患者实施介入治疗时,首先要对患者进行综合评估,权衡该项治疗给患者带来的利益和危害,尤其对育龄妇女及儿童更应该慎重进行判断,只有利益大于危害时才是正当的,避免滥用 X 射线。

2. **辐射防护最优化** 对介入导管室工作所采取的防护措施,要做到使受照剂量降到可以合理做到的尽量低的水平。

3. **个人剂量限值** 应该按最优化的原则将年受照射剂量降至可以合理达到的最低水平。

4. **医护人员与患者防护兼顾** 在进行介入治疗时,医生和患者都要受到射线的照射,因此既要考虑介入医生的防护,也不能忽视对患者的防护工作。

5. **固有防护为主和个人防护为辅** 固有防护包括 X 射线机本身的防护性能及与其配套的介入防护装置,这也是主要的防护措施。个人防护是指由介入医护人员可以穿戴的个人防护用品。二者结合方可达到较为理想的防护效果。

二、介入人员射线职业危害

放射线技术的应用,一方面提高了诊断治疗率,另一方面由此产生的电离辐射会给从事介入治疗的工作人员造成机体损伤,如白细胞减少、不良生育结果、放射病、致癌、致畸等。我国早在 1960 年就制定了《放射性工作卫生防护规定》。放射性疾病是指因电离辐射引起的一组全身或局部性疾病。常见的放射性疾病有外照射急性放射病、外照射亚急性放射病、外照射慢性放射病、内照射慢性放射病、内照射放射病、放射复合伤、器官组织放射损伤、电离辐射诱发的恶性肿瘤、电离辐射远后效应等。介入科医护人员是在 X 线监视下进行操作的,由此导致身体各部位会受到不同程度的剂量照射,且操作过程复杂、时间长,受照剂量远大于一般的诊断 X 线检查。随着介入放射学的发展,介入诊疗中工作人员的辐射剂量和放射防护问题越来越受到各方面的关注,为了保障工作人员和患者的健康与安全,促进介入放射事业的健康发展,必须充分重视介入放射的辐射防护,预防放射性疾病的发生,从事放射介入的医护人员必须加强自我防护意识。X 线辐射是一定量的电离辐射作用于机体后,受照机体所产生的病理反应,其危害主要包括确定性效应和随机性效应(表 2-3-1)。

1. **确定性效应(deterministic effect)** 是 X 线导致细胞损伤,是一种剂量依赖型的反应,随着暴露的增加,损伤也越为严重。确定性效应主要表现在:皮肤损伤,出现红斑、脱屑;眼睛损伤,出现晶体混浊、白内障;造血系统损伤,出现白血病等;生殖系统损伤,出现不育症,甚至死亡。

2. **随机性效应(stochastic effect)** 为 X 线导致 DNA 损伤,是一种"全或无"的反应。随机性效应的出现,更多和个体易感性有关,但随着暴露频率的增加,出现随机性效应的概率也相应增加,而随机性效应一旦出现,额外的暴露并不会改变损伤的严重性。随机性效应主要表现在肿瘤和遗传效应。

为尽可能避免辐射对人体产生的确定效应和随机效应,《电离辐射防护与辐射源安全基本标准》CB18871—2002明确指出应对个人受到的正常照射加以限制(个人辐射剂量限值见表2-3-1),使其剂量限值所相应的健康危险处于同一数量级水平,从而确保放射工作人员、公众及其后代的健康和安全。

表2-3-1　个人辐射剂量限值

人员类型	连续5年的年平均有效剂量/mSv	年有效剂量/mSv	眼晶状体年当量剂量/mSv	四肢或皮肤年当量剂量/mSv
放射工作人员	20	50	150	500
徒工及学生 *	–	6	50	150
公众	–	1#	15	50

注:* 年龄为16~18岁接受涉及辐射照射就业培训的徒工及在学习过程中需要使用放射源的学生;#:特殊情况下,如果5个连续年的年平均剂量不超过1 mSv,则某一单一年份的有效剂量可提高到5 mSv;–:标准内未提及。

三、介入导管室工作人员基本要求

(一)思想素质要求

热爱本职工作,具有崇高的职业奉献精神。护理工作是高尚的,同时也是十分艰辛的。尤其是介入导管室的专职护士,除了日常工作外,还承担着医院及其他科室急诊介入手术和各类急症、重症患者的抢救工作。在较长时间内连续或间断地受到超剂量电离辐射,可造成皮肤、性腺、骨髓等组织辐射生物效应,这是介入导管室护理人员工作环境的一个特点。因此,介入导管室护士要树立正确的人生观、世界观和价值观。只有具备崇高的职业奉献精神,才能忠诚于护理专业,热爱介入护理工作,才能自觉、自愿、竭尽全力地为患者解除痛苦,以实际行动做到全心全意为患者服务。

(二)专业要求

1. 观察能力　应具备敏锐的观察能力,包括病情变化、危急重症鉴别、心电图的识别、口头医嘱的鉴别及医嘱实质内容处理等。

2. 预见能力　危重症患者病情变化快,预见性处理非常必要,直接影响患者预后,应有对高龄、复杂病情等高危因素、前期征兆的预警意识,对严重并发症、意外事件等风险事件作出预处理的能力等。

3. 熟练的专业技术操作　介入护理技术性强,材料类型品种多,监护设备及操作仪器多,护士应熟练掌握各种护理操作技能及各类器械、仪器的使用及参数监控方法,各项抢救技术、抢救药品的使用方法。

4. 科学管理能力　急救过程中要注重与医生的配合,掌握特殊护理需求,同时做好家属管理,提升语言艺术,避免产生护患纠纷。

5. 抗压与应变能力　抗压应变能力直接影响介入导管室护理人员的工作效率、质量、护理不良事件的发生风险。

(三)介入导管室人员健康管理要求

1. 介入工作人员应当具备的条件　①年满18周岁。②经职业健康检查,符合放射工作人员的职业健康要求。③放射防护和有关法律知识培训考核合格。④遵守放射防护法规和规章制度,接受职业健康监护和个人计量监测管理。④持有《放射工作人员证》。

2.介入导管室工作人员放射培训要求　①介入放射工作人员上岗前应当接受放射防护和有关法律知识培训,考核合格方可参加相应的工作。培训时间不少于4 d。②放射工作单位应当定期组织本单位的介入放射工作人员接受放射防护和有关法律知识培训。介入放射工作人员两次培训的时间间隔不超过2年,每次培训实践不少于2 d。③放射工作单位应当建立并按照规定的期限妥善保存培训档案。培训档案应当包括每次培训的课程名称、培训时间、考试或考核成绩等资料。

3.介入导管室工作人员个人剂量监测管理。

(1)正确佩戴个人剂量计。①对于比较均匀的辐射场,当辐射主要来自前方时,剂量计应佩戴在人体躯干前方中部位置,一般在左胸前,当辐射主要来自人体背面时,剂量计应佩戴在背部中间。②对于工作中穿戴铅围裙的场合,通常应根据佩戴在围裙里面躯干上的剂量计估算工作人员的实际有效剂量。当受照剂量可能超过调查水平时(如介入放射学操作),则还需在围裙外面衣领上另外佩戴一个剂量计,以估算人体未被屏蔽部分的剂量。③对于短期工作和临时进入放射工作场所的人员(包括参观人员和检修人员等),应佩戴直读式个人剂量计,并按规定记录和保存他们的剂量资料。

(2)当开展质量保证活动发放质量控制的个人剂量计时,放射工作人员应按要求将其与常规监测的个人剂量计同时佩戴在同一部位。

(3)操作结束离开非密封放射性物质工作场所时,按要求进行个人体表、衣物及防护用品的放射性表面污染检测,发现污染要及时处理,做好记录并存档。

(4)进入辐照装置、工业探伤、放射治疗等强辐射工作场所时,除佩戴常规个人剂量计外,还应当携带报警式剂量计。

4.介入导管室工作人员个人职业健康管理　①放射工作人员上岗前,应当进行上岗前的职业健康检查,符合放射工作人员健康标准的,方可参加相应的放射工作(表2-3-2)。②放射工作单位不得安排未经职业健康检查或者不符合放射工作人员职业健康标准的人员从事放射工作。③放射工作单位应当组织上岗后的放射工作人员定期进行职业健康检查,两次检查时间间隔不应超过2年,必要时可增加临时性检查。④放射工作人员脱离放射工作岗位时,放射工作单位应当对其进行离岗前的职业健康检查。

表2-3-2　放射工作人员职业健康检查项目

上岗前检查项目	在岗期间检查项目	离岗前检查项目	应急/事故照射检查项目
必检项目	必检项目	必检项目	必检项目
医学史、职业史调查;内科、皮肤科常规检查;眼科检查(色觉、视力、晶体裂隙灯检查、玻璃体、眼底)血常规和白细胞分类;尿常规;肝功能;肾功能检查;外周血淋巴细胞染色体畸形分析;胸部X线检查;心电图;腹部B超	医学史、职业史调查;内科、皮肤科常规检查;眼科检查(色觉、视力、晶体裂隙灯检查、玻璃体、眼底)血常规和白细胞分类;尿常规;肝功能;肾功能检查;外周血淋巴细胞微核试验;胸部X线检查	医学史、职业史调查;内科、皮肤科常规检查;眼科检查(色觉、视力、晶体裂隙灯检查、玻璃体、眼底)血常规和白细胞分类;尿常规;肝功能;肾功能检查;外周血淋巴细胞染色体畸形分析;胸部X线检查;心电图;腹部B超	应急/事故照射史、医学史、职业史调查;详细的内科、外科、眼科、皮肤科、神经科检查;血常规和白细胞分类(连续取样);尿常规;外周血淋巴细胞染色体畸变分析;外周血淋巴细胞微核试验;胸部X线摄影(在留取细胞遗传学检查所需血样后);心电图

续表 2-3-2

上岗前检查项目	在岗期间检查项目	离岗前检查项目	应急/事故照射检查项目
选检项目[a]	选检项目[a]	选检项目[a]	选检项目[a]
耳鼻喉科、视野(核电厂放射工作人员);心理测试(核电厂操作员高级操作员);甲状腺功能;肺功能(放射性矿山工作人员,接受内照射、需要穿戴呼吸防护装置的人员)	心电图;腹部 B 超;甲状腺功能;血清睾酮;外周血淋巴细胞染色体畸变分析;痰细胞学检查和/或肺功能检查(放射性矿山工作人员,接受内照射、需要穿戴呼吸防护装置的人员);使用全身计数器进行体内放射性核素滞留量的检测(从事非密封源操作的人员)	耳鼻喉科、视野(核电厂放射工作人员);心理测试(核电厂操纵员和高级操纵员);甲状腺功能;肺功能(放射性矿山工作人员,接受内照射、需要穿戴呼吸防护装置的人员);使用全身计数器进行体内放射性核素滞留量的检测(从事非密封源操作的人员)	根据受照和损伤的具体情况,参照 GB18196—2000、GB/T18199—2000、GBZ112—2002、 GBZ104—2002、GBZ96—2002、 GBZ/T151—2002、GBZ113—2002、GBZ106—2002 等有关标准进行必要的检查和医学处理

注:a 根据职业受照的性质、类型和工作人员健康损害状况选检。

(王月平　叶　祺)

第二节　职业暴露预防与处理

职业暴露(occupational exposure)是指医务人员及有关工作人员,在从事医疗防治工作及相关工作的过程中意外被经血传播疾病患者的血液、体液污染了皮肤或者黏膜,或者被含有经血传播疾病病毒的血液、体液污染了的针头及其他锐器刺破皮肤,有可能被乙肝病毒、艾滋病病毒等感染的情况。

一、职业暴露预防

(一)总体要求

1. 严格执行《医院感染管理办法》《传染病防治法》《职病防治法》《艾滋病防治条例》和《医务人员艾滋病病毒职业暴露防护指导原则》《血源性病原体职业接触防护导则》《医院隔离技术规范》等相关法律、法规、规范和标准。

2. 医务人员工作中应严格遵循标准预防的原则,根据需要正确穿戴防护用品。

3. 有职业暴露危险的医务人员(重点是手术室、感染性疾病科、供应室、血透室、妇产科、口腔科、骨科、普通病房的外科操作、ICU、检验科、输血科、新生儿病房等高危部门的医护人员)应每年免费接受一次健康体检,重点检查乙肝、丙肝、艾滋病等血液传播性疾病相关指标,必要时接种疫苗。

4. 当出现职业暴露伤害时,应遵循暴露后的处理原则,按要求进行报告、登记、评估、检查、预防性治疗和定期随访。

5. 医务人员(指本院职工)发生职业暴露后,其相关检查和预防性治疗费用由医院承担。

6. 医务人员如患有传染性疾病,应暂停工作至传染病传染期结束时方可重返岗位。

7. 对因职业接触血源性病原体而感染乙型病毒性肝炎、丙型病毒性肝炎或艾滋病等的医务人员,应依法享受工伤待遇。

8.防保科每年分析职业暴露发生趋势,评价防护效果并调整防护措施。

(二)防护措施

医务人员工作中应当遵照标准预防原则,对所有患者的血液、体液、分泌物、排泄物及被血液、体液、分泌物、排泄物污染的物品均视为具有传染性,医务人员接触这些物品时,必须采取以下防护措施。

1.进行有可能接触患者血液、体液、分泌物、排泄物等诊疗和护理操作时必须戴手套,操作完毕,脱去手套后立即洗手,必要时进行手消毒。

2.在诊疗、护理操作过程中,有发生患者的血液、体液喷溅到医务人员的面部的风险,故应当戴具有防渗透性能的口罩及防护眼镜;有发生血液、体液大面积飞溅或者有污染医务人员的工作服的风险,还应当穿戴具有防渗透性能的隔离衣或围裙。

3.医务人员手部皮肤发生破损,在进行有可能接触患者血液、体液的诊疗和护理操作时必须戴双层手套。

4.医务人员在进行侵袭性诊疗、护理操作过程中,要保证充足的光线,并特别注意防止被针头、缝合针、刀片等锐器刺伤或者划伤;使用后的锐器应当直接放入耐刺、防渗漏的利器盒,或者利用针头处理装置进行安全处置,也可以使用具有安全性能的注射器、输液器等,以防刺伤,禁止将使用后的一次性针头重新套上针头套;禁止用手直接接触使用后的针头、刀片等锐器。

5.医务人员在有毒气体(如戊二醛、环氧乙烷)环境工作时,应保证环境通风良好,必要时机械通风,并按要求对环境中有毒气体浓度进行监测。

6.医务人员在配置细胞毒性药物(如化疗药物等)时,需在生物安全柜内按操作流程进行。

7.医务人员有发生放射性物质暴露可能时,应按相关管理要求做好个人防护。

8.医务人员发生职业暴露后,应当立即正确实施局部处理措施。

二、职业暴露处理

1.报告部门责任人(医生向科主任报告,护士或工勤人员向护士长报告)。

2.院内网上填写"职业暴露个案登记表"(表2-3-3),上报感染办,并打印一份部门负责人签字后找专业人员处理(如感染科、皮肤科等),治疗后需要带病历、化验单、治疗用药的发票等到防保科登记报销。职业暴露处理流程见图2-3-1。

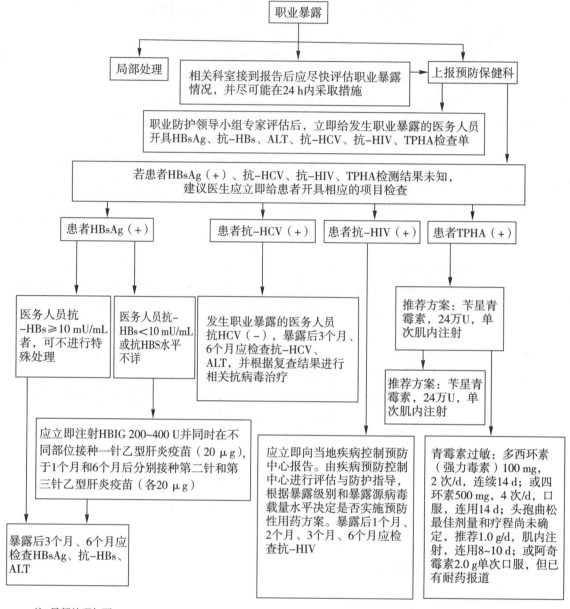

注:局部处理如下。

(1)锐器伤:依靠重力作用尽可能使损伤处的血液流出,用肥皂水和流动水进行冲洗,禁止进行伤口的局部挤压;受伤部位的伤口冲洗后,应当用消毒液,如75%的乙醇或者0.5%聚维酮碘(碘伏)进行消毒。

(2)黏膜暴露:用生理盐水反复冲洗污染的黏膜,直至冲洗干净。

图2-3-1 职业暴露处理流程

表2-3-3 职业暴露个案登记表

锐器伤发生日期: 年 月 日 记录编号:

基本资料

医务人员资料		患者资料
姓名:		姓名:
年龄:	性别:	年龄:
所在部门:	职称:	性别:

续表2-3-3

工号：					住院号：	
参加工作时间：　　年　　月					病区：	
联系电话：					联系电话：	
锐器伤后检验日期：　　年　　月　　日 请填写检查结果： 阳性(+),阴性(-),或(未知)					检查结果：	
	扎伤前	扎伤时	1个月	2个月	3个月	6个月	请填写已有结果,如果没有,请立即检验
Anti-HIV HBsAg Anti-HBs Anti-HCV VDRL							请填写检查结果： 阳性(+),阴性(-),或(未知) Anti-HIV　　　　　(　　) HBsAg　　　　　　(　　) Anti-HBs　　　　　(　　) Anti-HCV　　　　　(　　) VDRL　　　　　　(　　)
是否曾接种乙型肝炎疫苗：　　　　□是　(共　　次)□否					对扎伤来源不明者,请勾选(　　)	
是否曾接受乙型肝炎免疫球蛋白注射：　□是　(共　　次)□否						

三、随访和咨询

1. 职业暴露当事人按时进行疫苗接种和化验。

2. 在处理过程中,感染办应为职业暴露当事人提供咨询,必要时请心理医生帮助减轻其紧张心理,稳定情绪。

3. 医院和有关知情人应为职业暴露当事人严格保密,不得向无关人员泄露职业暴露当事人的情况。

(王月平　叶　祺)

第三节　介入导管室防护用品管理

介入导管室工作人员长期身处X射线辐射的工作环境,因此,要始终保持射线防护意识。在手术进行时,进入导管室前应做好防护,规范穿戴及佩戴好铅衣、铅围脖、铅帽和铅眼镜等;术中正确使用铅帘、防护屏;充分做好介入术前准备工作,操作熟练、迅速,尽量缩短射线暴露时间;术者和助手尽量远离放射源,术中护士应尽量位于导管床床尾的位置;复杂介入手术术前尽量充分评估术中射线照射时间,非急危手术可分次完成,避免长时间的照射,造成一次性射线量过大;手术操作间内尽量少摆放柜子、各种仪器等,以减少散射线;正确佩戴剂量计,每季度监测并更换;定期进行放射体检。防护用品是介入手术过程中必不可少的防护武器,可有效地屏蔽、减少射线和散射线的照射。规范使用防护用品,是保障介入人员健康与安全的重要基础。

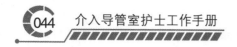

一、防护用品分类及用途

见表2-3-4。

表2-3-4　防护用品分类及用途

设备种类	防护用品名称
固有防护设备	遮光器、滤过板、套管、床旁防护帘、悬挂铅屏/帘
屏蔽防护设备	铅防护服、铅裙、铅帽、铅眼镜、铅围脖、铅内裤、铅防护面屏、铅手套
移动防护设备	铅屏、全/半身铅防护舱

二、防护用品使用管理

1.防护用品配备数量充足,保证质量,规范穿戴。

2.防护用品应规范使用管理,定期检测,确保防护设备性能良好。

3.铅衣、铅裙等个人防护用品建议专人专用,定期检查,防止因老化、撕破、损伤等降低防护效果。

4.防护用品规范存放保管,铅衣、铅裙要悬挂放置,不可折叠、堆积,以防断裂。

5.建立介入导管室防护用品台账,详细记录采购日期、检测使用情况等。

6.防护用品正常使用年限为5年,应定期更换。

7.防护用品应保持清洁,及时清理喷溅的血液污渍,每周进行清洁保养并做好登记。

（王月平　叶　祺）

第三篇

介入手术护理配合

第一章　心脏病介入手术护理配合

第一节　心血管疾病介入手术护理配合

一、经皮冠状动脉造影术

心血管疾病是严重危害人类健康和生命的常见疾病,是目前全球范围内的主要死因之一。随着医学技术的进步和发展,心血管疾病的诊断和治疗方法也不断创新和完善,其中经皮冠状动脉造影术和经皮冠状动脉介入治疗是目前诊断和治疗冠心病的重要方法。经皮冠状动脉造影术是利用血管造影机,通过心导管经皮穿刺入桡动脉(或股动脉),沿主动脉至升主动脉根部,然后探寻左或右冠状动脉开口插入,注入对比剂,使冠状动脉显影,将整个左或右冠状动脉的主干及其分支的血管腔显示出来,可以对病变部位、范围、严重程度、血管壁的情况等作出明确诊断。这种诊断方法准确度高,可以明确显示患者冠状动脉的具体病变范围,还可以得知患者病情的发展程度。冠状动脉造影是诊断冠心病的金标准。

【适应证】

1. 选择性冠状动脉造影的适应证

(1)用于诊断目的为主。①临床上难以确定诊断的不典型胸痛,无创性检查不能确诊者;②有典型的缺血性心绞痛症状;③心电图有异常改变;④原发性心搏骤停经心肺复苏成功;⑤不明原因的心功能不全及心律失常;⑥介入或旁路移植术后反复发作的心绞痛;⑦怀疑有冠心病但无症状,对于特殊职业者需要做出准确诊断。

(2)用于治疗目的为主。①已明确诊断冠心病,欲行介入治疗或外科旁路移植术;②急性心肌梗死;③无创性检查显示心肌缺血伴有明显的危险因素;④陈旧性心肌梗死;⑤各种血管重建术后持续心绞痛发作;⑥心脏瓣膜疾病患者欲行换瓣术前,年龄大于 45 岁,以了解冠脉血运情况;⑦先天性心脏病可能合并的冠脉异常;⑧欲行化学消融术或胸外科手术前梗阻性肥厚型心肌病;⑨其他大手术前需要排除冠心病。

(3)用于评价目的为主。①预后:评价冠状动脉功能性改变、各种血管重建术后冠脉循环血流的恢复情况、心脏功能及侧支循环建立情况。②随访:介入或旁路移植术后冠脉血流情况及是否发生冠脉再狭窄,急性心肌梗死溶栓后冠脉再通情况,评价治疗效果与冠状动脉粥样硬化的进展和恢复情况。③科研:评价各种新技术及新产品的临床效果。

2. 急诊冠状动脉造影的适应证　①反复发作的不稳定型心绞痛。②急性心肌梗死需立即行介入术或旁路移植术。③急性心肌梗死后反复发作胸痛,心律失常,药物难以控制,需立即行介入或旁路移植术。④各种血管重建术后疑有冠状动脉内亚急性血栓形成。⑤急性心肌梗死伴有心源性休克等并发症,应尽早行血管再灌注治疗,术前了解冠脉情况。⑥剧烈胸痛与急性心肌梗死鉴别。

【术前准备】

1. 患者准备　①完善各项术前有关检查,如心电图、超声心动图等。②向患者及家属交代手术风险、术前的准备、术中配合事项,签署手术知情同意书。③完成常规化验。④术前适当进食、水,不宜过饱。⑤术前当晚尽量保证充足睡眠。⑥准备经股动脉进行造影检查的患者术前需要练习卧床大小便。

2.护士准备 ①核对患者基本信息、查看手术交接单、知情同意书、术前一览表等,了解患者病情。②术前评估患者一般情况,包括心率、血压、呼吸、血氧饱和度、体温等。③依据术前一览表查看血、尿常规,凝血四项,感染性疾病筛查结果、抗菌药物皮试结果;依据手术交接单内容核对患者假体、体内植入物、影像学资料等其他内容。④准备术中所用碘对比剂、器械、敷料等。⑤准备好术中所用的其他用物以备用。⑥准备术中抢救药物(阿托品、间羟胺、多巴胺等)、抢救物品(除颤器、心电血压监测仪、主动脉内球囊反搏等)。⑦心理支持:术前告知患者手术方式和手术部位。患者多为老年人群,心理承受能力弱,易产生急躁、恐惧、悲观等不良情绪,我们应该积极争取家属配合,提供充足的情感支持,降低患者的心理应激反应,改善其遵医行为。

3.用物准备 见表3-1-1。

表3-1-1 冠状动脉造影耗材和物品

耗材	数量	耗材	数量
桡或股动脉鞘	1套	非离子对比剂	100~300 mL
交换导丝	1根	利多卡因	5~10 mL
左冠造影导管	1根	维拉帕米	5 mg
右冠造影导管	1根	硝酸甘油	5 mg
三联三通	1个	肝素	12 500 U
连接管	2根	10 mL注射器	3个
环柄注射器	1个	5 mL注射器	1个
PIG导管	1根	无菌手套	若干副

【手术步骤及护理配合】

见表3-1-2。

表3-1-2 冠脉造影术手术步骤及护理配合

手术步骤	护理配合
1.准备	
(1)护士:戴口罩,手卫生,准备用物 物品准备 药品准备:间羟胺、阿托品、多巴胺、地塞米松、利多卡因、维拉帕米、硝酸甘油、肝素等术中常用药物 仪器准备:除颤仪、抢救车、微量泵、临时起搏器、IABP、ACT测试仪	1.药品配置有效期2 h 2.检查仪器性能
(2)患者:排空膀胱	
(3)环境:手术间调至适宜温度	

续表 3-1-2

手术步骤	护理配合
2.实施	
(1)查对:核对患者身份	医生、护士、技师根据手术安全核查表内容三方共同核查确认患者身份(病区、床号、住院号、姓名、性别、年龄)、手术方式、手术部位、知情同意书、术前一览表、皮肤是否完整、静脉通道建立情况、患者过敏史、抗菌药物皮试结果、感染性疾病筛查结果、假体、体内植入物、影像学资料等其他内容
(2)解释:向患者解释手术方式和手术步骤及术中配合注意事项,减轻患者紧张情绪	
(3)体位:协助患者平卧于导管床上,右上肢外展,用托架将患者右上肢托住,与身体成45°夹角,手臂固定在托架上,前臂近腕处垫一软枕	1.关闭窗帘,协助脱衣服,根据需要摆好体位,注意保暖及保护患者隐私 2.肥胖患者必要时给予托手板保护,增加患者的舒适度,避免坠床发生 3.吸氧、心电、血压监测 4.静脉留置针妥善固定,保持液体通畅,遵医嘱给药
(4)铺无菌手术台:备造影常用的三联三通、环柄注射器、压力套装、J型导丝或泥鳅导丝、动脉鞘等常用高值耗材等,铺无菌单,协助医生穿无菌手术衣,协助医生抽取术中用药,针管抽取利多卡因、硝酸甘油和肝素,配置肝素盐水预冲造影导管,连接三联三通、压力传感器	严格执行无菌操作,连接有创压力、肝素盐水和碘对比剂
(5)消毒穿刺:桡动脉消毒范围为肘关节和整个手掌,穿刺点选择腕横纹近端2~3 cm处动脉搏动最强点,三指定位法,表面浸润麻醉,穿刺套管针有回血后,术者右手持导丝,左手缓慢退针,见回血(喷血)后迅速送入导丝,体外剩余5~10 cm左右,刀片破皮,以便鞘管送入,导丝尾端必须露出鞘管尾端,以免导丝脱落入体内,送入后连同导丝一起拔出针芯,注射硝酸甘油+肝素,穿刺成功	医生给患者进行穿刺时,护士应密切关注心率、血压的变化,备好抢救用药,预防迷走反射的发生,穿刺成功后,动脉压力由医生和护士一同校零
(6)造影:左冠造影导管头端塞入鞘管头端,送入导丝,外露导丝10~15 cm,踩线透视,送入造影导管,进入锁骨下动脉时,嘱患者深吸气并憋住(吸气可使纵隔拉直),导丝进入升主动脉后下降至窦底,使导丝盘成U型时,导管跟进,固定导丝。导管进入窦底后回撤导丝,导管进入冠脉前缓慢后撤,进入后可快速后撤,直至撤出体外,连接三联三通,回抽见血,正式开始造影。右冠造影导管送入导管至窦底,一般在窦底后会自动回呈L型,此时顺时针旋转导管,使之旋转为I状时,轻微旋转即外提进入右冠	1.导管到达冠脉开口前动脉图形如为圆钝,重搏波消失,动脉压数值明显低于正常水平,多为压力监测系统有未排出气泡,需重新调整冲水排气,调整零点,再做监测 2.密切观察心电、压力的变化,当有左主干病变时会有压力嵌顿,及时提醒术者,做好抢救措施

续表 3-1-2

手术步骤	护理配合
(7)手术结束:包扎穿刺点	1.手术结束弹力绷带加压包扎穿刺部位,将患者安全移至平车 2.移床时注意患者安全,防止坠床,并检查输液及穿刺部位及所有管路情况 3.拔除鞘管包扎时,应提前告知患者,缓解患者恐惧心理,密切关注患者生命体征变化,预防迷走神经反射的发生
(8)手卫生,记录	术中护理记录单、材料单书写正确

【护理要点】

1. 心电图 护士要掌握心电图方面的知识,能够鉴别正常与异常心电图形变化,发现异常心电图,及时告知术者。

2. 有创压力 熟悉不同部位血管压力波形及波形变化意义。熟知术者哪些操作可能会造成压力改变。

3. 碘对比剂 及时更换碘对比剂,熟知碘对比剂过敏反应的先兆和表现。保持输液管道通畅,准确记录肝素用量及时间。

4. 生命体征 术中密切观察患者神志、心电、血压、呼吸、血氧饱和度的变化。

5. 患者保护 对于有意识障碍、烦躁的患者,术中应该加强保护,预防脱管、坠床等不良事件的发生。

6. 器械操作 熟悉不同脏器解剖及影像学知识,学习正常人体血管的分布和心脏影像及常规投照角度,同时要掌握经皮冠状动脉介入治疗下冠状动脉造影血管病变的常规影像知识,为术者正确准备、提供术中所用的器材。

7. 心理支持 手术过程中予以患者语言关心表达与体感情况询问,积极预防由于心理因素可能引发的不良反应。

8. 舒适度干预 密切关注患者体征变化情况,结合术前常规体征数据,提高对患者体征的异常变化趋势关注敏感度,同时对患者表达的合理舒适度诉求予以充分帮助与干预,例如清理呼吸道、适当保暖措施等。

二、经皮冠状动脉介入治疗

冠状动脉造影和 PCI 术是目前诊断和治疗冠心病的重要方法,经皮冠状动脉介入治疗(percutaneous coronary intervention,PCI),是指经心导管技术疏通狭窄甚至闭塞的冠状动脉管腔,从而改善心肌血流灌注的治疗方法。这种治疗方法具有创伤小、恢复快、效果好、并发症少等优点,已成为冠心病治疗的首选方法之一。

【适应证】

1. 急性 ST 段抬高性心肌梗死,在 12 h 之内,仍然有心绞痛症状。

2. 急性非 ST 段抬高性心肌梗死,应用抗凝抗血小板药物治疗,症状持续不缓解。

3. 不稳定型心绞痛,心绞痛发作频繁。

4. 劳力性心绞痛,活动耐量明显减低等。

【术前准备】

1. 患者准备　同"经皮冠状动脉造影术"。
2. 护士准备　同"经皮冠状动脉造影术"。
3. 用物准备　见表3-1-3。其余耗材及物品准备同"经皮冠状动脉造影术"。

表3-1-3　PCI耗材和物品

耗材	数量	耗材	数量
指引导管	若干规格	导引导丝	若干规格
Y阀	1~2个	压力泵	1~2个
冠脉扩张球囊	若干规格	支架	若干规格
药物球囊	若干规格	微导管	若干规格

【手术步骤及护理配合】

见表3-1-4。

表3-1-4　冠脉介入治疗操作步骤及护理配合

手术步骤	护理配合
前面步骤同"经皮冠状动脉造影术"	
(1)根据造影结果选择合适的指引导管	根据血管解剖情况选择合适的导管。指引导管一旦进入冠状动脉应首先观察压力,有异常及时告知术者
(2)术者将指引导管送至冠状动脉开口,保持其前端与冠状动脉开口同轴,自指引导管内插入导引导丝,导引导丝通过病变后,沿导丝送入合适的球囊,进行预扩张。撤出球囊造影后,沿导丝送入合适的支架(或药物球囊)至狭窄病变部位,造影定位后释放支架(或药物球囊)	监护护士要密切观察患者血压、心率、心律、动脉压波形的变化,准确记录压力数据。若压力曲线异常及时提醒手术医生,必要时停止操作,待压力恢复后再进行
(3)术者将支架或药物球囊去充盈后撤至指引导管内,复查造影检查支架膨胀情况、血流情况、有无血管夹层等,并可根据情况对支架进行后扩张等操作	护士准确记录患者的血压、心率、心律及球囊支架扩张的时间、压力。术中及时、准确、有效地为手术医生提供各种专用器械(导管、导丝、球囊、支架等),熟练操作各种监测仪器,调节各种仪器的参数(心电监护仪、除颤仪、临时起搏器、IABP、血管内超声仪、旋磨仪),灵活地配合医生处理突发的临床事件,以保证手术的顺利进行
(4)术者确定手术成功后,撤出导丝及导引导管,拔出动脉鞘管,协助术者加压包扎穿刺部位。为患者整理衣物,将患者安全移至平车,转运途中注意观察患者生命体征及穿刺点情况	同"经皮冠状动脉造影术"
(5)手卫生,记录	术中护理记录单、材料单书写正确

【护理要点】

除了与经皮冠状动脉造影术相同的护理要点外,PCI护理配合还应注意以下两点:

1. 术中要保持静脉通路等各种管道的通畅,遵医嘱根据患者体重给予肝素,术中根据手术时长及 ACT 值提醒医生追加肝素,碘对比剂超过 300 mL 时,提醒医生。

2. 主班护士术中要密切观察患者的主诉、神志、生命体征的变化及皮肤有无过敏反应。准确记录患者的血压、心率、心律及球囊支架扩张的时间、压力,以保证手术的顺利进行。

(贾晓辉　丁鑫鑫)

第二节　心律失常介入手术护理配合

心律失常(arrhythmia)是由于窦房结激动异常或激动产生于窦房结以外,激动的传导缓慢、阻滞或经异常通道传导,即心脏活动的起源和(或)传导障碍导致心脏搏动的频率和(或)节律异常。心律失常是心血管疾病中重要的一组疾病。它可单独发病,亦可与其他心血管疾病伴发。其预后与心律失常的病因、诱因、演变趋势、是否导致严重血流动力障碍有关,可突然发作而致猝死,亦可持续累及心脏而致其衰竭。

1. 分类　按心律失常发生原理、发生部位、机制及心率快慢进行分类。

(1)激动起源异常引起的心律失常:激动自窦房结发出,即窦性心律失常,包括窦性心动过速、窦性心动过缓、窦性心律不齐、窦性停搏。

(2)激动自异位起搏点发出:①被动型异位心律:房性逸搏及房性逸搏心律、交界性逸搏及交界性逸搏心律、室性逸搏及室性逸搏心律;②主动型异位心律:期前收缩、阵发性心动过速、非阵发性心动过速、扑动、颤动。

(3)激动传导异常引起的心律失常,包括:①干扰及干扰性房室脱节;②心脏传导阻滞;③房室旁路传导。

(4)自律性异常与传导性异常并存。

(5)人工起搏器引起的心律失常。

2. 治疗　心律失常在治疗方法上可分为非药物治疗和药物治疗,其中非药物治疗中射频消融技术与心律转复除颤器使心律失常的治疗发生了革命性变化,正如美国著名电生理学家 Zipes 指出,在心脏病学中射频消融治疗是心律失常唯一真正的根治性技术。该项技术自 1986 年应用于临床以来,取得了巨大的进展。我国心律失常射频消融技术的发展与国际同步,其发展迅速,因其安全可靠,并发症低,成功率高,使成千上万的心律失常患者得到了有效治愈。

心脏射频消融术(catheter radio frequency ablation,RFCA),是将电极导管经静脉或动脉血管送入心腔特定部位,释放射频电流导致局部心内膜及心内膜下心肌凝固性坏死,达到阻断快速心律失常异常传导束和起源点的介入性技术。经导管向心腔内导入的射频电流损伤范围在 1~3 mm,不会造成机体危害。射频消融术目前已经成为根治阵发性心动过速最有效的方法。基本设备包括 X 光机、射频消融仪及心内电生理检查仪器。

射频消融术目前适用于房性心律失常中的房性心动过速、房扑、房颤;房室交界性心律失常中的房室结折返性心动过速、房室折返性心动过速等;室性心律失常中的室性早搏、室性心动过速、心室扑动等。

【适应证】

1. 房室结折返性心动过速　成功率达 95%,且房室传导阻滞风险<1%。

2. 房室折返性心动过速　成功率达 95%,较少见房室折返性心动过速,成功率>95%,如希氏束旁的旁道。

3. 心房扑动　通过消融三尖瓣的峡部,达到根治。

4. 房性心动过速　通过三维标测起源点达到消融目的。

5. 心房颤动(简称房颤)　阵发房颤成功率达80%~90%,持续房颤可达70%左右。

6. 室性心律失常

(1)其他器质性心脏病合并该单元频发的室性期前收缩。

(2)室性心动过速(简称室速),包括分支折返性室速、束支折返性室速、疤痕性室速。

【术前准备】

1. 患者准备　①完善各项术前有关检查检验,如肝肾功能、凝血检查、心电图、超声心动图、免疫系列等相关检查等。②遵医嘱手术前停用所有抗心律失常药物至少3 d以上,约5个半衰期。③向患者及家属交代手术过程及风险、术前的准备、术中配合事项,签署手术知情同意书。④检查穿刺部位动脉搏动情况,对手术区进行清洁、备皮。⑤准备穿刺股动脉进行射频消融的患者术前需要练习卧床大小便。⑥术前适当进食、水,不宜过饱。⑦术前当晚尽量保证充足睡眠。

2. 护士准备　①核对患者基本信息、查看手术交接单、知情同意书、术前一览表等,了解患者病情。②术前评估患者一般情况,包括心率、血压、呼吸、血氧饱和度、体温等。③依据术前一览表查看血常规、尿常规、凝血四项、感染性疾病筛查结果、抗菌药物皮试结果;依据手术交接单内容核对患者假体、体内植入物、影像学资料等其他内容。④检查多导生理记录仪、射频消融仪、X线透视设备,保障所有仪器接地良好,测试心脏除颤仪,并确保其正常工作。⑤准备好射频消融手术所需常规药品。⑥准备术中抢救药物(阿托品、间羟胺、多巴胺等)、抢救物品(除颤器、心电血压监测仪、主动脉内球囊反搏等)。⑦心理支持:术前告知患者手术方式、手术部位及手术简要过程。射频消融术是非传统手术的治疗方法,大多数患者对这种技术不了解,易产生恐惧、焦虑情绪。术前应尽量用通俗易懂的语言,实例图片向患者及其家属介绍过程,消除患者的紧张恐惧心理,增强患者治疗的信心,使其以最佳的心理状态配合手术。

3. 用物准备　因心律失常的类型繁多,不同类型的心律失常患者其射频消融的方式和方法均存在一定的差异,下边仅列举行射频消融术的常规所需耗材,并按照分类列举。

见表3-1-5。

表3-1-5　射频消融术耗材和物品

耗材	数量	耗材	数量
穿刺鞘管	3~4套	利多卡因	10~20 mL
诊断消融导管四级	1根	肝素	5000 U
诊断消融导管十级	1根	10 mL注射器	4个
治疗消融导管	1根	5 mL注射器	1个
造影导管	按需	无菌手套	若干副
背部电极	1块		

【手术步骤及护理配合】

见表3-1-6。

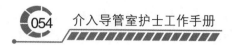

表 3-1-6　射频消融手术步骤及护理配合

手术步骤	护理配合
1. 准备	
(1)护士:戴口罩,手卫生,准备用物 物品准备 药品准备:利多卡因、间羟胺、阿托品、多巴胺、地塞米松、维拉帕米、硝酸甘油、肝素等术中常用药物、异丙肾/ATP 仪器准备:射频消融仪、刺激仪、电生理多导仪、除颤仪、抢救车、微量泵、临时起搏器等	1. 药品配置有效期 2 h 2. 检查仪器性能
(2)患者:排空膀胱	
(3)环境:手术间调至适宜温度	
2. 实施	
(1)核查身份	医生、护士、技师根据手术安全核查表内容三方共同核查确认患者身份(病区、床号、住院号、姓名、性别、年龄)、手术方式、手术部位、知情同意书、皮肤是否完整、静脉通道建立情况、患者过敏史、抗菌药物皮试结果、感染性疾病筛查结果、假体、体内植入物、影像学资料等其他内容
(2)解释:向患者解释手术方式和手术步骤及术中配合注意事项,减轻患者紧张情绪	
(3)体位:协助患者平卧于导管床上,两手臂放置于身体两侧,双脚并拢	1. 协助脱衣服,根据需要摆好体位注意保暖及保护患者隐私 2. 肥胖患者必要时给予托手板保护,增加患者的舒适度,避免引起坠床发生 3. 吸氧、心电、血压监测 4. 静脉留置针妥善固定,保持液体通畅,遵医嘱给药
(4)铺无菌手术台:备电生理检查用的动静脉鞘、诊断导管(冠状窦电极、右室四级电极等)、消融导管等常用高值耗材等,铺无菌单,协助医生穿无菌手术衣,协助医生抽取术中用药	严格执行无菌操作,为术者提供所需耗材
(5)消毒穿刺:双侧腹股沟,锁骨下静脉穿刺,消毒范围以穿刺点为中心 15 cm 范围。表面浸润麻醉后,穿刺相应血管送入导丝植入鞘管,在 X 光影像下放置导管至相应位置,连接导管尾线,设定射频消融仪各项参数	医生给患者进行穿刺时,护士应密切关注心率、血压的变化,备好抢救药品,预防迷走神经反射的发生,穿刺成功后,协助医生连接各电极尾线
(6)电生理检查及射频消融:将诊断导管放置于合适位置后,进行电生理检查,判断心律失常类型,选择合适消融靶点放电消融	按照术者要求进行射频消融仪、电生理仪等设备参数的调整,并做好标记。术中观察患者病情变化及放电功率、温度并监测电极阻抗,有异常及时告知术者
(7)手术结束:包扎穿刺点	协助术者进行伤口包扎并告知患者及家属注意事项,填写术中护理记录单并做好交接工作

【护理要点】

1. 术前需要对患者进行心脏评估、护理评估及手术相关的检查评估。遵医嘱停服各种抗心律失常药物 5 个半衰期以上。

2. 做好健康教育消除患者及家属的思想顾虑,取得积极的配合以保证手术的顺利进行。

3. 在行消融治疗时应密切注意仪器的放电功率、温度、监测电极阻抗,有异常及时告知术者。

4. 严密观察生命体征及病情变化,回病房后立即查心电图,24 h 心电监护,监测心率、心律、血压的变化并随时记录。

5. 严密观察穿刺部位有无渗血、渗液、双下肢足背动脉搏动情况及皮肤温度、色泽等,积极预防穿刺部位感染情况。

（周文杰　张　燕　邹　琪　丁　腾　刘华芬）

第三节　经皮房间隔缺损介入封堵术护理配合

房间隔缺损(atrial septal defect,ASD)是指在胚胎发育过程中,房间隔的发生、吸收和融合出现异常,导致左、右心房间存在血流交通的一种心脏畸形。ASD 占活产婴儿 0.88% ~ 1.00%,占所有先天性心脏病的 6% ~ 10%,多见于女性。根据胚胎学发病机制和解剖学特点,ASD 通常分为继发孔型 ASD(约 80%)、原发孔型 ASD(约 15%)、静脉窦型 ASD(约 5%)和冠状静脉窦型 ASD(<1%)4 种类型。ASD 均可以通过外科手术闭合,其中,约 80% 继发孔型 ASD 可通过经皮介入封堵治疗。经皮房间隔缺损介入封堵术是采用介入方式,经股静脉将封堵伞送入心房,固定在房间隔缺损处,阻断心房水平左向右分流,恢复正常血液循环途径。目前,经皮房间隔缺损介入封堵术因创伤小、手术时间短、术后恢复快等优势,已成为 ASD 治疗的主要方法。

【适应证】

根据常见先天性心脏病经皮介入治疗指南(2021 版)建议:

1. 年龄 ≥2 岁且体重 ≥10 kg 的继发孔型 ASD 患者。有右心室容量超负荷证据且无肺动脉高压或左心疾病的继发孔型 ASD 患者,无论有无症状,推荐关闭 ASD。

2. 在缺损适合封堵的情况下(ASD 边缘距冠状静脉窦,上、下腔静脉及肺静脉开口距离 ≥5 mm;距离房室瓣距离 ≥7 mm),首选经皮 ASD 介入封堵术。合并其他心脏畸形,但可行经皮介入治疗的患者。例如:ASD 合并肺动脉瓣狭窄或动脉导管未闭等。

3. 年龄<2 岁,有血流动力学意义(肺循环血量 Qp:体循环血量 Qs≥1.5)且符合上述介入标准的继发孔型 ASD。

4. 如体重<10 kg 或股静脉途径限制(如合并下腔静脉缺如、下腔静脉滤器植入术后等),可选择经颈静脉途径。

5. 特殊类型 ASD 如多孔型 ASD、筛孔型 ASD 和后下边缘不良的 ASD,应在临床经验丰富的中心结合 3D 打印、超声引导等技术实施封堵治疗。

【术前准备】

1. 患者准备

(1)心理护理:从患者的言、行、精神等方面进行全面的心理评估,制订有效措施缓解紧张情绪。患儿术前可在家长陪同下采取多元化方式分散注意力,缓解紧张焦虑情绪:如驾驶电动汽车、给予小玩具、讲绘本故事等。关心安慰患者,指导家属在等候区等待并实时关注手术信息。

（2）评估准备：①全麻患者评估禁食、禁水时间及出入量情况。②了解患者影像学及实验室检查报告，关注房间隔缺损大小和类型、实验室检查异常指标等，明确手术高危因素，做好预见性护理准备。③评估患者神志、生命体征、体重、过敏史、肢体活动、足背动脉搏动及双侧腹股沟备皮情况。评估皮肤情况，必要时予泡沫敷料保护双足跟及骶尾部。指导患者去除活动假牙、眼镜、项链、手表、戒指等金属物品。评估术前用药情况并保持静脉通路顺畅。④导管床上放置体表加温毯，按需调节温度（38~42 ℃）。患者取平卧位，酌情使用铅防护用品。予心电监护，监测血压、指脉氧饱和度等。

2.环境准备　术间环境安全，屏蔽设施完好，层流空调/空气消毒机正常运行，规范清洁消毒，环境符合使用标准。合理安排术间布局。

3.用物准备　①物品：介入手术包、血管鞘（5F/6F）、导丝（260 cm J 型、260 cm 超滑）、导管（5F/6F MPA）、三联三通、压力传感器、注射器若干、动脉血样采集器、ASD 封堵器及输送系统等。②药品：生理盐水、肝素、利多卡因，备用地塞米松、肾上腺素、多巴胺、阿托品、鱼精蛋白等药品。③仪器：DSA、血流动力学监护系统、麻醉机、超声机、ACT 仪、注射泵，备用除颤仪、简易呼吸气囊、临时起搏器、加压输液袋等急救设备。

【手术步骤及护理配合】

见表3-1-7。

表3-1-7　经皮房间隔缺损介入封堵术步骤及护理配合

手术步骤		护理配合
1.安全核查		手术医生、护士、麻醉医生（全麻患者）共同核对患者姓名、性别、科室、床号、住院号、手术种类、入路、同意书及特殊病情，并在介入手术安全核查单上签名
2.消毒体位安置		协助患者取舒适平卧位，双下肢分开并外展，暴露双侧腹股沟消毒区域，关注患者保暖与隐私保护，安慰关心患者
3.麻醉	全身麻醉	协助麻醉医生建立中心静脉导管、桡动脉压力监测
	局部麻醉	提前告知患者局部麻醉时有针刺痛感，尽量缓解其紧张情绪，避免因过度紧张引起血管痉挛等
4.手术台铺设		规范无菌操作，护士面向手术台，按照无菌技术操作原则，打开介入手术包，规范铺置无菌器械台，并将手术耗材分类有序放置器械台上
5.消毒铺巾		（1）准备37 ℃消毒液，消毒双侧腹股沟区域皮肤，协助铺巾建立无菌区域 （2）协助医生穿手术衣，戴手套 （3）套无菌机罩和铅屏套，避免跨越或接触无菌区域 （4）连接测压系统并准确校对零点
6.穿刺置管		（1）穿刺一侧股静脉，放置鞘管。关注穿刺安全，如出现穿刺部位渗血、血肿，应先行压迫 （2）穿刺成功后，按照患者体重（70~100 U/kg）完成全身肝素化。定时监测活化凝血酶原时间（ACT 值），保持 ACT 值 250~350 s，根据手术时长及 ACT 值提醒术者追加肝素

续表3-1-7

手术步骤	护理配合
7.右心导管检查	经静脉送入MPA导管,监测肺动脉压、肺小动脉压、右室动脉压、右房动脉压、主动脉压等,并留取血标本行血气分析
8.建立静脉轨道	(1)将MPA导管经ASD处进入左心房和左上肺静脉,交换260 cm J型导丝置于左上肺静脉内 (2)严密观察患者心电监护及氧饱和度
9.送入输送鞘管	(1)协助提供并开启适宜的输送系统 (2)由股静脉端沿轨道送入输送鞘管于左心房内或左上肺静脉开口处 (3)术中密切关注患者神志、精神状态,关注患者主诉,密切观察心电、血压、血氧饱和度情况,异常情况及时处理并做好记录
10.选择封堵器	(1)根据经胸超声心动图(TTE)测量的ASD最大缺损直径,推荐成人加4~6 mm,儿童加2~4 mm选择封堵器型号。测量房间隔总长度,评估封堵器能否充分展开。较大尺寸ASD选择封堵器时可增加8~10 mm (2)选择确认并协助开启合适型号的封堵器 (3)予生理盐水冲洗后回收入输送鞘内
11.释放封堵器	(1)X线和TTE监测下,沿输送系统将封堵器送至左心房,打开左心房侧伞,回撤至房间隔左房侧,固定输送杆,继续回撤鞘管,打开封堵器右房侧伞。X线下见封堵器呈"工"字形展开。反复推拉推送杆,封堵器固定不变 (2)TTE评估效果。封堵器位置良好,无残余分流;对周边结构包括左房室、右房室和冠状静脉窦等无不良影响;心电监测无房室传导阻滞 (3)释放封堵器,撤除输送长鞘与导管,压迫止血 (4)严密观察病情变化,关注患者有无烦躁不安、面色发绀、皮肤黏膜出血、肉眼血尿等封堵器移位或脱落的症状。发现异常及时报告并处理,规范护理记录,完善材料登记
12.手术效果评估	(1)再次经TTE评估封堵器位置良好,无残余分流,效果满意后结束手术 (2)观察患者神志、生命体征等变化,异常情况及时报告并协助处理
13.术毕包扎	(1)协助医生采取合适的压迫止血及包扎方式 (2)观察患者生命体征、皮肤、出入量、穿刺部位、肢体温度等情况 (3)清醒患者嘱其保持术侧肢体伸直,避免弯曲,必要时予约束带制动,并做好术后健康宣教

续表 3-1-7

手术步骤	护理配合
14. 患者转运	(1) 提前 15 min 电话通知病房/监护病房做好准备(全麻患者) (2) 转运准备:检查中心静脉导管(全麻患者)、输液管道、尿管等在位顺畅。按需连接便携式心电监护仪、氧气袋、备用抢救盒等转运物品 (3) 规范过床:锁定导管床和平车,使用过床易协助患者规范过床,保持管道顺畅,穿刺侧肢体保持伸直状态 (4) 安全转运交接:由手术医生/麻醉医生(全麻患者)、配台护士、工友共同将患者安全转运至病房/监护病房,途中关注患者病情、用药及管道安全,注意保暖及隐私保护;于床边行全面交接 (5) 完善护理文书:护理记录单和交接单填写完整并签名。保证医疗、护理记录的连续性、客观性和一致性
15. 清洁消毒	(1) 术间布类敷料统一放置,等待回收清洗;及时清理术区污染物品 (2) 规范医疗废物各术间标识和分类处置,对有血液传播疾病风险的敷料物品,需严格按医院感染管理隔离要求规范处理 (3) 按照《医疗机构消毒技术规范》(WS/T 367—2012)要求进行术间环境终末清洁消毒

【护理要点】

1. 术前全面综合评估　多维度评估患者手术史、用药史、过敏史、实验室检查、影像学检查、重要脏器功能检查及术前准备情况,全面了解患者病情,明确可能存在的风险,做好全面预见性护理。

2. 重视手术安全宣教　让患者及家属多形式了解手术目的、流程、患儿全麻术前禁食禁饮时间(术前禁食 6 h、禁水 4 h)及手术相关注意事项(如患儿近期有上呼吸道感染者建议延迟手术、平卧于导管床上勿翻身防坠床、术中释放封堵器时勿咳嗽及用力呼吸)。

3. 严密术中病情观察　及时关注患者神志及生命体征变化,熟悉各类并发症(心包填塞、迷走神经反射等)处置应急预案,并确保手术用品及仪器设备完好备用。出现并发症应及时配合手术团队应急处理。由于手术操作刺激心脏常易出现各种心律失常,一般无需特殊处理,停止刺激后将恢复。护士应及时发现并提醒术者。因输送鞘管内径较大,在低压的心房内易发生空气栓塞,如高度怀疑空气栓塞时应立即停止操作,快速评估患者气道稳定性、呼吸情况并对症支持治疗,包括高流量吸氧、提高心率、机械通气、输液、血管升压药甚至高级生命支持。

4. 关注患者心理护理　术中主动关心安慰患者,倾听患者主诉,给予适时恰当的人文关怀以减轻患者焦虑情绪,提升患者手术体验及减少手术不良反应发生。

5. 术中规范抗凝并定时监测活化凝血酶原时间(ACT 值)　保持 ACT 值 250~350 s,并根据手术时长及 ACT 值提醒术者追加肝素,以避免血栓形成。

6. 术后规范转运安全　严密观察患者过床及转运途中的病情变化、用药及管道安全、注意保暖及隐私保护,做好床边交接班。

(温红梅　甘婉瑜　许娇阳)

第四节　经皮室间隔缺损介入封堵术护理配合

室间隔缺损(ventricular septal defect,VSD)是一种常见的先天性心脏畸形,约占成人先天性心血管疾病的10%～20%。可单独存在,亦可与其他畸形合并存在。室间隔缺损根据缺损的部位,可分为膜部缺损(最常见)、漏斗部缺损和肌部缺损。外科手术是VSD传统的治疗方法,但创伤大,并发症发生率高。经皮室间隔缺损(VSD)介入封堵术是利用介入技术封堵先天性心脏病中的室间隔缺损,由于介入治疗创伤小,治疗效果与外科相近。《2020 ESC成人先天性心脏病管理指南》中首次指出,经皮室间隔缺损介入封堵术已成为一种外科手术的替代方法,尤其适用于残余VSD、外科难以完成的VSD及位于室间隔中央的肌型VSD患者。

【适应证】

根据常见先天性心脏病经皮介入治疗指南(2021版)建议:

1.年龄≥3岁且体重≥10 kg的膜周部VSD。

2.膜周部VSD直径3～14 mm,有临床症状或有左心超负荷表现,肺循环血量Qp:体循环血量Qs>1.5。

3.在解剖条件合适的情况下,VSD上缘距主动脉瓣距离≥2 mm,VSD后缘距三尖瓣距离≥2 mm,无主动脉瓣反流及主动脉右冠瓣脱垂,推荐经皮VSD封堵术。

4.肌部VSD,年龄≥3岁,有临床症状或有左心超负荷表现,Qp:Qs>1.5。

5.VSD外科修补术后残余分流且符合上述介入标准。

6.创伤性VSD或心肌梗死后室间隔穿孔且符合上述介入标准。

7.年龄2～3岁,有临床症状或有左心超负荷表现的膜周部VSD且符合上述介入标准。如患者体重<10 kg,可选择经颈静脉途径。

8.VSD上缘距主动脉瓣距离≤2 mm,无主动脉瓣脱垂,不合并主动脉瓣轻度以上反流。

9.肌部VSD,年龄<3岁,有临床症状或有左心超负荷表现,Qp:Qs>2.0。

【术前准备】

1.患者准备

(1)心理护理:从患者的言、行、精神等方面进行全面的心理评估,制订有效措施缓解紧张情绪。患儿术前可在家长陪同下采取多元化方式分散注意力,缓解紧张、焦虑情绪,如驾驶电动汽车、给予小玩具、讲绘本故事等。关心安慰患者,指导家属在等候区等待并实时关注手术信息。

(2)评估准备:①全麻患者评估禁食、禁水时间及出入量情况。②了解患者影像学及实验室检查报告,关注室间隔缺损大小和类型,实验室检查异常指标等,明确手术高危因素,做好预见性护理准备。③评估患者神志、生命体征、体重、过敏史、肢体活动、足背动脉搏动及双侧腹股沟备皮情况。评估患者皮肤,必要时予泡沫敷料保护双足跟及骶尾部。指导患者去除活动假牙、眼镜、项链、手表、戒指等金属物品。评估术前用药情况并保持静脉通路顺畅。④导管床上放置体表加温毯,按需调节温度(38～42 ℃)。患者取平卧位,酌情使用铅防护用品。给予心电监护,监测血压、指脉氧饱和度等。

2.环境准备　术间环境安全,屏蔽设施完好,层流空调/空气消毒机正常运行,规范清洁消毒,环境符合使用标准。合理安排术间布局。

3.用物准备　①物品:介入手术包、血管鞘(5F/6F)、导丝(260 cm J型、260 cm超滑)、导管(5F/6F MPA导管,5F/6F PIG导管)、三联三通、压力传感器、圈套器、高压注射器、压力延长管、注

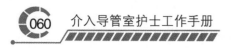

射器若干、动脉血样采集器、止血钳、VSD 封堵器及输送系统等。②药品:生理盐水、肝素、利多卡因、碘对比剂,备用地塞米松、肾上腺素、多巴胺、阿托品、鱼精蛋白等药品。③仪器:DSA、血流动力学监护系统、高压注射器、麻醉机、超声机、ACT 仪、注射泵,备用除颤仪、简易呼吸气囊、临时起搏器、加压输液袋等急救设备。

【手术步骤及护理配合】

见表3-1-8。

表3-1-8 经皮室间隔缺损介入封堵术步骤及护理配合

手术步骤		护理配合
1. 安全核查		手术医生、护士、麻醉医生(全麻患者)共同核对患者姓名、性别、科室、床号、住院号、手术种类、入路、同意书签署情况,并在介入手术安全核查单上签名
2. 消毒体位安置		协助患者取舒适平卧位并双手抱头,予抱头巾固定,防止手臂过度外展。双下肢分开并外展,暴露双侧腹股沟消毒区域,关注患者保暖与隐私保护,安慰关心患者
3. 麻醉	全身麻醉	协助麻醉医生建立中心静脉导管、桡动脉压力监测
	局部麻醉	提前告知患者局部麻醉时有针刺痛感,尽量让患者放松,避免因过度紧张引起血管痉挛等
4. 手术台铺设		规范无菌操作,配台护士面向手术台,按照无菌技术操作原则,打开介入手术包,规范铺置无菌器械台,并将手术耗材分类有序放置器械台上
5. 消毒铺巾		(1)准备 37 ℃消毒液,消毒双侧腹股沟区域,协助铺巾建立无菌区域 (2)协助医生穿手术衣,戴手套 (3)套无菌机罩和铅屏套,避免跨越或接触无菌区域 (4)连接测压系统并准确校对零点
6. 穿刺置管		(1)穿刺股动静脉,放置鞘管。关注穿刺过程,如出现穿刺部位渗血、血肿,应先行压迫 (2)按照患者体重(70 ~ 100 U/kg)完成全身肝素化。定时监测活化凝血酶原时间(ACT 值),保持 ACT 值250 ~ 350 s,并根据手术时长及 ACT 值提醒术者追加肝素
7. 右心导管检查		经静脉送入 MPA 导管行右心导管检查:监测肺动脉压、肺小动脉压、右室动脉压、右房动脉压、主动脉压等,并留取血标本行血气分析
8. 左心室及升主动脉造影		(1)经动脉送入 PIG 导管进行左心室及升主动脉造影,测量室间隔缺损直径及形态,根据测量结果选择合适封堵器,所选封堵器直径较造影测量直径大 1 ~ 2 mm (2)观察患者神志、心律、心率等情况,此过程易引起室性心律失常,应密切观察心电监护,并做好电除颤准备

续表 3-1-8

手术步骤	护理配合
9. 建立动静脉轨道	(1) 通常应用剪切的 PIG 导管作为过隔导管。经主动脉逆行至左心室,在导引导丝帮助下,导管头端经 VSD 进入右心室,将 260 cm 长的 0.035 inch 超滑导丝/交换导丝经导管插入右心室并推送至肺动脉/上腔静脉,再由股静脉送入圈套器将导丝拉出体外,建立股静脉–右心房–右心室–VSD–左心室–主动脉–股动脉轨道 (2) 术中密切关注患者精神状态,主动询问清醒患者是否有不适,密切观察心电、血压、血氧饱和度,异常情况及时处理并做好记录
10. 送入输送鞘	(1) 由股静脉端沿轨道送入合适的输送长鞘至右心房与过室间隔的导管相接(对吻),止血钳夹住导丝两端,牵拉 PIG 导管,同时推送输送长鞘及扩张管至主动脉弓部,缓缓后撤输送长鞘和内扩张管至主动脉瓣上方 (2) 从动脉侧推送导丝及过室间隔导管达左心室心尖部,缓慢回撤长鞘至主动脉瓣下,沿导引导丝顺势指向心尖。撤去导引导丝和扩张管 (3) 术中密切关注患者神志、精神状态,关注患者主诉,密切观察心电、血压、血氧饱和度情况,异常情况及时应对处理并做好记录
11. 评估选择封堵器	(1) 所选封堵器的直径较造影测量直径大 1~2 mm (2) 缺损距主动脉窦 2 mm 以上者,选用对称型封堵器 (3) 不足 2 mm 者,选用偏心型封堵器 (4) 囊袋型多出口且拟放置封堵器的缺损孔距离主动脉窦 4 mm 以上者选用细腰型封堵器
12. 释放封堵器	(1) 将封堵器与输送杆连接。经输送短鞘插入输送系统,将封堵器送达输送长鞘末端,在 TTE 导引下结合 X 线透视,将左盘释放,回撤输送长鞘,使左盘与室间隔相贴,确定位置良好后,封堵器腰部嵌入缺损处,后撤输送长鞘,释放右盘 (2) TTE 评价观察封堵器位置、有无分流和瓣膜反流,随后重复上述体位行左心室造影,确认封堵器位置及分流情况,并行升主动脉造影,观察有无主动脉瓣反流 (3) 对缺损较大、建立轨道相对困难者,可选用偏大输送长鞘 (4) 通过 X 线及 TTE 评价,显示封堵器位置良好,无明显对比剂分流后可释放封堵器,撤除输送鞘管与导管后压迫止血 (5) 严密观察病情变化,局麻患者应提前告知患者可能出现的不适症状,关心患者感受,观察有无发生烦躁不安、面色紫绀、皮肤黏膜出血、肉眼血尿等封堵器移位或脱落的症状。发现异常及时报告,遵医嘱予以处理,同时规范护理记录,完善材料登记
13. 效果评估	(1) 通过左室造影及升主动脉造影、心脏超声再次评估封堵器位置,无分流和瓣膜反流等,效果满意后结束手术 (2) 观察评价患者神志、生命体征、皮肤是否出现皮疹等过敏反应或其他并发症,异常情况及时报告并协助处理

续表 3-1-8

手术步骤	护理配合
14. 血管包扎	(1)术后协助医生根据穿刺部位,采取合适的止血及包扎方式 (2)观察患者生命体征、出入量、穿刺点、足背动脉搏动、肢体温度及皮肤等情况 (3)清醒患者嘱其保持术侧肢体伸直,避免弯曲,必要时予约束带制动,予相应术后健康宣教
15. 患者转运交接	(1)提前 15 min 电话通知病房做好准备(全麻患者) (2)转运准备:输液管道、尿管等在位顺畅。按需连接便携式心电监护仪、氧气袋、备用抢救盒等转运物品 (3)规范过床:锁定导管床和平车,使用过床易协助患者规范过床,保持管道顺畅,穿刺侧肢体保持伸直状态 (4)安全转运交接:由手术医生/麻醉医生(全麻患者)、配台护士、工友共同将介入手术患者安全转运至病房。途中关注患者病情、用药及管道安全,注意保暖及隐私保护;于床边行全面交接 (5)完善护理文书:护理记录单和交接单填写完整并签名。保证医疗、护理记录的客观性和一致性
16. 清洁消毒	(1)术后及时清点并清洁手术器械,等待供应室回收;布类敷料统一放置,等待洗衣房回收清洗;及时清理术区污染物品 (2)规范医疗废物分类处置并标明术间,对有血液传播疾病风险的敷料物品,需严格按医院感染管理隔离要求规范处理 (3)按照《医疗机构消毒技术规范》(WS/T 367—2012)要求进行手术室环境终末清洁消毒

【护理要点】

1. 术前全面综合评估 多维度评估患者手术史、用药史、过敏史、实验室检查、影像学检查、重要脏器功能检查及术前准备情况,全面了解患者病情,明确风险,做好全面预见性护理。

2. 重视手术安全宣教 让患者及家属多形式了解手术目的、流程、患儿全麻术前禁食禁饮时间(术前禁食 6 h、禁水 4 h)及手术相关注意事项(如患儿近期有上呼吸道感染者建议延迟手术、平卧于导管床上勿翻身防坠床、术中释放封堵器时勿咳嗽及用力呼吸、出现皮肤瘙痒应及时告知等)。

3. 严密术中病情观察 及时关注患者神志及生命体征变化,熟悉各类并发症(心包填塞、迷走神经反射、碘对比剂过敏等)处置应急预案,确保手术用品及仪器设备完好备用。出现并发症应及时配合手术团队应急处理。由于手术操作刺激心脏常易出现各种心律失常,一般无需特殊处理,停止刺激后将恢复。护士应及时发现并提醒术者。

4. 关注患者心理护理 术中主动关心安慰患者,倾听患者主诉,给予适时恰当的人文关怀以减轻患者焦虑,提升患者手术体验并减少手术不良反应发生。

5. 术中规范抗凝并定时监测 监测活化凝血酶原时间(ACT 值),保持 ACT 值 250~350 s,并根据手术时长及 ACT 值提醒术者追加肝素。

6. 术后规范转运安全 严密观察病情变化、用药、管道安全及动静脉穿刺点情况,注意保暖及隐私保护,做好床边交接班。

(温红梅　甘婉瑜　许娇阳)

第五节　经皮卵圆孔未闭介入封堵术护理配合

卵圆孔是房间隔中部的裂隙,胎儿期为维持全身血液循环,卵圆孔持续开放,出生后,随着左心房压力升高,卵圆孔发生功能性闭合,1 年内达到解剖性闭合。3 岁以上卵圆孔仍未关闭者称卵圆孔未闭(patent foramen ovale,PFO)。PFO 是成年人中最为常见的先天性心脏病之一,正常人群中 PFO 约 25%。近年来 PFO 与隐源性脑卒中、偏头痛等疾病相关性的研究成为热点。随着对 PFO 认识的深入,PFO 封堵治疗水平也在不断提高,卵圆孔未闭介入封堵术为目前 PFO 的主要治疗方式。

经皮卵圆孔未闭介入封堵术是采用介入的方式,经股静脉穿刺将封堵伞送入心房,固定在卵圆孔未闭处,阻断心房水平左向右分流,恢复正常血液循环途径。对于符合适应证的患者,可减少卒中、TIA 的再发率,缓解偏头痛等症状。近年来,介入封堵治疗 PFO 因创伤小、手术时间短、术后恢复快等优势已被广泛应用于临床。

【适应证】

根据常见先天性心脏病经皮介入治疗指南(2021 版)建议:

1. 适用年龄 16~60 岁。

2. 血栓栓塞性脑梗死伴 PFO 患者,未发现其他卒中发病机制。

3. CS(不明原因脑卒中)或 TIA(短暂性脑缺血发作)合并 PFO,具有 1 个或多个 PFO 的解剖学高危因素:房间隔膨出瘤、希阿里氏网、下腔静脉瓣>10 mm、大型 PFO(>4 mm)、长隧道型 PFO(长度≥8 mm),发泡试验显示中-大量右向左分流。

4. CS 或 TIA 合并 PFO,具有 1 个或多个临床高危因素:下肢深静脉血栓、反复肺栓塞、睡眠呼吸暂停等,发泡试验显示中-大量右向左分流。

5. PFO 伴发泡试验显示中-大量右向左分流,具有长期(1 年以上)先兆性偏头痛病史,经神经内科药物治疗无效或效果不佳,患者手术意愿强烈。

6. PFO 伴发泡试验显示中-大量右向左分流,具有体循环其他部位矛盾性栓塞临床症状及影像学证据,排除其他来源栓塞可能。

7. 合并 PFO 的特殊职业从业者(如潜水员、空乘人员、飞行员等)。

【术前准备】

1. 患者准备

(1)心理护理:从患者的言、行、精神等方面进行全面的心理评估,制订有效措施缓解紧张情绪。患儿术前可在家长陪同下采取多元化方式分散注意力,缓解紧张、焦虑情绪,如驾驶电动汽车、给予小玩具、讲绘本故事等。关心安慰患者,指导家属在等候区等待并实时关注手术信息。

(2)评估准备:①全麻患者评估禁食、禁水时间及出入量情况。②了解患者影像学及实验室检查报告,关注 PFO 大小和类型,实验室检查异常指标等,明确手术高危因素,做好预见性护理准备。③评估患者神志、生命体征、体重、过敏史、肢体活动、足背动脉搏动及双侧腹股沟备皮情况。评估患者皮肤,必要时予泡沫敷料保护双足跟及骶尾部。指导患者去除活动假牙、眼镜、项链、手表、戒指等物品。评估术前用药情况并保持静脉通路顺畅。④导管床床上放置体表加温毯,按需调节温度(38~42 ℃)。患者取平卧位,酌情使用铅防护用品。予心电监护,监测血压、指脉氧饱和度等。

2. 环境准备　术间环境安全,屏蔽设施完好,层流空调/空气消毒机正常运行,规范清洁消毒,环境符合使用标准。合理安排术间布局。

3. 用物准备　①物品:介入手术包、血管鞘(5F/6F)、导丝(260 cm J 型、260 cm 超滑)、导管

(5F/6F MPA)、三联三通、压力传感器、注射器若干、PFO 封堵器及输送系统等。②药品:生理盐水、肝素、利多卡因,备用地塞米松、肾上腺素、多巴胺、阿托品、鱼精蛋白等药品。③仪器:DSA、血流动力学监护系统、麻醉机、超声机、ACT 仪、注射泵,备用除颤仪、简易呼吸气囊、临时起搏器、加压输液袋等急救设备。

【手术步骤及护理配合】

见表 3-1-9。

表 3-1-9　经皮卵圆孔未闭介入封堵术步骤及护理配合

手术步骤		护理配合
1. 安全核查		手术医生、护士、麻醉医生(全麻患者)共同核对患者姓名、性别、科室、床号、住院号、手术种类、入路、同意书签署情况,并共同在介入手术安全核查单上签名
2. 消毒体位安置		协助患者取舒适平卧位,双下肢分开并外展,暴露双侧腹股沟消毒区域,关注患者保暖与隐私保护,安慰关心患者
3. 麻醉	全身麻醉	协助麻醉医生建立中心静脉导管、桡动脉压力监测
	局部麻醉	提前告知患者局部麻醉时有针刺痛感,尽量让患者放松,避免因过度紧张引起血管痉挛等
4. 手术台铺设		规范无菌操作,配台护士面向手术台,按照无菌技术操作原则,打开介入手术包,规范铺置无菌器械台,并将手术耗材分类有序放置器械台上
5. 消毒铺巾		(1)准备 37 ℃消毒液,消毒双侧腹股沟区域,协助铺巾建立无菌区域 (2)协助医生穿手术衣、戴手套 (3)套无菌机罩和铅屏套,避免跨越或接触无菌区域 (4)连接测压系统并准确校对零点
6. 穿刺置管		(1)穿刺一侧股静脉,放置鞘管。关注穿刺过程,如出现穿刺部位渗血、血肿,应先行压迫 (2)按照患者体重(70 ~ 100 U/kg)完成全身肝素化。定时监测活化凝血酶原时间(ACT 值),保持 ACT 值 250 ~ 350 s,根据手术时长及 ACT 值提醒术者追加肝素
7. 右心导管检查		经静脉送入 MPA 导管,监测肺动脉压、肺小动脉压、右室动脉压、右房动脉压等
8. 建立静脉轨道		(1)将 MPA 导管经 PFO 处进入左心房和左上肺静脉,交换 260 cm J 型导丝置于左上肺静脉内 (2)严密观察患者心电监护及血氧饱和度,如有异常,及时处理
9. 送入输送鞘		(1)由股静脉端沿轨道送入合适的输送鞘管于左心房内或左上肺静脉开口处 (2)术中密切关注患者的神志、精神状态,关注局部麻醉患者主诉,密切观察心电、血压、血氧饱和度情况,异常情况及时处理并做好记录

续表 3-1-9

手术步骤	护理配合
10. 选择封堵器	根据卵圆孔类型及大小选择合适的 PFO 封堵器： (1)漏斗状 PFO(最常见)：PFO 右心房侧入口大于左心房侧出口,直径 2～4mm 用 Amplatzer25 mm 或 18/25 mm 封堵器(45%) (2)细小 PFO：PFO 直径小于 1 mm。用 Amplatzer25mm 或 18/25mm 或 Amplatzer18 mm 或 18/18 mm 封堵器(儿童) (3)长管状 PFO：PFO 长度≥10 mm,用 30/30 mm 或 25/35 mm 封堵器,因可能出现残余分流情况,注意术中 TEE 的观察 (4)房间隔膨出瘤合并 PFO：根据术前 TEE 测量瓦式动作后 PFO 左方侧开口大小,或术中 TEE 压鞘测量后选择 ASD 封堵器,30/30 mm 或 25/35 mm 封堵器 (5)巨大 PFO：PFO 直径大于 4 mm,合并房间隔膨出瘤用 ASD 封堵器 (6)复合病变型 PFO：5% 合并小 ASD,缺损近使用一个封堵器(过 PFO)、缺损远则需要双封堵器
11. 释放封堵器	(1)X 线和 TTE 监测下,沿输送系统将封堵器送至左心房,小心操作避免封堵器右房盘面缠入右房 Chiari 网或下腔静脉瓣 (2)左盘打开,牵拉钢缆保持张力,慢慢回撤鞘管,腰部恰好在卵圆孔中 (3)右盘打开,牵拉试验测试稳定性 (4)从封堵器上松解钢缆,释放封堵器,撤除输送长鞘及导管,压迫止血 (5)严密观察病情变化,局麻患者应提前告知患者可能出现的不适症状,关心患者感受,观察有无发生烦躁不安、面色紫绀、皮肤黏膜出血、肉眼血尿等封堵器移位或脱落的症状。发现异常及时报告并遵医嘱处理,同时规范护理记录,完善材料登记
12. 效果评估	(1)再次经 TTE 评估封堵器位置良好,无残余分流,效果满意后结束手术 (2)观察患者神志、生命体征等变化,异常情况及时报告并协助处理
13. 血管包扎	(1)协助医生根据穿刺部位,采取合适的压迫止血及包扎方式 (2)观察生命体征、皮肤、出入量、穿刺部位、肢体温度等 (3)清醒患者嘱其保持术侧肢体伸直,避免弯曲,必要时予约束带制动,做好术后健康宣教
14. 转运交接	(1)提前 15 min 电话通知病房做好准备(全麻患者) (2)转运准备：检查输液管道、尿管等在位顺畅。按需连接便携式心电监护仪、氧气袋、备用抢救盒等转运物品 (3)规范过床：锁定导管床和平车,使用过床易协助患者规范过床,保持管道顺畅,穿刺侧肢体保持伸直状态 (4)安全转运交接：由手术医生/麻醉医生(全麻患者)、配台护士、工友共同将介入手术患者安全转运至病房。途中关注患者病情、用药及管道安全,注意保暖及隐私保护;于床边行全面交接 (5)完善护理文书：护理记录单和交接单填写完整并签名。保证医疗、护理记录的连续性、客观性和一致性

续表 3-1-9

手术步骤	护理配合
15. 清洁消毒	(1)术后将布类敷料统一放置,等待回收清洗。及时清理术区污染物品 (2)规范医疗废物分类处置并标明术间,有血液传播疾病风险的敷料物品,需严格按医院感染管理隔离要求规范处理 (3)按照《医疗机构消毒技术规范》(WS/T 367—2012)要求进行手术室环境终末清洁消毒

【护理要点】

同 ASD 介入封堵术。

(温红梅　甘婉瑜　许娇阳)

第六节　经皮动脉导管未闭介入封堵术护理配合

动脉导管是胎儿时期肺动脉与主动脉间的正常血流通道。胎儿出生后,肺膨胀并承担气体交换功能,肺循环和体循环各司其职,导管可在数月内因废用而闭合,如 1 岁后仍持续不闭合,即为动脉导管未闭(patent ductus arteriosus,PDA),其可单独存在或与其他任何形式的先天性心脏病并存。PDA 是一种较常见的先天性心血管畸形,占先天性心脏病的 10% ~21%,女性约两倍于男性。早产儿发病率明显增加,体重<1 kg 发病率高达 80%。由于存在左向右分流,肺循环血流量增多,致使左心随之增大,分流量小者可无症状,中等分流量者常有乏力、劳累后心悸、胸闷、气喘等症状,大量分流者常伴有继发性严重肺动脉高压,导致右向左分流,多有青紫,且临床症状严重。

PDA 介入封堵术通过采用介入的方式将特殊装置送到动脉导管未闭部位,完成封堵。因其创伤小、疗效好、恢复快,已逐渐成为治疗 PDA 的首选方案。

【适应证】

根据常见先天性心脏病经皮介入治疗指南(2021 版)建议:

1. 体重≥4 kg,有左心室容量超负荷证据且解剖条件适合介入的 PDA 患者,无论有无症状,推荐首选介入封堵 PDA。

2. 心腔大小正常的左向右分流的小型 PDA,如果通过标准的听诊技术可闻及杂音,建议介入封堵 PDA。

【术前准备】

1. 患者准备

(1)心理护理:全面评估患者的言、行、精神,制订有效措施缓解紧张情绪。患儿术前可在家长陪同下采取多元化方式分散注意力,缓解紧张、焦虑情绪,如驾驶电动汽车、给予小玩具、讲绘本故事等。关心安慰患者,指导家属在等候区等待并实时关注手术信息。

(2)评估准备:①全麻患者评估禁食、禁水时间及出入量情况。②了解患者影像学及实验室检查报告,关注 PDA 缺损大小和类型,实验室检查异常指标等,明确手术高危因素,做好预见性护理准备。③评估患者神志、生命体征、体重、过敏史、肢体活动、足背动脉搏动及双侧腹股沟备皮情况。评估患者皮肤,必要时予泡沫敷料保护双足跟及骶尾部。指导患者去除活动假牙、眼镜、项链、手表、戒指等物品。评估术前用药情况并保持静脉通路顺畅。④导管床上放置体表加温毯,按需调节温度(38~42 ℃)。患者取平卧位,酌情使用铅防护用品。予心电监护,监测血压、指脉氧饱和度等。

2.环境准备　术间环境安全,屏蔽设施完好,层流空调/空气消毒机正常运行,规范清洁消毒,环境符合使用标准。合理安排术间布局。

3.用物准备　①物品:介入手术包、血管鞘(5F/6F)、导丝(260 cm J 型、260 cm 超滑)、导管(5F/6F MPA 导管,5F/6F PIG 导管)、三联三通、压力传感器、高压注射器、压力延长管、注射器若干、动脉血样采集器、PDA 封堵器及输送系统等。②药品:生理盐水、肝素、利多卡因、碘对比剂,备用地塞米松、肾上腺素、多巴胺、阿托品、鱼精蛋白等药品。③仪器:DSA、血流动力学监护系统、高压注射器、麻醉机、超声机、ACT 仪、注射泵,备用除颤仪、简易呼吸气囊、临时起搏器、加压输液袋等急救设备。

【手术步骤及护理配合】

见表3-1-10。

表 3-1-10　PDA 手术流程和护理配合

手术步骤		护理配合
1. 安全核查		手术医生、护士、麻醉医生(全麻患者)共同核对患者姓名、性别、科室、床号、住院号、手术种类、入路、同意书签署情况,并在介入手术安全核查单上签名
2. 消毒体位安置		协助患者取舒适平卧位,双手抱头,予抱头巾固定,防止手臂过度外展,双下肢分开并外展,暴露双侧腹股沟消毒区域,关注患者保暖与隐私保护,安慰关心患者
3. 麻醉	全身麻醉	协助麻醉医生建立中心静脉导管、桡动脉压力监测
	局部麻醉	告知患者局部麻醉时有针刺痛,尽量让患者放松,避免患者因过度紧张引起心率增快、血管痉挛等
4. 手术台铺设		规范无菌操作,配台护士面向手术台,按照无菌技术操作原则,打开介入手术包,规范铺置无菌器械台,并将手术耗材分类有序放置器械台上
5. 消毒铺巾		(1)准备 37 ℃消毒液,消毒双侧腹股沟区域,协助铺巾建立无菌区域 (2)协助医生穿手术衣,戴手套 (3)套无菌机罩和铅屏套,避免跨越或接触无菌区域 (4)连接测压系统并准确校对零点,连接高压注射器系统并排空延长管内的空气
6. 穿刺置管		(1)穿刺股动静脉,放置鞘管。关注穿刺过程,如出现穿刺部位渗血、血肿,应先行压迫 (2)按照体重(70~100 U/kg)完成全身肝素化。定时监测活化凝血酶原时间(ACT值),保持 ACT 值 250~350 s,并根据手术时长及 ACT 值提醒术者追加肝素
7. 右心导管检查		经股静脉送入 MPA 导管行右心导管检查:监测肺动脉压、肺小动脉压、右室动脉压、右房动脉压、主动脉压等,并采集血气标本
8. 主动脉弓降部造影		(1)经股动脉送入 PIG 导管进行主动脉弓降部造影,了解 PDA 形状及大小,测量肺动脉缺损大小、形态、分流情况,根据测量结果选择合适封堵器 (2)根据患者体重等设置高压注射碘对比剂的参数,协助配合造影 (3)严密观察患者神志、心电、心率、皮肤等情况,如有异常,及时处理

续表 3-1-10

手术步骤	护理配合
9. 建立动静脉轨道	(1)经股静脉送入 MPA 导管至肺动脉,通过 PDA 将 260 cm 加硬导丝送至降主动脉,保留导丝,撤出导管 (2)若 PDA 较细或异常不能通过时,可从股动脉侧应用右冠导管,送入超滑长导丝通过 PDA 至肺动脉或上腔静脉,再经股静脉侧送入抓捕器,抓取长导丝头端并拉出体外,建立股动脉-降主动脉-PDA-肺动脉-右心室-右心房-下腔静脉-股静脉轨道 (3)术中密切关注患者精神状态,应主动询问清醒患者是否不适,密切观察心电、血压、血氧饱和度,发现异常及时处理并做好记录
10. 送入输送系统	(1)经导管送入 260 cm 交换导丝至降主动脉后撤出 MPA 导管 (2)使用肝素盐水冲洗输送鞘管,保证输送鞘管通畅,无气体和血栓 (3)沿 260 cm 导丝送入相适应的输送鞘管至降主动脉后撤出内芯及交换导丝
11. 选择封堵器	直径较 PDA 最窄处内径大 3~6 mm 的蘑菇伞封堵器
12. 释放封堵器	(1)将封堵器与输送杆前端连接。从输送鞘管中送入封堵器至降主动脉,打开封堵器前端,将封堵器回撤至 PDA 主动脉侧,嵌在主动脉端,回撤输送鞘管,使封堵器腰部嵌在动脉导管内并出现明显腰征,观察 5~10 min (2)通过主动脉弓部造影,显示封堵器位置良好,无明显碘对比剂反流后可释放封堵器,撤除输送鞘管及导管后压迫止血 (3)严密观察患者病情变化,局麻患者应提前告知可能出现的不适症状,关心患者感受。观察有无发生烦躁不安,面色发绀,皮肤黏膜出血,肉眼血尿等封堵器移位或脱落的症状。发现异常及时报告并处理,同时规范护理记录,完善材料登记
13. 手术效果评估	(1)通过主动脉造影,再次评估封堵器位置,无残余分流/微量分流。效果满意后结束手术 (2)观察评价患者神志、生命体征、皮肤是否出现皮疹等过敏反应或其他并发症,异常情况及时报告并协助处理
14. 血管包扎	(1)协助医生根据穿刺部位,采取合适的止血及包扎方式 (2)观察生命体征、皮肤、出入量、穿刺点、足背动脉搏动、肢体温度等情况 (3)清醒患者嘱其保持术侧肢体伸直,避免弯曲,必要时予约束带制动,并做好术后健康宣教
15. 转运交接	(1)提前 15 min 电话通知病房/ICU/CCU 做好准备(全麻患者) (2)转运准备:检查中心静脉导管(全麻患者)、输液管道、尿管等在位顺畅。按需连接便携式心电监护仪、氧气袋、备用抢救盒等转运物品 (3)规范过床:锁定导管床和平车,使用过床易协助患者规范过床,保持管道顺畅,穿刺侧肢体保持伸直状态 (4)安全转运交接:由手术医生/麻醉医生(全麻患者)、配台护士、工友共同将介入手术患者安全转运至 ICU/CCU/病房。途中关注患者病情、用药及管道安全,注意保暖及隐私保护;床边行全面交接 (5)完善护理文书:护理记录单和交接单填写完整并签名。保证医疗、护理记录的客观性和一致性

续表 3-1-10

手术步骤	护理配合
16.清洁消毒	（1）术后及时清点并清洁手术器械,等待供应室回收;布类敷料统一放置,等待洗衣房回收清洗;及时清理术区污染物品 （2）规范医疗废物分类处置并标明术间,对有血液传播疾病风险的敷料物品,需严格按医院感染管理隔离要求规范处理 （3）按照《医疗机构消毒技术规范》（WS/T 367—2012）要求进行手术室环境终末清洁消毒

【护理要点】

同经皮房间隔缺损介入封堵术。

（温红梅　甘婉瑜　许娇阳）

第七节　经皮肺动脉瓣球囊成形术护理配合

肺动脉瓣狭窄（pulmonaryvalvestenosis,PVS）是一类常见的先天性心脏畸形,约占活产婴儿的0.5‰,且其发生率呈稳定上升的趋势。PVS 导致右心室持续性的高压会引起右心代偿性增大,心室壁增厚,最终发展为右心功能衰竭。

经皮肺动脉瓣球囊成形术（percutaneous balloon pulmonary valvuloplasty,PBPV）是利用球囊扩张的机械力量使粘连的肺动脉瓣叶交界处分离,以缓解瓣口狭窄程度。相较于外科开胸手术,因其创伤小、疗效确切而具有独特优势,自 1982 年首次出现后,PBPV 目前已成为肺动脉瓣狭窄的首选治疗方式。

【适应证】

根据常见先天性心脏病经皮介入治疗指南（2021 版）建议:

1. 超声或心导管测量肺动脉瓣跨瓣峰值压差≥40 mmHg 或合并右心功能不全表现的 PVS（肺动脉瓣狭窄）。

2. 依赖动脉导管开放的重症新生儿 PVS。

3. 符合上述球囊成形术指征的瓣膜发育不良型 PVS。

4. 室间隔完整的肺动脉瓣闭锁,如果解剖合适且排除右心室依赖性冠状动脉循环,可进行瓣膜打孔球囊成形术。

5. 婴幼儿复杂 CHD 伴 PVS,暂不能进行根治术时,可采用球囊成形术进行姑息治疗。

【术前准备】

1. 患者准备

（1）心理护理:从患者的言、行、精神等方面进行全面的心理评估,制订有效措施缓解紧张情绪。患儿术前可在家长陪同下采取多元化方式分散注意力,缓解紧张、焦虑情绪,如驾驶电动汽车、给予小玩具、讲绘本故事等。关心安慰患者,指导家属在等候区等待并实时关注手术信息。

（2）评估准备:①全麻患者评估禁食、禁水时间及出入量情况。②了解患者影像学及实验室检查报告,关注肺动脉瓣狭窄的程度、右心室及肺动脉的跨瓣压差值,实验室检查异常指标等,明确手术高危因素,做好预见性护理准备。③评估患者神志、生命体征、体重、过敏史、肢体活动、足背动脉搏动及双侧腹股沟备皮情况。评估患者皮肤,必要时予泡沫敷料保护双足跟及骶尾部。指导患者去除活动假牙、眼镜、项链、手表、戒指等物品。评估术前用药情况并保持静脉通路顺畅。④导管床上放置体表加温毯,按需调节温度(38 ~ 42 ℃)。患者取平卧位,酌情使用铅防护用品。予心电监护,监测血压、指脉氧饱和度等。

2. 环境准备　术间环境安全,屏蔽设施完好,层流空调/空气消毒机正常运行,规范清洁消毒,环境符合使用标准。合理安排术间布局。

3. 用物准备　①物品:介入手术包、血管鞘(5F/6F)、导丝(260 cm J 型、260 cm 超滑)、导管(5F/6F MPA)、三联三通、压力传感器、高压注射器、压力延长管、注射器若干、动脉血样采集器、肺动脉球囊导管(各型号)等。②药品:生理盐水、肝素、利多卡因、碘对比剂,备用地塞米松、肾上腺素、多巴胺、阿托品、鱼精蛋白等药品。③仪器:DSA、血流动力学监护系统、高压注射器、麻醉机、超声机、ACT 仪、注射泵,备用除颤仪、简易呼吸气囊、临时起搏器、加压输液袋等急救设备。

【手术步骤及护理配合】

见表 3-1-11。

表 3-1-11　PBPV 手术步骤及护理配合

手术步骤		护理配合
1. 安全核查		手术医生、护士、麻醉医生(全麻患者)共同核对患者姓名、性别、科室、床号、住院号、手术种类、入路、同意书签署情况,并共同在介入手术安全核查单上签名
2. 消毒体位安置		(1)协助患者取舒适平卧位,双下肢分开并外展,暴露双侧腹股沟消毒区域,关注患者保暖与隐私保护,安慰关心患者 (2)协助婴幼儿双手抱头,并用抱头巾固定。保持患儿体位舒适,防止坠床
3. 麻醉	全身麻醉	协助麻醉医生建立中心静脉导管、桡动脉压力监测
	局部麻醉	(1)成人及配合操作的大龄儿童可选用局部麻醉 (2)告知患者局部麻醉时有针刺痛,尽量让患者放松,避免患者出现过度紧张引起心率增快、血管痉挛等
4. 手术台铺设		规范无菌操作,配台护士面向手术台,按照无菌技术操作原则,打开介入手术包,规范铺置无菌器械台,并将手术耗材分类有序放置器械台上
5. 消毒铺巾		(1)准备 37 ℃消毒液,消毒双侧腹股沟区域,协助铺巾建立无菌区域 (2)协助医生穿手术衣,戴手套 (3)套无菌机罩和铅屏蔽,避免跨越或接触无菌区域 (4)连接测压系统并准确校对零点,连接高压注射器系统并排空压力延长管内的空气
6. 穿刺置管		(1)穿刺一侧股静脉,放置鞘管 (2)按照患者体重(70 ~ 100 U/kg)完成全身肝素化。定时监测活化凝血时间(ACT 值),保持 ACT 值 250 ~ 350 s,并根据手术时长提醒术者追加肝素 (3)严密观察和记录血压、心率及穿刺部位等的情况,如局部有渗血、皮下血肿,应及时报告医生并协助处理

续表 3-1-11

手术步骤	护理配合
7. 右心导管检查	(1)经右侧股静脉鞘管送入 5F/6F MPA2 导管至右房,调整右心导管方向,使其头端对着三尖瓣口,自右心导管内送入超滑导丝至右室,导丝随血流方向多可顺利进入肺动脉,固定导丝顺势将右心导管送至肺动脉内 (2)常规用右心导管测量肺动脉压、右心室压并记录肺动脉至右心室连续测压结果,了解压差大小及有无压力移行区(漏斗部狭窄)并计算跨瓣压差 (3)严密观察心电、血压、血氧饱和度等,并记录测压值
8. 右心室造影	(1)经右股静脉送入 5F/6F PIG 导管(婴幼儿可用 Berman 漂浮球囊导管)行右心室造影 (2)明确肺动脉、瓣环及瓣叶发育情况,以判断是否合并继发性右心室流出道狭窄,确定 PS 的类型,通过再循环观察有无合并房间隔缺损、室间隔缺损或动脉导管未闭等其他畸形 (3)观察患者神志、生命体征、皮肤是否出现皮疹等过敏反应或出现其他并发症,发现异常,及时报告并协助处理
9. 球囊扩张	(1)更换 260 cm 交换导丝,固定于左下肺动脉远端,撤出右心导管 (2)沿导丝推送 BALT 球囊至肺动脉瓣处,一般选用球囊直径为肺动脉瓣瓣环直径的 1.2～1.4 倍。球囊送至肺动脉瓣环后,可先预充球囊,并调整球囊位置,使球囊中部位于肺动脉瓣处。固定球囊及导丝,快速充盈球囊 5～10 s,快速吸瘪球囊,可扩张数次,每次间隔 3～5 min,直到效果满意 (3)术中严密观察心电、血压、心率及心律等的情况,如出现心律失常,应予以及时处理,同时规范护理记录,完善材料登记
10. 手术效果评估	(1)重复右室造影明确疗效:扩张前可见腰征明显,扩张后可见腰征基本消失 (2)经胸超声心动图及右心导管再次测压,测量肺动脉瓣跨瓣压差(PG),若 PG 仍>40 mmHg,则增加球囊直径后再次进行扩张,结果满意后退出球囊,撤出右心导管、导丝及穿刺鞘 (3)肺动脉瓣跨瓣压差下降至 25 mmHg 以下或较术前下降>50% 为效果满意 (4)听诊肺动脉瓣区收缩期杂音明显减轻或消失 (5)观察评价患者神志、生命体征、皮肤是否出现皮疹等过敏反应或出现其他并发症,异常情况及时报告并协助处理
11. 术毕包扎	(1)术后协助医生根据穿刺部位,采取合适的包扎方式 (2)检查穿刺点、肢体温度、皮肤、生命体征、出入量等情况 (3)清醒患者嘱其保持术侧肢体伸直,避免弯曲,必要时予约束带制动,并做相应的健康宣教

续表 3-1-11

手术步骤	护理配合
12. 患者转运	(1)提前15 min电话通知病房做好准备(全麻患者) (2)转运准备:输液管道、尿管等在位顺畅。按需连接便携式心电监护仪、氧气袋、备用抢救盒等转运物品 (3)规范过床:锁定导管床和平车,使用过床易协助患者规范过床,保持管道顺畅,穿刺侧肢体保持伸直状态 (4)安全转运交接:由手术医生/麻醉医生(全麻患者)、配台护士、工友共同将介入手术患者安全转运至病房。途中关注患者病情、用药及管道安全,注意保暖及隐私保护;于床边行全面交接 (5)完善护理文书:护理记录单和交接单填写完整并签名。保证医疗、护理记录的连续性、客观性和一致性
13. 清洁消毒	(1)术后及时清点并清洁手术器械,等待回收消毒;布类敷料统一放置,等待回收清洗;及时清理术区污染物品 (2)规范医疗废物分类处置并标明术间,有血液传播疾病风险的敷料物品,需严格按医院感染管理隔离要求规范处理 (3)按照《医疗机构消毒技术规范》(WS/T 367—2012)要求进行手术室环境终末清洁消毒

【护理要点】

1. 术前全面综合评估。多维度评估患者手术史、用药史、过敏史、实验室检查、影像学检查、重要脏器功能检查及术前准备情况,全面了解患者病情,明确存在的风险,做好全面预见性护理。

2. 重视手术安全宣教。让患者及家属多形式了解手术目的、流程、患儿全麻术前禁食禁饮时间(术前禁食6 h、禁水4 h)及手术相关注意事项(如患儿近期有上呼吸道感染者建议延迟手术、平卧于导管床上勿翻身防坠床)。

3. 严密术中病情观察。及时关注患者神志及生命体征变化,熟悉各类并发症(心包填塞、肺动脉瓣环撕裂、心脏破裂、右心室撕裂及迷走反射等)处置应急预案,并确保手术用品及仪器设备完好备用。出现并发症应及时配合手术团队应急处理。扩张术中可出现一过性高度房室传导阻滞或快速性心律失常;同时,由于球囊堵塞右心室流出道可能引起血压下降、心动过缓、缺氧等,一旦球囊吸瘪,上述反应即消失;球囊扩张时间过长或过频易引起呼吸暂停。护士应密切观察,若上述反应长时间未恢复,应立即报告并做好应急处理。

4. 关注患者心理护理。术中主动关心安慰患者,倾听患者主诉,给予适时恰当的人文关怀以减轻患者焦虑情绪,提升患者手术体验并减少手术不良反应发生。

5. 术中规范抗凝。遵医嘱规范使用肝素并定时监测活化凝血酶原时间(ACT值),保持ACT值250～350 s,并根据手术时长及ACT值提醒术者追加肝素。

6. 术后规范转运安全并严格床边交接班。

(温红梅　甘婉瑜　许娇阳)

第八节 经导管二尖瓣介入治疗护理配合

二尖瓣位于左心房与左心室之间,由瓣环、瓣叶、腱索和乳头肌等共同构成的一组功能解剖结构复杂的装置。它与左心室腔大小和功能密切相关,保证血液循环由左心房向左心室方向流动并通过一定的流量。其中任何一个结构出现异常都会导致瓣膜功能障碍,即狭窄或关闭不全,或二者同时存在。药物治疗可以缓解相应症状,但不能阻止病程进展。外科手术瓣膜修复或置换是治疗二尖瓣反流(mitral regurgitation,MR)的首选方案。但因部分患者年龄大、手术风险高、合并症多等无法进行外科手术治疗,5 年内死亡率高达 50%。因此,经导管介入治疗对于手术高风险或不宜外科手术的患者是可选择的替代治疗。经导管二尖瓣介入治疗为近年兴起的新技术新方法。目前主要包括:经导管二尖瓣缘对缘修复术、经导管二尖瓣环成形术、二尖瓣人工腱索植入及经导管二尖瓣置换术。本节简要介绍技术相对成熟的经导管二尖瓣缘对缘修复术和经导管二尖瓣置换术(生物瓣衰败瓣中瓣技术)。

一、经导管二尖瓣缘对缘修复术

经导管二尖瓣缘对缘修复术(transcatheter edge-to-edge repair,TEER)是指经股静脉(或心尖)为手术入径,穿刺房间隔,进入左心房及左心室,在三维超声及 X 线引导下,根据"缘对缘缝合"技术,采用二尖瓣夹合装置,夹持二尖瓣前、后叶中部并使之接合,使二尖瓣在收缩期由单孔变成双孔,从而减少二尖瓣瓣口有效面积以减轻反流程度。TEER 技术因创伤小、恢复快,已经成为治疗二尖瓣反流的一种新选择。它是一项基于外科二尖瓣修复术的理念,于 1998 年首次被提出,2003 年首次应用于人体。缘对缘修复术作为二尖瓣反流介入治疗中发展时间最长,研究数据最多,证据最充分的一项技术,循证医学已经充分证实其治疗的安全性与有效性。2020 年美国 ACC/AHA《2020版心脏瓣膜病管理指南》已将 TEER 技术推荐用于外科手术高危、解剖合适、预期寿命>1 年、重度的MR 患者,且推荐级别由 Ⅱb 升至 Ⅱa。

【适应证】

1. 原发性 MR 患者需同时满足以下几点:①MR 中重度及以上;②有临床症状,或无临床症状但左心室射血分数(LVEF)≤60% 或左心室收缩末期内径(LVESD)≥40 mm;③外科手术高危或无法行外科手术,且术前需经心脏团队充分评估;④预期寿命>1 年;⑤解剖结构适合行 TEER。

2. 继发性 MR 患者需同时满足以下几点:①中重度及以上 MR;②经优化药物治疗或心脏再同步化治疗(CRT)等器械辅助治疗仍有心力衰竭症状[纽约心脏协会(NYHA)心功能Ⅲ/Ⅳ级];③超声心动图测得 LVEF 为 20% ~ 50%,LVESD ≤ 70 mm;④肺动脉收缩压 ≤ 70 mmHg(1 mmHg = 0.133 kPa);⑤预期寿命>1 年;⑥解剖结构适合行 TEER。

【术前准备】

1. 患者准备

(1)心理护理:从患者的言、行、精神等方面进行全面的心理评估,制订有效措施缓解紧张情绪。指导家属在等候区等待并实时关注手术信息。

(2)评估准备:①了解患者二尖瓣的超声影像学特点、反流情况、心室射血分数(EF)及实验室检查异常指标等,明确手术高危因素,做好预见性准备。②评估患者术前禁水 2 h,禁食 8 h。麻醉后予导尿。③评估患者神志、生命体征、体重、过敏史、肢体活动、足背动脉搏动及双侧腹股沟备皮情况。指导患者去除活动假牙、眼镜、项链、手表、戒指等金属物品。评估患者皮肤,酌情予泡沫敷料保护双足跟及骶尾部。保持静脉通路顺畅,予术前 30 min 静脉滴注抗生素。④导管床上放置体表加温毯,按需调节温度(38~42 ℃)。患者取平卧位,予保暖及隐私保护,酌情使用铅防护用品。

2. 环境准备　首选复合手术间,环境安全,屏蔽设施完好,层流空调正常运行,规范清洁消毒,环境符合使用标准。根据手术入路合理安排术间布局和人员站位。

3. 用物准备　①物品:介入手术包、血管鞘(按需,不同型号 1~2 个)、静脉扩张鞘、0.035 inch 超硬导丝、房间隔穿刺针、房间隔穿刺鞘、压力传感器、注射器若干、可调弯导引鞘管、瓣膜夹及输送系统、稳定器、支撑板、平台,以及止血钳、持针器、剪刀、卵圆钳等。②药品:碘对比剂、肝素、鱼精蛋白,备用地塞米松、肾上腺素、多巴胺、阿托品等急救药品。③仪器:DSA、血流动力学监护系统、临时起搏器、麻醉机、喉镜、超声机、ACT 仪、注射泵、加压输液袋,备用电刀装置、IABP 仪、除颤仪、简易呼吸气囊等急救设备。保持仪器设备完好备用。

【手术步骤及护理配合】

见表 3-1-12。

表 3-1-12　TEER 手术步骤及护理配合(以 Mitraclip 为例)

手术步骤	护理配合
1. 安全核查	手术医生、护士、麻醉医生共同核对患者姓名、性别、科室、床号、住院号、手术种类、入路、同意书签署及特殊病情等,并在介入手术安全核查单上签名确认
2. 患者体位安置	(1)协助患者取舒适平卧位,双下肢分开并外展,暴露双侧腹股沟消毒区域 (2)正确连接心电监护,张贴除颤电极贴片、电刀负极板 (3)放置支撑板于导管床上患者双下肢部位,平台放置于患者入路侧肢体上方,平台前缘距离胸骨柄 80 cm(予标尺精确测量后摆放)。调整平台呈前低后高位,保证平面高于患者头部 (4)安慰关心患者,动作轻柔,关注保暖及保护隐私
3. 协助全身麻醉	(1)协助麻醉医生建立中心静脉导管、桡动脉压力监测;食道超声探头到位 (2)予测温导尿管留置导尿,保持通畅并妥善固定
4. 器械台铺设	(1)介入器械台:护士面向器械台,按无菌操作技术打开介入手术包,规范铺设无菌器械台。手术耗材有序放置器械台上 (2)器械准备台:严格无菌操作规范备用不锈钢碗(3 个)+1 000 mL 肝素盐水(1 U/mL)、持针器、止血钳、剪刀、三通开关(5 个)、输液器(2 套)、50 mL 螺口注射器(2 个)
5. 消毒铺巾	(1)准备 37 ℃消毒液,消毒患者脐部至双侧腹股沟与膝关节之间下 1/3 处皮肤,必要时消毒胸部区域,协助铺巾建立无菌区域 (2)协助医生穿手术衣,戴手套 (3)套无菌机罩和铅屏套,避免跨越或接触无菌区域
6. 血管入路建立	穿刺一侧股静脉,放置鞘管。置管后注入肝素 2 000 U,记录肝素用量与时间。定时观察并记录血压、心率及穿刺部位等情况,如局部出现渗血、皮下血肿,应及时报告医生并协助处理
7. 穿刺房间隔	(1)经股静脉在食道超声及 X 线引导下行房间隔穿刺,选择合适的房间隔穿刺点(距二尖瓣 4.0~4.5 cm),确认穿刺成功后保留 J 型钢丝于左上肺静脉 (2)按照患者体重(70~100 U/kg)完成全身肝素化。定时监测活化凝血酶原时间(ACT 值),保持术中 ACT 值 250~350 s (3)测量并记录左房压力

续表 3-1-12

手术步骤	护理配合
8. Mitraclip 器械系统准备：排气及功能测试	器械排气功能测试： (1)核实型号并开启导引鞘管与瓣膜夹输送系统至器械准备台 (2)准备输液架,配置肝素生理盐水(1 U/mL)2 袋,排气并予 200~300 mmHg 压力持续加压,输液器分别与导引导管、瓣膜夹输送系统相连接,予加压冲洗排气 (3)仔细检查并测试,确保调弯导引鞘管与瓣膜夹输送系统外观完好、性能正常 (4)术中严密观察并保持两路肝素生理盐水持续滴速(1 滴/1~2 s)
9. 导引导管进入左房	将 superstiff 导丝置入左上肺静脉,扩张股静脉后沿 superstiff 推送 MiraClip 导引鞘管至左房(延伸 2~3 cm)
10. 瓣膜夹及输送系统(CDS 系统)调整定位至左室	(1)在 superstiff 指引下将瓣膜夹输送系统送至左心房,食道超声引导下,推送 Mitralclip 系统至二尖瓣左房面,远端置于瓣叶上方>1 cm (2)食道超声引导下调整定位(二尖瓣钳夹置于瓣膜中央 A2P2 区;弹道轴向垂直二尖瓣平面) (3)超声确认,钳夹再测试后关闭至 60°推送至二尖瓣左室面(瓣膜下方 2 cm)
11. 夹持瓣叶并释放	(1)在食道超声引导下,捕捉并夹持二尖瓣前、后叶中部,使二尖瓣在收缩期由大的单孔变成小的双孔 (2)食道超声确认二尖瓣前后叶夹持有效长度、反流情况及跨瓣压差。效果满意后释放钳夹 (3)严密观察患者生命体征变化,观察有无心包填塞、气体栓塞、瓣叶撕裂损伤、二尖瓣狭窄等并发症。发现病情变化应及时报告,并遵医嘱配合麻醉医生及时处置 (4)定时监测 ACT 值,严密观察并记录出入量,术中保持静脉通路、尿管等顺畅 (5)规范护理文书记录,完善手术材料登记
12. 效果评价血管包扎	(1)经食道超声再次确认有效夹持长度、二尖瓣反流、跨瓣压差等,效果满意后退出导引鞘管 (2)拔除鞘管。使用 8 字缝合法或血管缝合器缝合股静脉,协助包扎穿刺点 (3)观察患者生命体征、出入量、足背动脉搏动、肢温情况,检查穿刺点有无出血和血肿
13. 转运交接	(1)提前 15 min 电话通知 ICU 做好准备 (2)转运准备:检查气管插管、中心静脉、输液管道、尿管等在位顺畅。按需连接便携式心电监护仪(含有创动脉压、氧饱和度监测等)。按需备用氧气袋、抢救盒等转运物品 (3)规范过床:锁定导管床和平车,使用过床易协助患者过床,保持管道顺畅,穿刺侧肢体伸直状态 (4)安全转运交接:由手术/麻醉医生、配台护士、工友共同将介入手术患者安全转运至ICU。途中关注患者病情、用药及管道安全、注意保暖及隐私保护;于床边行全面交接 (5)完善护理文书:护理记录单和交接单填写完整并签名。保证护理、麻醉及医疗记录的连续性、客观性和一致性
14. 清洁消毒	(1)术后及时清点清洁手术用具及器械。平台和支撑板予消毒液擦拭消毒晾干备用;稳定器清洁后送供应中心高压灭菌备用;布类回收清洗消毒 (2)规范术间医疗废物标识及分类处置,有血液传播疾病风险的敷料物品,需严格按医院感染管理隔离要求规范处理 (3)按照《医疗机构消毒技术规范》(WS/T 367—2012)要求进行手术室环境终末清洁消毒

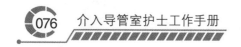

【护理要点】

1. 术前全面综合评估　多维度评估患者手术史、用药史、过敏史、实验室检查、影像学检查、重要脏器功能检查,全面了解患者病情及基础情况,明确患者可能存在的高风险因素,做好预见性准备。

2. 重视手术安全宣教　让患者及家属多元化多形式了解 TEER 手术目的、手术过程、麻醉配合、术前禁食、禁饮时间(术前需禁食 8 h、禁水 2 h),以及手术注意事项等。

3. 合理安排术间布局　推荐在心导管室或杂交手术室进行,符合外科无菌环境,温度 22 ～ 24 ℃,湿度 50% ～70% 。结合手术入路,合理安排手术设备、耗材布局和人员站位。

4. 手术必备器具:支撑板、平台、稳定器,用于固定并放置瓣膜夹和输送系统。确保放置位置合理、不移位,确保手术安全。

5. 并发症观察护理　严密监护患者病情,出现并发症时应配合手术团队及时有效处置。常见并发症包括:①出血及血管并发症。②夹合器单叶脱位(简称 SLDA):避免 SLDA 最重要的方法是术中精确的超声评估,尤其在夹合器捕捉瓣叶中及捕捉后,应确保瓣叶位置良好并夹合足够长度。③夹合器脱落造成栓塞通常发生在夹合器释放过程中,发生后往往需外科开胸手术取出。④夹合器血栓形成:由于夹合器是异物,因此应规范围手术期的抗栓治疗。长期抗凝者建议术前 3 d 停用维生素 K 拮抗剂(华法林),保持 INR 小于 1.7。术前 12 h 停用低分子量肝素。手术当日停用非维生素 K 拮抗剂口服抗凝药。术中规范肝素使用并保持 ACT 值 250 ～300 s。术后有抗凝指征者继续抗凝,无指征者建议予阿司匹林联合氯吡格雷双抗治疗 1～3 个月,再终生单抗治疗。⑤二尖瓣瓣叶损伤:包括瓣叶撕裂、穿孔及腱索断裂等。可导致二尖瓣反流量增加,一旦发生需及时干预,多数需外科手术。⑥二尖瓣狭窄:术中释放夹合器前,需仔细评估二尖瓣反流量及狭窄程度。如二尖瓣平均跨瓣压差>5mmHg,且术前二尖瓣瓣口面积≤4.0 cm^2,则建议停止夹合器置入。⑦其他并发症:心内膜炎、气体栓塞、急性肾功能不全及心包填塞等,应及时发现尽早处理。

6. 规范患者转运安全　医护人员应严密观察病情变化、用药及管道安全、注意保暖及隐私保护,做好床边交接班。

二、经导管二尖瓣置换术（生物瓣衰败瓣中瓣技术）

外科瓣膜置换术是二尖瓣疾病的标准治疗方法。但人工生物瓣膜衰败退化是目前存在的最主要问题。瓣膜退化可导致严重瓣膜狭窄或反流,常需再次手术置换瓣膜。但超过一半的高龄、高危患者无法耐受手术治疗。2009 年首次报告了使用瓣中瓣技术治疗二尖瓣生物瓣衰败。2020 年 ACC/AHA 瓣膜病管理指南推荐经导管二尖瓣置换瓣中瓣技术作为高风险患者的替代方案。

经导管二尖瓣置换术(transcatheter mitral valve replacement, TMVR)是指将人工瓣膜在体外压缩、装载至输送系统,再沿着血管路径或经心尖途径送达二尖瓣瓣环处以替代病变瓣膜的一种介入手术。TMVR 包括瓣中瓣、环中瓣、自体环中瓣和自体瓣中瓣手术。瓣中瓣技术因人工瓣环能起到径向支撑作用,使用经导管主动脉瓣置换术所用人工瓣膜即可完成 TMVR,技术相对较成熟。

【适应证】

适用于外科手术高危或不可再次进行外科手术的严重有症状生物瓣衰败狭窄的患者,推荐在瓣膜团队评估后进行经导管瓣中瓣治疗。

【术前准备】

1. 患者准备　同经导管二尖瓣缘对缘修复术。

2. 环境准备　同经导管二尖瓣缘对缘修复术。

3.用物准备　①物品:介入手术包、血管鞘(按需,不同型号 3~4 个)、导丝(150 cm/260 cm J 型、超硬、左房导丝)、导管(PIG、JR)、房间隔穿刺针、房间隔穿刺鞘、Angilis 鞘、压力传感器、临时起搏电极、高压注射器、延长管、三联三通、指环注射器、注射器若干、球囊、瓣膜输送系统、瓣膜等。②药品:碘对比剂、肝素、冰生理盐水、鱼精蛋白、备用地塞米松、肾上腺素、多巴胺、阿托品等急救药品。③仪器:DSA、血流动力学监护系统、临时起搏器、麻醉机、喉镜、超声机、ACT 仪、注射泵、加压输液袋,备用电刀、IABP 仪、除颤仪、简易呼吸气囊等设备。保持仪器设备完好备用。

【手术步骤及护理配合】

见表 3-1-13。

表 3-1-13　经导管二尖瓣置换术(瓣中瓣技术)步骤及护理配合(以股静脉入路使用 Sapien3 为例)

手术步骤	护理配合
1.安全核查	手术医生、护士、麻醉医生共同核对患者姓名、性别、科室、床号、住院号、手术种类、入路、同意书签署及特殊病情,并在介入手术安全核查单上签名确认
2.患者体位安置	(1)协助患者取舒适平卧位,双下肢分开并外展,暴露双侧腹股沟消毒区域 (2)安慰关心患者,动作轻柔,关注保暖及保护隐私
3.协助全身麻醉	(1)协助麻醉医生建立中心静脉导管、动脉压力监测,置食道超声探头 (2)予留置导尿,保持通畅并妥善固定
4.手术台铺设	(1)手术器械台:护士面向器械台开台,按无菌操作技术打开心血管介入手术包,规范铺置无菌器械台,将手术使用耗材有序放置器械台上 (2)瓣膜装载台:严格无菌操作,规范开启瓣膜手术器械包,按需备用肝素生理盐水及冷冻生理盐水
5.消毒铺巾	(1)准备 37 ℃ 的消毒液,消毒患者双侧腹股沟区域,协助铺巾建立无菌区域 (2)协助医生穿手术衣,戴手套 (3)套机罩和铅屏套,避免跨越或接触无菌区域
6.建立血管入路	(1)穿刺颈内/股静脉,置入血管鞘,植入临时起搏电极于右室心尖部,测试备用 (2)穿刺一侧股静脉放置鞘管。予肝素 2 000 U 注入,记录肝素用量时间。观察记录血压、心率及穿刺部位情况,如局部有渗血、皮下血肿,应及时报告并协助处理
7.穿刺房间隔,测量左房压	(1)经股静脉在食道超声及 X 线引导下行房间隔穿刺,选择合适的房间隔穿刺点,造影确认穿刺成功后保留 J 型钢丝于左上肺静脉。穿刺困难时可使用电刀辅助完成房间隔穿刺 (2)按照患者体重(70~100 U/kg)完成全身肝素化。定时监测活化凝血酶原时间(ACT 值),保持 ACT 值 250~350 s。测量并记录左房压力
8.瓣膜装载	(1)协助并指导技术支持人员规范完成外科手消毒、穿手术衣及戴手套,规范无菌操作 (2)确认核对并开启瓣膜输送系统、瓣膜、导引鞘管等至瓣膜器械台 (3)使用前仔细检查,确保性能完好,装载 Sapien 3 瓣膜前应在肝素生理盐水盆中反复搅动,取出瓣膜压缩预置,再将瓣膜推入载入器,确认瓣膜装载方向正确

续表 3-1-13

手术步骤	护理配合
9.建立瓣膜输送轨道、房间隔扩张、释放瓣膜	(1)经右股静脉交换 Angilis 鞘送入左房,予 260 J 型钢丝通过原二尖瓣生物瓣口至左室,交换 PIG 导管至左室,随后送入超硬钢丝于左室,撤出 PIG 导管及 Angilis 鞘,送入输送系统导引鞘 (2)必要时推送球囊充分扩张房间隔穿刺部位 (3)退出球囊,送入瓣膜并参照原瓣膜位置进行定位调整 (4)确认瓣膜位置合适(推荐瓣膜支架心房侧:心室侧为 0∶10 或 2∶8),予 80 次/min 起搏右室,瓣膜球囊完全充盈后保持 5 s,待球囊回缩后,停止起搏,退出瓣膜输送系统
10.效果评价、血管缝合包扎	(1)即刻通过食道超声评估跨瓣压,左室造影评估瓣周漏情况,有无左室流出道梗阻。确认手术效果后,拔除临时起搏电极 (2)拔除静脉鞘管。8 字缝合法缝合股静脉,协助包扎处置穿刺点 (3)评估患者生命体征、出入量情况,检查穿刺点无出血、血肿和肢温情况
11.转运交接	(1)提前 15 min 电话通知病房做好准备 (2)转运准备:检查输液管道、尿管等在位顺畅。按需连接便携式心电监护仪(含有创动脉压、氧饱和度监测等)。按需备用氧气袋、抢救盒等转运物品 (3)规范过床:锁定导管床和平车,使用过床易协助患者规范过床,保持管道顺畅,穿刺侧肢体保持伸直状态 (4)安全转运交接:由手术医生、麻醉医生、配台护士、工友共同将介入手术患者安全转运至病房。途中关注患者病情、用药及管道安全、注意保暖及隐私保护;于床边行全面交接 (5)完善护理文书:护理记录单和交接单填写完整并签名。保证护理、麻醉及医疗记录的连续性、客观性和一致性

【护理要点】

1. 术前全面综合评估　多维度评估患者手术史、原生物瓣膜情况、用药史、过敏史、实验室检查、影像学检查、重要脏器功能检查,全面了解患者病情及基础情况,明确患者可能存在的高风险因素,做好预见性准备。

2. 重视手术安全宣教　让患者及家属多元化多形式了解 TMVR 手术目的、手术过程、麻醉配合、术前禁食、禁饮时间(术前需禁食 8 h、禁水 2 h),以及手术注意事项等。

3. 合理安排术间布局　推荐在心导管室或杂交手术室进行,符合外科无菌环境,温度 22 ~ 24 ℃,湿度 50% ~ 70%。合理安排手术设备、耗材布局和人员站位。备用电刀,用于因外科手术致房间隔穿刺困难。

4. 重视术中安全管理　强调团队成员各司其职,团结协作。尤其在瓣膜释放(该类手术多无需瓣膜球囊预扩张)等关键环节,应统一指挥,有序协作。同时指导技术支持人员遵守医院操作规范,确保手术患者安全。

5. 并发症观察护理　严密监护患者病情,出现并发症时应配合手术团队及时有效处置。常见并发症包括:①出血及血管并发症;②瓣膜错位;③瓣周漏;④左心室流出道梗阻;⑤血栓形成及栓塞;⑥急性肾损伤等。

6. 规范患者转运安全　医护人员应严密观察病情变化、用药及管道安全、注意保暖及隐私保护,做好床边交接班。

三、经皮二尖瓣球囊成形术

经皮二尖瓣球囊成形术(percutaneous balloon valvuloplasty,PBMV)是治疗风湿性心脏病二尖瓣狭窄的一项技术,采用经股静脉及房间隔穿刺,将球囊导管送到二尖瓣区并扩张二尖瓣瓣膜,利用球囊导管膨胀力将粘连的瓣叶交界处撕裂分离以解除瓣口狭窄,实现解除或减少左心房血流阻力的目的,从而缓解患者病情,改善心功能。PBMV对于有症状且具备良好解剖结构的二尖瓣狭窄患者,是一种微创、安全与外科手术相辅的治疗方法。目前,二尖瓣严重狭窄合并关闭不全患者,仍以外科手术作为首选。PBMV因近期疗效满意,同时与外科手术相比具有并发症少、感染机会少、栓塞率和死亡率低、费用少等优势而成为代替部分外科手术的良好方法。

【适应证】

根据中国经皮球囊二尖瓣成形术指南2016,PBMV适应证如下。

1. 有症状的中、重度二尖瓣狭窄患者[严重狭窄,二尖瓣瓣口面积(MVA)≤1.5 cm^2,D期]瓣膜形态良好且无禁忌,推荐PBMV。

2. 无症状的重度二尖瓣狭窄患者(极其严重狭窄,MVA≤1.0 cm^2,C期)瓣膜形态良好且无禁忌,PBMV被认为是合理的。

3. 无症状的中、重度二尖瓣狭窄患者(严重狭窄,MVA≤1.5 cm^2,C期)瓣膜形态良好伴有新发心房颤动且无禁忌,可考虑PBMV。

4. 有症状的轻度二尖瓣狭窄患者(MVA>1.5 m^2),如果运动时有显著二尖瓣狭窄的血流动力学证据,可考虑PBMV。

5. 中、重度二尖瓣狭窄(MVA≤1.5 m^2,D期),心力衰竭症状严重(NYHA分组Ⅲ/Ⅳ),瓣膜解剖结构尚可,无外科手术计划或者外科手术高风险者,可考虑PBMV。

6. 二尖瓣球囊扩张术后或外科闭式分离手术后再狭窄,瓣膜形态良好且无禁忌证。

7. 合并二尖瓣轻、中度反流或者主动脉瓣轻、中度狭窄或反流,左心室舒张末期内径没有明显增大(一般不超过55 mm)。

【术前准备】

1. 患者准备　同经导管二尖瓣缘对缘修复术。

2. 环境准备　同经导管二尖瓣缘对缘修复术。

3. 用物准备　①物品:介入手术包、血管鞘、导丝(150 cm J型、左房导丝、转向操纵导丝)、PIG导管、房间隔穿刺针、房间隔穿刺鞘、金属延伸器、扩张管、游标卡尺、压力传感器、注射器若干、二尖瓣球囊导管等。②药品:碘对比剂、肝素、鱼精蛋白,备用地塞米松、肾上腺素、多巴胺、阿托品等急救药品。③仪器:DSA、血流动力学监护系统、临时起搏器、麻醉机、喉镜、超声机、ACT仪、注射泵、加压输液袋,备用电刀仪、IABP仪、除颤仪、简易呼吸气囊等急救设备。保持仪器设备完好备用。

【手术步骤及护理配合】

见表3-1-14。

表3-1-14　经皮二尖瓣球囊成形术步骤及护理配合

手术步骤	护理配合
1.安全核查	手术医生、护士、麻醉医生共同核对患者姓名、性别、科室、床号、住院号、手术种类、入路、同意书签署情况,并共同在介入手术安全核查单上签名

续表 3-1-14

手术步骤		护理配合
2.消毒体位安置		协助患者取舒适平卧位,双下肢分开并外展,暴露双侧腹股沟消毒区域,关注患者保暖与隐私保护。安慰关心患者
3.麻醉	全身麻醉	协助麻醉医生建立中心静脉导管、桡动脉压力监测;予留置导尿。食道超声探头放置到位
	局部麻醉	(1)告知患者局部麻醉时有针刺痛,尽量让患者放松,避免过度紧张引起心率增快、血管痉挛等 (2)遵医嘱给予镇痛镇静药物,并观察用药反应
4.手术台铺设		手术配台护士面向手术台,按照无菌操作技术打开心血管介入手术包,规范铺置无菌器械台,并将手术耗材有序放置器械台上
5.消毒铺巾		(1)准备 37 ℃消毒液消毒双侧腹股沟区域:患者脐部至双侧腹股沟与膝关节之间下 1/3 处皮肤,协助铺巾建立无菌区域 (2)协助医生穿手术衣,戴手套 (3)套无罩和铅屏套,避免跨越或接触无菌区域
6.穿刺置管 建立通路		(1)穿刺一侧股静脉放置鞘管 (2)按需穿刺一侧股动脉放置鞘管,连接有创压力监测系统并校零 (3)严密观察并记录血压、心率及穿刺部位情况,局部出现渗血、皮下血肿等,应及时报告并协助处理
7.穿刺房间隔		(1)有序开启房间隔穿刺针、穿刺鞘及球囊导管等系列耗材,予冲洗排气准备 (2)经股静脉在 X 线指导下穿刺房间隔,造影确认房间隔穿刺成功,交换送入左房钢丝,按照患者体重(70 ~ 100 U/kg)完成全身肝素化。定时监测活化凝血酶原时间(ACT 值),保持 ACT 值 250 ~ 350 s,并根据 ACT 值追加肝素用量 (3)超声评估左房压、二尖瓣跨瓣压差、跨瓣流速及二尖瓣反流情况
8.球囊扩张效果评价		(1)送入扩张管扩张皮下组织及房间隔穿刺部位,送入球囊导管,经下腔静脉到达右心房,穿过房间隔至左心房后,调整球囊置于狭窄的二尖瓣口,球囊内注入10% ~ 15%碘对比剂快速充盈球囊,将粘连的瓣叶交界处撕裂分离以解除瓣口狭窄 (2)球囊扩张后,及时监测评价左房压、二尖瓣跨瓣压差、跨瓣流速及二尖瓣反流情况 (3)必要时协助配合进行二尖瓣区域听诊,舒张期隆隆样杂音减弱或者消失。效果满意后,撤出球囊导管 (4)停止球囊扩张的标准:交界处完全分离;瓣口面积指数大于 1 cm^2;术后二尖瓣口面积较术前≥50%/≥1.5 cm^2,左心房压下降>50%/左心房平均压<18 mmHg,无严重并发症(二尖瓣关闭不全≤2/4 级,心包压塞等);出现明显的二尖瓣反流/反流增加25%;心尖部听诊杂音减弱或消失 (5)密切监护患者有无心包填塞等并发症,球囊扩张过程中易引起室速、室颤等心律失常,应及时告知术者并做好应急准备。关心安慰患者,规范护理记录,完善材料登记

续表 3-1-14

手术步骤	护理配合
9. 包扎血管	(1) 协助拔除股静脉鞘管(必要时动脉鞘管),予敷料张贴固定,嘱患者术侧肢体保持伸直状态至拔管后 6 h,如咳嗽等使腹内压增高时,应用手轻按穿刺点以免出血 (2) 密切观察患者生命体征、出入量、穿刺点、皮肤等情况,如有异常,及时处理
10. 转运交接	(1) 转运准备:检查输液管道、尿管等在位顺畅。按需连接便携式心电监护仪(含有创动脉压、氧饱和度监测等)。按需备用氧气袋、抢救盒等转运物品 (2) 规范过床:锁定导管床和平车,使用过床易协助患者过床,保持管道顺畅,穿刺侧肢体保持伸直状态 (3) 安全转运交接:由手术配台护士、工友共同将介入手术患者安全转运至病区。途中关注患者病情、用药及管道安全、注意保暖及隐私保护;于床边行全面交接 (4) 完善护理文书:护理记录单和交接单填写完整并签名。保证护理与医疗记录的客观性和一致性
11. 终末消毒	(1) 术后护士及时清点并清洁手术器械,等待回收;布类敷料统一放置,等待洗衣房回收清洗;及时清理术区污染物品 (2) 规范医疗废物分类处置并规范标识,对有血液传播疾病风险的敷料物品,需严格按医院感染管理隔离要求规范处理 (3) 按照《医疗机构消毒技术规范》(WS/T 367—2012)要求进行手术室环境终末清洁消毒

【护理要点】

1. 术前全面综合评估做预见性准备　多维度评估患者病史、用药史、过敏史、实验室检查、影像学检查、重要脏器功能检查,全面了解患者病情,明确存在的高风险因素,做好预见性护理准备。

2. 术中严密观察病情　关注心电、血压、血氧饱和度变化,并倾听患者感受。尤其在房间隔穿刺和二尖瓣球囊扩张过程中,发现异常及时报告并协同应对处理。

3. 并发症观察护理　严密监护患者病情,出现并发症时应配合及时有效处置。常见并发症包括如下。①心律失常:为术中器械刺激心脏或者迷走神经反射所致。因此,术中操作应轻柔,避免刺激心脏,出现心律失常时予相应药物治疗。②栓塞:包括血栓栓塞和气体栓塞。术中应将导管系统充分排气并完全肝素化。③心包填塞:多出现于房间隔穿刺时,或者因球囊导管刺破心房、心室而致。穿刺房间隔时应注射碘对比剂,确认穿刺针在左心房内后方可推进穿刺鞘。操作轻柔。一旦出现心包积液,应予鱼精蛋白中和肝素,并予补液、升压、心包引流等措施,必要时行外科心包切开、穿孔缝合术。④房间隔损伤及分流:由于 PBMV 鞘管需通过房间隔,可造成房间隔损伤及分流,但分流量多较小,多在 1 年后消失。⑤二尖瓣反流:为 PBMV 常见并发症,但绝大多数为轻至中度反流,严重二尖瓣反流仅占 2% ~7%。发病机制可能为瓣叶撕裂、腱索撕裂、瓣叶穿孔、乳头肌损伤和瓣叶后交界裂开而导致瓣叶对合不良。一旦出现二尖瓣反流,应注意保护心功能,予减轻心脏后负荷药物,但多需择期行换瓣术。⑥急性左心衰竭:部分左心室较小患者球囊扩张后大量血流进入左心室可致左心衰竭、急性肺水肿。可术前预防性给予利尿剂。出现急性左心衰竭时可给予利尿、扩血管等处理。

4. 规范患者转运安全　应严密观察病情变化、穿刺点情况、用药及管道安全,注意保暖及隐私保护,严格床边交接班。

(温红梅　许娇阳　甘婉瑜)

第九节　经导管三尖瓣介入治疗护理配合

三尖瓣(tricuspid valve,TV)是一个"单向活门",保证血液循环由右心房向右心室方向流动。正常的三尖瓣复合体主要由三尖瓣环、三尖瓣瓣叶、腱索和乳头肌构成。三尖瓣瓣叶通常分为前瓣、后瓣、隔瓣,面积为 7 ~ 9 cm²。三尖瓣疾病是常见的心脏瓣膜疾病,其中三尖瓣反流(tricuspid regurgitation,TR)占绝大多数。TR 的发生率随着年龄增长而增高,75 岁以上人群中 TR 发生率接近 4%。TR 病因主要由左心衰竭导致的心肌或瓣膜损伤引起,也可由右心室容积和压力超负荷或心腔扩张引起。研究发现重度三尖瓣反流与死亡率增加相关。由于 TR 无症状期较长,常常被忽视。出现临床症状时已经处于病程晚期,药物治疗无效,且不能耐受外科手术治疗。近年兴起的介入治疗为 TR 患者带来了新的选择,但同时存在诸多挑战。因此,TR 患者最佳治疗时机和策略的选择仍有待更多临床研究结果。目前,TR 的介入治疗主要包括:瓣叶成形、瓣环成形及瓣膜置换等三类技术。TriClip 和 Pascal 为目前已获批欧盟 CE 认证的两款瓣叶成形装置。国内目前尚无 TR 介入治疗上市产品,多款产品处于临床研究阶段。本节简要介绍目前开展临床研究的经导管三尖瓣缘对缘修复术和经导管三尖瓣置换术。

一、经导管三尖瓣缘对缘修复术

经导管三尖瓣缘对缘修复术是在食道超声和 DSA 引导下,通过股静脉等入路,将夹合器及输送系统送入并在右心房调整定位,跨瓣进入右心室,在三尖瓣前叶、后叶和隔叶间反流最大区域捕获并完成瓣叶夹合,从而降低 TR 程度达到治疗目的。

【适应证】

根据 2021 年美国 ACC/AHA 瓣膜病指南:

1.无症状或轻度症状的原发性重度三尖瓣反流合并右心室扩张改变,可以考虑外科治疗。

2.重度继发性三尖瓣反流(有或无既往左心系统瓣膜手术病史),若无明显右心或左心功能不全,无严重肺血管疾病或肺动脉高压可以考虑外科治疗。

3.对于无法外科手术的症状性三尖瓣反流患者可以考虑在经验丰富的心脏中心进行经导管介入治疗。

【术前准备】

1.患者准备

(1)心理护理:从患者的言、行、精神等方面进行全面的心理评估,制订有效措施缓解紧张情绪。指导家属在等候区等待并实时关注手术信息。

(2)评估准备:①了解患者三尖瓣影像评估及临床评估资料、实验室检查异常指标等,明确手术高危因素,做好预见性护理准备。②评估患者术前禁水 2 h、禁食 8 h。麻醉后予导尿。③评估患者神志、生命体征、体重、过敏史、肢体活动、足背动脉搏动及双侧腹股沟备皮情况。指导患者去除活动假牙、眼镜、项链、手表、戒指等物品。评估患者皮肤,酌情予泡沫敷料保护双足跟及骶尾部。保持静脉通路顺畅,予术前 30 min 静脉滴注抗生素。④导管床上放置体表加温毯,按需调节温度(38 ~ 42 ℃)。患者取平卧位,予保暖及隐私保护,酌情使用铅防护用品。

2.环境准备　首选复合手术间,环境安全,屏蔽设施完好,层流空调正常运行,规范清洁消毒,环境符合使用标准。根据手术入路合理安排术间布局站位。

3.用物准备　①物品:介入手术包、血管鞘(7F)、静脉扩张鞘、导丝(150 cm J 型、超硬)、导管

（JR）、压力传感器、注射器若干、导引鞘管、瓣膜夹合器及输送系统、稳定器、支撑板、平台等。②药品：生理盐水、肝素、鱼精蛋白，备用地塞米松、肾上腺素、多巴胺、阿托品等急救药品及麻醉用药。③仪器：DSA、血流动力学监护系统、麻醉机、喉镜、超声机、ACT 仪、注射泵、加压输液袋，备用 IABP 仪、除颤仪、简易呼吸气囊等急救设备。保持仪器设备完好备用。

【手术步骤及护理配合】

见表 3-1-15。

表 3-1-15　经导管三尖瓣缘对缘修复术步骤及护理配合

手术步骤	护理配合
1. 安全核查	手术医生、护士、技师、麻醉医生共同核对患者姓名、性别、科室、床号、住院号、手术种类、入路、同意书签署情况，并在介入手术安全核查单上签名确认
2. 患者体位安置	(1) 调整室温，协助患者取舒适平卧位，双下肢分开并外展，暴露双侧腹股沟消毒区域 (2) 连接心电监护，监测血压、指脉氧饱和度并张贴除颤电极片 (3) 放置支撑板于患者双下肢与导管床之间，平台放置于患者入路侧下肢上方，平台前缘距离胸骨柄 80 cm（根据不同产品采用相应标准）。调整平台呈前低后高位，保证平面高度高于患者头部 (4) 安慰关心患者，动作轻柔，关注保暖及保护隐私
3. 协助全身麻醉	(1) 协助麻醉医生建立中心静脉导管、桡动脉压力监测；食道超声探头到位 (2) 予留置导尿，保持通畅并妥善固定
4. 手术台铺设	(1) 手术器械台：护士面向器械台，按无菌操作技术打开介入手术包，规范铺置无菌器械台，并将手术使用耗材有序放置于器械台上 (2) 器械准备台：严格无菌操作规范备用不锈钢碗（3 个）+ 1 000 mL 肝素盐水（1 U/mL）、持针器、止血钳、剪刀、三通开关（5 个）、输液器（2 套）、50 mL 螺口注射器（2 个）
5. 消毒铺巾	(1) 37 ℃消毒液消毒患者脐部至双侧腹股沟与膝关节之间下 1/3 处皮肤，必要时消毒胸部区域，协助铺巾建立无菌区域 (2) 协助医生穿无菌手术衣，戴无菌手套 (3) 套无菌机罩和铅屏套，避免跨越或接触无菌区域
6. 血管入路建立	(1) 穿刺一侧股静脉，置入血管鞘。按照患者体重(70 ~ 100 U/kg)完成全身肝素化。定时监测活化凝血酶原时间（ACT 值），保持 ACT 值 250 ~ 350 s (2) 放置 6F JR 导管至上腔静脉，协助连接有创压力监测通道并准确校对零点，监测记录右房压力 (3) 定时观察并记录血压、心率及穿刺部位等情况，如局部出现渗血、皮下血肿，应及时报告并协助处理
7. 器械系统准备：排气及功能测试	排气及测试准备： (1) 开启导引鞘管、瓣膜夹合器输送系统至器械准备台 (2) 护士准备肝素生理盐水 500 mL(1 U/mL)（2 袋），予 200 ~ 300 mmHg 压力持续加压，输液器分别与导引鞘管、瓣膜夹合器输送系统相连接，予加压冲洗排气 (3) 术中保持两路管道持续匀速滴速(1 滴/1 ~ 2 s)，严密观察以防气体进入输送系统 (4) 仔细检查，确保调弯导引鞘管与输送系统外观完好及性能正常。应测试系统在不同角度时 clip 夹闭效果，确保三尖瓣夹合器操作性能良好
8. 导引鞘管进入右房	交换送入 superstiff 导丝，完成股静脉扩张后沿 superstiff 推送导引鞘管至右房

续表 3-1-15

手术步骤	护理配合
9. 瓣膜夹输送系统（CDS 系统）调整定位至右室	(1) superstiff 指引下将 CDS 系统送至三尖瓣右房面 (2) TEE 确认隔瓣及前瓣/后瓣的夹持方向，推送 Clip 至三尖瓣右室面，调整使夹合器置于三尖瓣前叶/后叶与隔叶间反流最大区域，在 DSA 与食道超声双重指引下完成瓣叶捕获与夹合
10. 夹持瓣叶并释放	(1) 经超声及 DSA 确认 clip 夹合器有效夹持长度、三尖瓣反流情况、跨瓣压差等，效果满意后释放 clip 夹，测量右心房压力 (2) 术中严密观察患者生命体征变化，观察有无心包填塞、气体栓塞、瓣叶撕裂损伤等并发症。发现病情变化应及时报告，并遵医嘱配合麻醉医生及时处置 (3) 严密观察并记录出入量，保持静脉通路、尿管等在位顺畅 (4) 规范护理文书记录，完善手术材料登记
11. 效果评价血管包扎	(1) 食道超声再次确认 clip 夹有效夹持长度、三尖瓣反流、跨瓣压差等，测量右心房压力，撤出导引鞘管 (2) 拔除静脉鞘管。使用 8 字缝合法缝合股静脉，协助包扎穿刺点 (3) 评估患者生命体征、出入量，检查穿刺点无出血、血肿、肢温情况
12. 转运交接	(1) 提前 15 min 电话通知病房做好准备 (2) 转运准备：检查中心静脉、输液管道、尿管等在位顺畅。按需连接便携式心电监护仪（含有创动脉压、氧饱和度监测等）。按需备用氧气袋、抢救盒等转运物品 (3) 规范过床：锁定导管床和平车，使用过床易协助患者过床，保持管道顺畅，穿刺侧肢体伸直状态 (4) 安全转运交接：由介入、麻醉医生、配台护士、工友共同将介入手术患者安全转运至病房。途中关注患者病情、用药及管道安全、注意保暖及隐私保护；于床边行全面交接 (5) 完善护理文书：护理记录单和交接单填写完整并签名。保证护理、麻醉及医疗记录的客观性和一致性
13. 清洁消毒	(1) 术后及时清点并清洁手术用具及器械。平台和支撑板予消毒液擦拭消毒晾干备用；稳定器清洁后送供应中心高压灭菌备用；布类送洗衣房回收清洗消毒 (2) 规范医疗废物分类处置并规范标识，有血液传播疾病风险的敷料物品，需严格按医院感染管理隔离要求规范处理 (3) 按照《医疗机构消毒技术规范》（WS/T 367—2012）要求进行手术室环境终末清洁消毒

【护理要点】

同经导管二尖瓣缘对缘修复术。

二、经导管三尖瓣置换术

经导管三尖瓣置换术（transcatheter tricuspid valve replacement，TTVR）是通过股静脉或颈静脉送入介入导管，将人工心脏瓣膜在体外压缩装载到输送系统上，并沿着血管路径输送至三尖瓣区打开行原位替换，从而完成人工瓣膜植入，恢复瓣膜功能。手术无需开胸，因而创伤小，术后恢复快，对于不能耐受传统手术的严重三尖瓣膜病患者带来了新的选择。

【适应证】

根据 2021 年欧洲心脏病学会（ESC）/欧洲胸心外科协会（EACTS）心脏瓣膜病管理指南：

1.经导管三尖瓣治疗作为无法进行外科手术的有症状继发性重度三尖瓣反流患者的替代治疗方案。

2.对于三尖瓣病变治疗的推荐仍存在不足,对于原发性三尖瓣反流最佳手术时机、继发性三尖瓣反流拟行孤立性三尖瓣外科手术时机、合并重度右心功能不全的继发性三尖瓣反流患者治疗选择、经导管三尖瓣治疗指征等问题仍需进一步证据加以支持。

【术前准备】

1.患者准备　同经导管三尖瓣缘对缘修复术。

2.环境准备　同经导管三尖瓣缘对缘修复术。

3.用物准备　①物品:介入手术包、血管鞘(各型号,2 个)、导丝(150 cm J 型、260 cm J 型超硬)、导管(MPA、PIG、JR)、压力传感器、三联三通、指环注射器、高压注射器、延长管、输送系统固定架、注射器若干、瓣膜输送系统、瓣膜。②药品:碘对比剂、肝素、冰生理盐水、鱼精蛋白,备用地塞米松、肾上腺素、多巴胺、阿托品等药品。③仪器:DSA、血流动力学监护系统、麻醉机、喉镜、超声机、高压注射器、ACT 仪、注射泵、加压输液袋,备用 IABP 仪、除颤仪、简易呼吸气囊等急救设备。保持仪器设备完好备用。

【手术步骤及护理配合】

见表 3-1-16。

表 3-1-16　经导管三尖瓣置换术步骤及护理配合(以经颈静脉 LuX—Value 为例)

手术步骤	护理配合
1.安全核查	手术医生、护士、麻醉医生共同核对患者姓名、性别、科室、床号、住院号、手术种类、入路、同意书及特殊情况,并在介入手术安全核查单上签名确认
2.患者体位安置	(1)调整室温,协助患者取舒适平卧位,肩部略垫高,双下肢分开并外展,头左偏暴露右侧颈静脉 (2)安慰关心患者,动作轻柔,关注保暖及保护隐私
3.协助全身麻醉	(1)协助麻醉医生建立中心静脉导管、动脉压力监测;食道超声探头到位 (2)予留置导尿,保持通畅并妥善固定
4.手术台铺设	(1)应合理安排手术器械台、瓣膜装载台、超声、麻醉等设备布局和团队人员站位 (2)介入器械台:护士面向器械台,按无菌技术打开介入手术包,规范铺置无菌器械台,并将手术耗材有序放置器械台上 (3)瓣膜台:严格无菌操作规范开启无菌瓣膜装载台,准备肝素生理盐水、装载器械及瓣膜输送系统固定架 (4)外科器械台:备用静脉切开器械
5.消毒铺巾	(1)准备 37°C 消毒液,消毒患者颈部、胸部至双侧腹股沟区域,协助铺巾,建立无菌区域 (2)协助医生穿手术衣,戴手套 (3)套无菌机罩和铅屏套,避免跨越或接触无菌区域

续表 3-1-16

手术步骤	护理配合
6. 血管入路建立	(1)穿刺一侧股动脉,置入动脉鞘,协助连接有创压力监测通道并准确校对零点,放置造影导管至主动脉窦以标记三尖瓣环位置 (2)穿刺股静脉放置鞘管。予肝素 2 000 U,记录肝素用量与时间,定时观察和记录血压、心率及穿刺部位等的情况,如局部有渗血、皮下血肿,应及时报告医生并协助处理 (3)协助外科团队进行右颈内静脉处皮肤切开,显露右侧颈内静脉,荷包缝合后,穿刺置入血管鞘
7. 右心导管检查及右心室造影	(1)经股静脉送入 6F MPA 导管行右房、右室、肺动脉测压,协助记录压力值 (2)交换 6F PIG 导管行右心室造影,明确三尖瓣反流量,并确定瓣环的位置
8. 瓣膜装载准备	(1)协助并指导技术支持人员规范完成外科手消毒、穿手术衣及戴手套,规范无菌操作 (2)规范开启导引鞘管、瓣膜及瓣膜输送系统,冲洗和装载瓣膜
9. 建立瓣膜输送轨道、释放瓣膜	(1)右颈静脉鞘管交换送入 superstiff 导丝,扩张右颈静脉后放置输送系统导引鞘管 (2)按照患者体重(70～100 U/kg)完成全身肝素化。定时监测活化凝血酶原时间(ACT 值),保持 ACT 值 250～350 s (3)安装调试输送系统固定架。经右颈静脉送入 superstiff 导丝至右心室建立轨道,LuX-Value 输送系统在导丝引导下沿颈内静脉、上腔静脉进入右心房。经食管超声心动图(TEE)及 DSA 引导下调整 LuX-Value 锚定至三尖瓣前叶,逐步释放瓣膜,再调整室间隔锚定片贴近室间隔,攻入固定螺丝 (4)复查右心室造影查看有无瓣周漏;复查 TEE 查看三尖瓣反流程度、跨瓣峰值压差、跨瓣平均压差、心包积液情况。解离瓣膜及输送系统,并撤出输送系统 (5)退出血管鞘后缝合右侧颈静脉,复查右侧颈总动脉造影,观察有无血管狭窄、夹层破裂等征象
10. 手术效果评价、缝合包扎血管	(1)再次行右心导管检查,完成右房、右室、肺动脉测压,并记录压力值 (2)通过右室造影和 TEE 评价瓣膜位置及功能情况 (3)拔除动静脉鞘管。使用 8 字缝合法缝合股静脉,血管缝合器/压迫股动脉,协助包扎处置穿刺点。逐层缝合颈静脉处皮下组织及皮肤 (4)评估患者生命体征、出入量情况,检查穿刺点有无出血、血肿,足背动脉搏动、肢温情况
11. 转运交接	(1)提前 15 min 电话通知病房做好准备 (2)转运准备:检查输液管道、尿管等在位顺畅。按需连接便携式心电监护仪(含有创动脉压、氧饱和度监测等)。按需备用氧气袋、抢救盒等转运物品 (3)规范过床:锁定导管床和平车,使用过床易协助患者规范过床,保持管道顺畅,穿刺点肢体保持伸直状态 (4)安全转运交接:由手术医生、麻醉医生、配台护士、工友共同将介入手术患者安全转运至病房。途中严密观察,关注手术切口及穿刺点情况,注意保暖及隐私保护;于床边行全面交接 (5)完善护理文书:护理记录单和交接单填写完整并签名。保证护理、麻醉及医疗记录的连续性、客观性和一致性

【护理要点】

1. 组建一支多学科心脏团队(multi-disciplinary heart team,MDHT)是基础。默契协作是关键。要求心脏瓣膜团队成员经过系统、专业化培训。护理人员应熟悉手术流程、耗材特点及并发症处置等,了解瓣膜介入专业新进展。加强科间协作,促进手术安全高效。

2.术前全面综合评估做预见性准备。多维度评估患者既往史、心功能状态、过敏史、实验室检查、影像学检查、重要脏器功能及术前准备情况等,全面了解患者病情,明确高风险因素,并结合手术入路做预见性护理准备。

3.重视手术安全宣教。让患者及家属多元化多形式了解手术目的、手术过程、麻醉配合、术前禁食、禁饮时间(术前需禁食 8 h、禁水 2 h),以及手术注意事项等。

4.规范术间合理布局。推荐在心导管室或杂交手术室进行,符合外科无菌环境,温度 22 ℃ ~ 24 ℃,湿度 50% ~ 70%。目前,LuX-Valve Plus 系统经由右颈静脉入路,需要外科团队协作切开暴露血管配合完成。应合理安排手术器械台、瓣膜装载台、超声、麻醉等设备布局和团队人员(外科、介入、超声、麻醉、护理、技术支持等)有序站位。

5.输送系统固定架为手术必备器具,用于固定并放置瓣膜及输送系统。应提前规范高压灭菌,确保术中放置位置合理、稳定、不移位,以确保手术安全。

6.严密术中病情观察。及时关注患者神志、生命体征及心功能情况,熟悉各类并发症(出血及血管并发症、心包填塞、瓣周漏、气体栓塞等)处置应急预案,并确保手术用品及仪器设备完好备用。一旦出现并发症应及时配合手术团队应急处理。

7.重视术中安全管理。强调团队成员各司其职,团结协作。尤其在瓣膜调整定位释放等关键环节,应统一有序协作。同时指导技术支持人员遵守医院操作规范,确保手术患者安全。

8.规范患者转运安全。医护人员应严密观察病情变化、手术切口、用药及管道安全、注意保暖及隐私保护,做好床边全面交接。

(温红梅 许娇阳 甘婉瑜)

第十节 心力衰竭介入治疗护理配合

心力衰竭(heart failure,HF)是指心脏结构或功能异常导致心室收缩或充盈障碍引起症状和体征的综合征。常见病因包括糖尿病、高血压、冠心病、瓣膜疾病、房颤、心肌病等。慢性 HF 病死率高,治愈率低。若无有效治疗,慢性心衰患者 5 年生存率低于 50%。器械治疗是治疗心衰的新兴领域,目前主要包括左室辅助装置(left ventricular assist device,LVAD)、植入式心律转复除颤器(implantable cardioverter defibrillator,ICD)、心脏再同步化治疗(cardiac resynchronization therapy,CRT)、心肌收缩力调节器(cardiac contractilitymodulation,Ccm)、电刺激、经导管心房分流术、经导管植入性海藻酸盐水凝胶、经皮左心室重建术(percutaneous ventricular restoration,PVR)及左心室折叠减容术等创新器械应用。治疗心衰器械发展迅速,但由于心衰机制的复杂性,目前仍缺乏标志性的、能够迅速改善患者临床结局的治疗策略,绝大部分治疗方案仅能实现患者症状的改善,且缺乏大规模临床试验以证实其能够真正降低死亡率。本章节仅针对目前临床上探索应用的经导管心房分流术、经皮左心室折叠减容术及经皮左心室重建术做简单介绍。

一、经导管心房分流术

经导管心房分流术是指通过介入治疗手段在房间隔制造人工缺口,利用右心系统强大的容量代偿特性来缓解左心系统(特别是左心房)的压力负荷,实现分流减压,缓解患者 HF 症状的新技术。目前,已有美国 Corvia Medical、以色列 V-WAVE、德国 Occlutech 等心房分流器产品获批。国内尚无

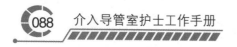

获批上市产品,多款产品处于临床研究阶段。

【适应证】

根据《房间隔分流器治疗射血分数保留心力衰竭:中国专家认识和建议》,推荐在符合以下条件的射血分数保留心力衰竭(HFpEF)人群中行房间隔分流器植入的探索研究:①经过充分药物治疗仍有症状的慢性左心衰竭患者,过去12个月有因心力衰竭的入院治疗史;②血清脑钠肽(BNP)或N末端B型脑钠肽前体(NT-proBNP)升高(窦性心律患者BNP>70 pg/mL,房颤患者>200 pg/mL,或者窦性心律患者NT-proBNP>200 pg/mL,房颤患者>600 pg/mL);③左心室射血分数≥40%;④静息或运动负荷状态下心导管测量PCWP或LAP≥右心房压。

【术前准备】

1.患者准备

(1)心理护理:从患者的言、行、精神等方面进行全面的心理评估,制订有效措施缓解紧张情绪。指导家属在等候区等待并实时关注手术信息。

(2)评估准备:①了解患者影像评估及临床评估资料、实验室检查异常指标等,右心功能、肺动脉压力、心脏射血分数(EF)及实验室检查异常指标等,明确手术高危因素,做好预见性准备。②评估患者术前禁水2 h,禁食8 h。麻醉后予导尿。③评估患者神志、生命体征、体重、过敏史、肢体活动、足背动脉搏动及双侧腹股沟备皮情况。指导患者去除活动假牙、眼镜、项链、手表、戒指等金属物品。评估患者皮肤,酌情予泡沫敷料保护双足跟及骶尾部。保持静脉通路顺畅,予术前30 min静脉滴注抗生素。④导管床上放置体表加温毯,按需调节温度(38~42 ℃)。患者取平卧位,予保暖及隐私保护,酌情使用铅防护用品。连接心电监护,监测血压、指脉氧饱和度并张贴除颤电极片。

2.环境准备 首选复合手术间,环境安全,屏蔽设施完好,层流空调正常运行,规范清洁消毒,环境符合使用标准。根据手术入路合理安排术间布局站位。

3.用物准备 ①物品:介入手术包、血管鞘(7F)、0.035 inch导丝(诊断导丝/超滑导丝260 cm、超硬)、压力传感器、导管(6F MPA)、肺动脉锲压管、房间隔穿刺针、房间隔穿刺鞘、球囊(各型号)、心房分流器输送装置及分流器、注射器若干、止血钳、持针器、剪刀、镊子等器械。②药品:碘对比剂、冰生理盐水、肝素、鱼精蛋白,备用地塞米松、肾上腺素、多巴胺、阿托品等急救药品。③仪器:DSA、血流动力学监护系统、麻醉机、喉镜、超声机、ACT仪、注射泵、加压输液袋,备用电刀、备用IABP仪、除颤仪、简易呼吸气囊等急救设备。保持仪器设备完好备用。

【手术步骤及护理配合】

见表3-1-17。

表3-1-17 经导管心房分流术步骤及护理配合

手术步骤	护理配合
1.安全核查	手术医生、护士、麻醉医生共同核对患者姓名、性别、科室、床号、住院号、手术种类、入路、同意书签署情况,并在介入手术安全核查单上签名
2.消毒体位安置	协助患者取舒适平卧位,双下肢分开并外展,暴露双侧腹股沟消毒区域,关注患者保暖与隐私保护。安慰关心患者

续表 3-1-17

手术步骤		护理配合
3. 麻醉	全身麻醉	协助麻醉医生建立中心静脉导管、桡动脉压力监测;予留置导尿。食道超声探头放置到位
	局部麻醉	告知患者局部麻醉时有针刺痛,尽量放松,避免紧张引起心率增快、血管痉挛等 遵医嘱予镇痛镇静药物,并观察用药反应
4. 手术台铺设		护士面向手术台,按照无菌操作技术打开介入手术包,规范铺置无菌器械台,并将手术耗材有序放置器械台上
5. 消毒铺巾		(1)准备 37 ℃的消毒液,消毒双侧腹股沟区域皮肤,协助铺巾建立无菌区域 (2)协助医生穿手术衣,戴手套 (3)套机罩和铅屏套,避免跨越或接触无菌区域
6. 穿刺置管		(1)穿刺一侧股静脉,放置鞘管。置管后注入 2 000 U 肝素,记录肝素用量与时间 (2)严密观察并记录血压、心率及穿刺部位情况,局部出现渗血、皮下血肿等,应及时报告并协助处理
7. 右心导管检查		(1)行右心导管检查,监测主动脉压、肺动脉压、肺小动脉锲压、右室压、右房压、左房压(穿间隔后)压力并记录 (2)血气分析:分别抽取上腔静脉、下腔静脉、肺动脉、主动脉血液行血气分析
8. 房间隔穿刺		(1)经股静脉在食道超声及 X 线引导下行房间隔穿刺,造影确认穿刺成功后,保留导丝于左上肺静脉 (2)测量并记录左房压力 (3)按照患者体重(70 ~ 100 U/kg)完成全身肝素化。定时监测活化凝血酶原时间(ACT),保持 ACT 值 250 ~ 300 s,并根据 ACT 值追加肝素用量
9. 房间隔球囊扩张及分流器植入		(1)协助开启合适球囊(选择和拟使用房间隔分流器尺寸相当或加大 2 mm)并送入房间隔进行球囊扩张 (2)选择并开启合适的分流器和输送系统(目前建议分流器型号选择依据:患者体重及体重指数大小、症状轻重及左心房压升高程度、左心房-右心房压差大小、右心功能不全程度,以及植入后左心房压和左心房-右心房压差下降幅度、体肺分流量大小等。理想的分流孔径应使得左心房压降低至少30%、体肺分流量控制在 1.2 ~ 1.4,并维持左向右压力梯度至少 2 ~ 5 mmHg) (3)开启耗材前应与术者核对。提供冰盐水,协助手术团队准备并组装输送系统和分流器 (4)沿预塑形加硬导丝送入输送鞘管及装载并充分排气的分流器,控制输送鞘释放分流器于房间隔两侧,即刻超声确认房间隔分流器植入位置及分流效果。植入后测量分流孔径,并行心导管检查,根据导管测量结果评估是否达到理想或目标孔径,孔径偏小者可酌情进行球囊后扩张或回收更换为更大型号分流器,孔径偏大者可选择更换小型号分流器
10. 右心导管检查		(1)再次行右心导管检查,测压并记录主动脉压、肺动脉压、肺小动脉锲压、右室压、右房压、左房压 (2)血气分析:再次抽取上腔静脉、下腔静脉、肺动脉、主动脉血液行血气分析

续表 3-1-17

手术步骤	护理配合
11.血管包扎	(1)协助拔除股静脉鞘管,予敷料张贴固定,嘱患者术侧肢体保持伸直状态至拔管后6 h,如咳嗽等使腹内压增高时,应用手轻按穿刺点以免出血 (2)密切观察患者生命体征、出入量、穿刺点、皮肤等情况,如有异常,及时处理
12.转运交接	(1)提前 15 min 电话通知病房做好准备 (2)转运准备:检查输液管道、尿管等在位顺畅。按需连接便携式心电监护仪(含有创动脉压、氧饱和度监测等)。按需备用氧气袋、抢救盒等转运物品 (3)规范过床:锁定导管床和平车,使用过床易协助患者过床,保持管道顺畅,穿刺侧肢体伸直状态 (4)安全转运交接:由手术医生、麻醉医生、配台护士、工友共同将介入手术患者安全转运至病房。途中关注患者病情、用药及管道安全、注意保暖及隐私保护;于床边行全面交接 (5)完善护理文书:护理记录单和交接单填写完整并签名。保证护理、麻醉及医疗记录的客观性和一致性
13.清洁消毒	(1)术后护士及时清点并清洁手术器械,等待供应室回收;布类敷料统一放置,等待洗衣房回收清洗;及时清理术区污染物品 (2)规范医疗废物分类处置并规范标识,对有血液传播疾病风险的敷料物品,需严格按医院感染管理隔离要求规范处理 (3)按照《医疗机构消毒技术规范》(WS/T 367—2012)要求进行手术室环境终末清洁消毒

【护理要点】

1. 专业的学习培训是基础　护理人员应经过系统、专业化培训,以适应介入新技术快速新发展的需求。熟悉手术流程、耗材特点及并发症处置等,熟练掌握手术护理配合及术中应急救治。

2. 术前全面综合评估做预见性准备　多维度评估患者疾病史、用药史、过敏史、实验室检查、影像学检查、重要脏器功能检查及术前准备情况,全面了解患者病情,明确高风险因素,做好预见性护理。

3. 重视手术安全宣教　让患者及家属多元化多形式了解手术目的、手术过程及手术注意事项等,促进手术更加安全。

4. 严密术中病情观察　及时关注患者神志、生命体征及心功能情况,熟悉各类并发症(心包填塞、迷走反射、心力衰竭等)处置应急预案,并确保手术用品及仪器设备完好备用。出现并发症应及时配合手术团队应急处理。

5. 规范患者转运安全　应严密观察病情变化、穿刺点情况,注意保暖及隐私保护,严格床边交接班。

二、左心室折叠减容术

左心室折叠减容术(revivent)和经皮心室重建术是两项治疗室壁瘤心衰患者的探索性技术。左心室折叠减容术是根据外科折叠术的原理,通过左侧肋间微创小外科切口暴露心脏,穿刺室壁瘤心室游离壁和室间隔,结合介入技术,通过右颈内静脉通路建立左右轨道,将数对锚定装置 Revivent

TC TM 系统经轨道送入心脏左心室瘢痕组织部位,收紧以达到隔离瘤体,减少左心室容积,降低左室张力,达到重建和恢复左室几何形态的目标。左心室折叠减容术无需体外循环支持,可有效减少手术创伤并缩短手术时间。由心脏团队在复合手术室共同协作完成。

【适应证】

1. 年龄>18 岁。

2. 透壁性前间壁心肌梗死后>90 d,优化治疗后 NYHA FC Ⅱ~Ⅲ级心衰竭患者。

3. 左心室前壁瘢痕区域存在结构/运动异常。

4. 超声心动图及 MRI 显示:左心室前壁、室间隔和心尖部存在透壁性心肌梗死瘢痕,LVEF ≥ 15%、LVEF ≤40%。

【术前准备】

1. 患者准备

(1)心理护理:从患者的言、行、精神等方面进行全面的心理评估,制订有效措施缓解紧张情绪。指导家属在等候区等待并实时关注手术信息。

(2)评估准备:①了解患者影像评估及临床评估资料、实验室检查异常指标等,明确手术高危因素,做好预见性护理准备。②评估患者术前禁水 2 h,禁食 8 h。麻醉后予导尿。③评估患者神志、生命体征、体重、过敏史、肢体活动、足背动脉搏动及双侧腹股沟备皮情况。指导患者去除活动假牙、眼镜、项链、手表、戒指等金属物品。评估患者皮肤,酌情予泡沫敷料保护双足跟及骶尾部。保持静脉通路顺畅,予术前 30 min 静脉滴注抗生素。④导管床上放置体表加温毯,按需调节温度(38 ~ 42 ℃)。患者取平卧位,予保暖及隐私保护措施,酌情使用铅防护用品。连接心电监护,监测血压、指脉氧饱和度、张贴除颤电极片(患者右肋弓及左肩胛骨下),避免影响 DSA 影像视野。

2. 环境准备　首选复合手术间,环境安全,屏蔽设施完好,层流空调正常运行,规范清洁消毒,环境符合使用标准。根据手术入路合理安排术间布局站位。

3. 用物准备　①介入器材:介入手术包、血管鞘(6 F、14 F)、穿刺针、压力传感器、高压注射器、压力延长管、钢丝(0.014 inch×300 cm、0.018 inch×260 cm、0.025 inch×260 cm、0.035 inch×150 cm)、造影导管(AR 1.0、IM、PIG)、导引导管(8F MPA/JR4)、四腔漂浮导管、抓捕器 Snare、内、外锚定装置、定位器。②外科器材:止血钳、持针器、巾钳、刀柄、镊子、直角钳、组织剪、卵圆钳、拉钩、吸引头、小切口撑开器、乳突撑开器、一次性软组织牵开器、止血粉、止血纱、各型号针线等。酌情备用胸骨锯、紧急开胸器械。③药品:碘对比剂、肝素、冰生理盐水、鱼精蛋白,备用地塞米松、肾上腺素、多巴胺、阿托品等急救药品。④仪器:DSA、血流动力学监护系统、麻醉机、喉镜、超声机、高压注射器、电刀、ACT 仪、注射泵、加压输液袋、备用血液回收机、心排仪、IABP 仪、除颤仪、简易呼吸气囊等设备,保持仪器设备完好备用。

【手术步骤及护理配合】

见表 3-1-18。

表 3-1-18　左心室折叠减容术手术步骤及护理配合

手术步骤	护理配合
1. 安全核查	手术医生、护士、麻醉医生共同核对患者姓名、性别、科室、床号、住院号、手术种类、入路、同意书签署情况,并共同在介入手术安全核查单上签名
2. 患者体位安置	协助患者取舒适平卧位,双下肢分开并外展,暴露胸前区及双侧股动脉消毒区域,关注患者保暖与隐私保护,安慰关心患者

续表 3-1-18

手术步骤	护理配合
3. 协助全身麻醉	(1)协助麻醉医生穿刺中心静脉导管及动脉压力监测导管;食道超声探头放置到位 (2)留置导尿,保持管道通畅并妥善固定尿袋,关注术中尿量情况
4. 手术台铺设	护士面向器械台,按照无菌操作技术打开手术包,规范铺置无菌器械台,并将手术耗材有序放置于器械台上
5. 协助消毒铺巾	(1)准备 37 ℃的消毒液,消毒皮肤范围:患者胸前区及双侧腹股沟区,协助铺巾,建立无菌区域 (2)协助医生穿手术衣,戴手套,套机罩和铅屏套,避免跨越或接触无菌区域
6. 穿刺置管,建立血管通路	(1)穿刺右股动脉并置入 6 F 血管鞘。根据患者体重(70 ~ 100 U/kg)予全身肝素化。配台护士应及时准确记录肝素用量与时间,定时监测活化凝血酶原时间(ACT),并保持 ACT 在 250 ~ 350 s。观察记录穿刺部位情况,若出现局部渗血、血肿等,应及时报告医生并协助处理 (2)送入 6F PIG 导管至左心室,行左心室造影,配台护士协助连接压力传感器并准确校对零点,协助连接高压注射器,确保排空管道内气体并保持顺畅。根据造影再次评估确认拟放置锚定装置的位置与数量,并指导左心室尖部小切口的位置 (3)手术器械护士协助外科医生行左侧第 4 ~ 5 肋间切开,暴露并分离心包,递圆针丝线悬吊心包、递变高型软组织牵开器牵开并保护切口,递微创肋间小切口牵开器撑开切口暴露心尖 (4)穿刺针经左室游离壁、室间隔进入右室腔,将导丝送至肺动脉主干;穿刺右颈内静脉,通过 14F 输送鞘管渐次将抓捕器(Snare)送至肺动脉主干,予 Snare 将导丝和导管自右颈静脉拉出体外建立轨道
7. 推送释放锚定装置	(1)经右侧轨道送入内锚至右室间隔部,定位器自左侧拉紧固定右室间隔部内锚及左外侧外锚 (2)介入器械护士提前备用穿刺针、血管鞘、导管、导丝、圈套器、漂浮导管,并予肝素盐水冲洗。术中定时监测 ACT(30 min)并确保达标
8. 加载外锚并释放	(1)外锚经左肋间小切口,穿刺瘢痕组织置入左室面。评估患者瘢痕区域,酌情安装 2 ~ 4 对锚定装置。检查左室游离壁创面有无出血 (2)行左心室造影,评价确认心室折叠后有效容积
9. 缝合手术切口和穿刺点	关闭缝合左外侧小切口,放置胸腔引流管。拔除右颈内及右股动脉血管鞘,压迫止血,右股动脉采用 ProGlide 缝合或绷带包扎压迫 6 h。无菌敷料处理切口和穿刺点。定时观察穿刺处及切口部位皮肤情况,观察足背动脉搏动情况
10. 转运交接	(1)提前 15 min 电话通知 CCU 做好准备 (2)转运准备:检查中心静脉导管、输液管道、有创动脉压力监测导管、尿管、胸腔引流管等在位通畅。按需连接便携式心电监护仪(含有创动脉压、血氧饱和度监测等)、便携式氧气袋、呼吸气囊等转运物品 (3)规范过床:锁定导管床和平车,使用过床易协助患者过床,保持管道顺畅,穿刺侧肢体处于伸直状态 (4)安全转运交接:由手术医生、麻醉医生、配台护士、工友共同将患者安全转运至 CCU。途中关注患者病情、用药、手术切口、穿刺点、管道安全,注意保暖及隐私保护,于床边行全面交接 (5)完善护理文书:护理记录单和交接单填写完整并签名。保证护理、麻醉及医疗记录的客观性和一致性,规范收费

续表3-1-18

手术步骤	护理配合
11.清洁消毒	（1）术后护士及时清点并清洁手术器械,等待供应室回收;布类敷料统一放置,等待洗衣房回收清洗;及时清理术区污染物品 （2）规范医疗废物分类处置并规范标识,对有血液传播疾病风险的敷料物品,需严格按医院感染管理隔离要求规范处理 （3）按照《医疗机构消毒技术规范》（WS/T 367—2012）要求进行手术室环境终末清洁消毒

【护理要点】

1. 多学科心脏团队（multi-disciplinary heart team,MDHT）协作是关键 要求心脏团队成员经过系统、专业化培训。护理人员应熟悉手术流程、耗材特点、并发症处置及应急预案等,了解专业新技术新进展。加强科间协作,促进手术安全高效。

2. 术前全面综合评估做预见性准备 多维度评估患者疾病既往史、心功能状态、过敏史、实验室检查、影像学检查（室壁瘤情况）、重要脏器功能检查及术前准备情况,全面了解患者病情,明确患者高风险因素,结合患者及手术特点做好预见性护理。

3. 重视手术安全宣教 让患者及家属多元化了解手术目的、手术过程、麻醉配合、术前禁食、禁饮时间（术前需禁食8 h、禁水2 h）,以及手术注意事项等。充分理解并配合手术。

4. 规范术间合理布局 推荐在心导管室或杂交手术室进行,符合外科无菌环境,温度22 ~ 24 ℃,湿度50% ~ 70%。该项技术自心尖部完成小切口,并经右颈静脉建立介入入路,需要外科团队协作配合。应合理安排介入器械台、外科器械台、超声仪、麻醉机等设备布局和团队人员（外科、介入、超声、麻醉、护理等）有序站位。

5. 严密术中病情观察 及时关注患者生命体征、血流动力学变化、出入量及心功能情况,熟悉各类并发症（出血、心力衰竭、心脏穿孔等）处置应急预案,并确保手术用品及仪器设备完好备用。出现并发症应及时配合手术团队应急处理。

6. 重视术中安全管理 强调团队成员各司其职,团结协作。术中遵医嘱规范肝素应用,并定时监测活化凝血酶原时间（ACT值）,保持ACT值250 ~ 350 s,并根据手术时长及ACT值提醒术者追加肝素。

7. 规范患者转运安全 严密观察病情变化及手术切口、穿刺点情况、注意保暖及隐私保护,严格全面床边交接班。

三、经皮心室重建术

经皮心室重建术（percutaneous ventricular restoration,PVR）是指经导管指引于左心室,植入心室隔离装置——"降落伞"（parachute）,从而将室壁瘤隔开,以减少左心室容积,降低左心室张力,增加左心室射血量,改善患者临床症状及心功能。全球首例PVR于2005年欧洲实施,2013年10月北大医院霍勇教授团队完成全国首例。手术器材包括入路系统、输送系统、左心室隔离装置三部分。左心室隔离装置外形似降落伞,由自膨胀镍钛记忆合金支架、覆盖于支架上的聚四氟乙烯膜及尼龙弹性体成分底座组成。支架有16个骨架,骨架顶端为2 mm锚以稳定植入物,防止脱落移位。左心室隔离装置展开后,聚四氟乙烯膜将隔离室壁瘤与心室腔。

【适应证】

1. 前壁心肌梗死后经超声心动图证实前壁、心尖部室壁瘤形成。

2. 左室扩大,且 LVEF≥15% 和≤50%。

3. 纽约心功能分级 Ⅱ~Ⅳ级。

4. 有心脏外科手术条件。

5. 年龄≥18 岁,≤85 岁。

6. 通过 CTA 评估适合并能够植入左室分区器的左室解剖结构。

【术前准备】

1. 患者准备　同左心室折叠减容术(Revivent)。

2. 环境准备　同左心室折叠减容术(Revivent)。

3. 用物准备　①物品:介入手术包、血管鞘(6 F、14~16 F)、导管(PIG)、0. 035 inch 导丝(150 cm J 型、Amplatz ExtraStiff)、压力传感器、高压注射器、ProGlide 血管缝合器、注射器若干、无菌石蜡油、心室隔离装置(PARACHUTE)系统及心室隔离装置。②药品:碘对比剂、肝素、鱼精蛋白,备用地塞米松、肾上腺素、多巴胺、阿托品等急救药品。③仪器:DSA、血流动力学监护系统、麻醉机、喉镜、超声机、高压注射器、ACT 仪、注射泵、加压输液袋,备用 IABP 仪、除颤仪、简易呼吸气囊等急救设备。保持仪器设备完好备用。

【手术步骤及护理配合】

见表 3-1-19。

表 3-1-19　经皮心室重建术手术步骤及护理配合

手术步骤	护理配合
1. 安全核查	手术医生、护士、麻醉医生共同核对患者姓名、性别、科室、床号、住院号、手术种类、入路、同意书签署情况,并在介入手术安全核查单上签名
2. 消毒体位安置	协助患者取舒适平卧位,双下肢分开并外展,暴露双侧股动脉消毒区域,关注患者保暖与隐私保护,安慰关心患者
3. 协助全身麻醉	(1)协助麻醉医生穿刺中心静脉导管及动脉压力监测导管;食道超声探头放置到位 (2)留置导尿,保持管道通畅并妥善固定尿袋,关注术中尿量情况
4. 手术台铺设	护士面向器械台,按照无菌操作技术打开手术包,规范铺置无菌器械台,并将手术耗材有序放置于器械台上
5. 协助消毒铺巾	(1)准备 37 ℃的消毒液,消毒患者双侧腹股沟区域皮肤,协助铺巾建立无菌区域 (2)协助医生穿手术衣,戴手套,套机罩和铅屏套,避免跨越或接触无菌区域
6. 穿刺置管,建立血管通路	(1)穿刺左、右股动脉并置入 6F 血管鞘。根据患者体重(70~100 U/kg)予全身肝素化。护士应及时准确记录肝素用量与时间,定时监测活化凝血酶原时间(ACT),并保持 ACT 在 250~350 s。观察记录穿刺部位情况,若出现局部渗血、血肿等,应及时报告医生并协助处理 (2)送入 6 F PIG 导管至左心室,行左心室造影,配台护士协助连接压力传感器并准确校对零点,协助连接高压注射器,确保排空管道内气体并保持顺畅。根据造影再次评估心室大小、形态,并结合术前超声心动图、CTA 结果再次评估确认 (3)左/右股动脉渐次更换成 14~16F 血管鞘
7. 推送隔离装置	(1)将收缩的左心室隔离装置连接于输送系统,逆行跨过主动脉瓣,放置于左室心尖部 (2)术中定时监测 ACT(30 min)并确保达标

续表 3-1-19

手术步骤	护理配合
8. 定位扩张释放	(1) 通过左室造影和超声心动图确认隔离装置到位,确认位置合适,予扩张球囊并释放 (2) 护士应积极根据医嘱设置合理参数主动配合完成高压注射仪的使用。"降落伞"置入后可能引起局部心肌的损伤水肿,从而影响心室传导系统,配台护士应及时观察有无出现室性心律失常,异常情况及时报告并遵医嘱处置。术中保持输液通路顺畅,维持血流动力学稳定 (3) 通过左室造影和超声心动图,评价隔离装置的位置及室壁瘤残余漏情况
9. 包扎手术切口和穿刺点	拔除右股动脉血管鞘,采用 ProGlide 缝合或绷带包扎压迫 6 h。无菌敷料处理切口和穿刺点。定时观察穿刺处及切口部位皮肤情况,观察足背动脉搏动情况
10. 转运交接	(1) 提前 15 min 钟电话通知 ICU/CCU 做好准备 (2) 转运准备:检查中心静脉导管、输液管道、有创动脉压力监测导管、尿管、胸腔引流管等在位通畅。按需连接便携式心电监护仪(含有创动脉压、血氧饱和度监测等)、便携式氧气袋、呼吸气囊等转运物品 (3) 规范过床:锁定专管床和平车,使用过床易协助患者过床,保持管道顺畅,穿刺侧肢体处于伸直状态 (4) 安全转运交接:由手术医生、麻醉医生、配台护士、工友共同将患者安全转运至 ICU/CCU。途中关注患者病情、用药及管道安全,注意保暖及隐私保护,于床边行全面交接 (5) 完善护理文书:护理记录单和交接单填写完整并签名。保证护理、麻醉及医疗记录的客观性和一致性,规范收费
11. 清洁消毒	(1) 术后护士及时清点清洁手术器械,等待供应室回收;布类敷料统一放置,等待洗衣房回收清洗;及时清理术区污染物品 (2) 规范医疗废物分类处置并规范标识,对有血液传播疾病风险的敷料物品,需严格按医院感染管理隔离要求规范处理 (3) 按照《医疗机构消毒技术规范》(WS/T 367—2012)要求进行手术室环境终末清洁消毒

【护理要点】

同左心室折叠减容术。

(温红梅 许娇阳 甘婉瑜)

第十一节 左心耳封堵术护理配合

心房颤动(atrial fibrillation,AF)是临床最常见的心律失常之一,AF 引发的血栓栓塞事件源于左心房内形成的血栓脱落。既往研究发现,在非瓣膜病性房颤患者中,90% 以上的左心房血栓位于左心耳,而最新的一项研究显示,非瓣膜病性房颤患者只要有心源性血栓形成,都会存在于左心耳,无论是否伴有非心耳的血栓。因此,理论上而言,通过包括左心耳封堵在内的技术将左心耳隔绝于系统循环之外,就能从源头上预防绝大多数血栓形成和脱落引起的血栓栓塞事件。

左心耳封堵术(left artial appendage closure,LAAC)指采用介入手术方式穿刺股静脉,经股静脉通过导管递送系统,将预制、预装的左心耳封堵装置输送并固定于左心耳,以覆盖或填塞的方式隔绝左心耳与左心房的血流交通,预防左心耳血栓形成,从而达到降低栓塞事件的目的。LAAC 术疗效确切,创伤小,无明显痛苦,恢复快,安全,成功率高,已被广泛应用于临床。

【适应证】

LAAC 适用于 CHA2DS2～VASc 评分≥2 分的非瓣膜性 AF 患者,同时具有以下情况之一:

1. 不适合长期规范抗凝治疗。

2. 长期规范抗凝治疗的基础上仍发生卒中或栓塞。

3. HAS-BLED 评分≥3 分。

4. 需要合并应用抗血小板药物治疗。

5. 不愿意长期抗凝治疗。

【术前准备】

1. 患者准备

(1)心理护理:从患者的言、行、精神等方面进行全面的心理评估,制订有效措施缓解紧张情绪。指导家属在等候区等待并实时关注手术信息。

(2)评估准备:①全麻患者评估禁食、禁水时间及出入量情况、术前用药(是否术前已接受规范化抗凝)的情况。②了解患者影像学及实验室检查报告,明确心脏和左心耳解剖情况、左心房及左心室的大小,有无左心室血栓,既往有无脑卒中或短暂性脑缺血发作(TIA)病史等情况,实验室检查异常指标等,明确手术高危因素,做好预见性护理准备。③评估患者神志、生命体征、体重、过敏史、肢体活动、足背动脉搏动及双侧腹股沟备皮情况。评估患者皮肤,必要时予泡沫敷料保护双足跟及骶尾部。指导患者去除活动假牙、眼镜、项链、手表、戒指等金属物品。评估术前用药情况并保持静脉通路顺畅。④导管床上放置体表加温毯,按需调节温度(38～42 ℃)。患者取平卧位,酌情使用铅防护用品。予心电监护,监测血压、指脉氧饱和度等。

2. 环境准备 术间环境安全,屏蔽设施完好,层流空调/空气消毒机正常运行,规范清洁消毒,环境符合使用标准。合理安排术间布局。

3. 用物准备 ①物品:介入手术包、血管鞘(6F、8F)、导丝(J 型、超硬钢丝)、导管(5F/6F PIG)、三联三通、环柄注射器、压力传感器、房间隔穿刺针、房间隔穿刺鞘管、注射器若干、左心耳封堵器及输送系统等。②药品:肝素、利多卡因,碘对比剂,备用地塞米松、肾上腺素、多巴胺、阿托品、鱼精蛋白等药品。③仪器:DSA、血流动力学监护系统、麻醉机、超声机、ACT 仪、注射泵,备用除颤仪、简易呼吸气囊、临时起搏器、加压输液袋等急救设备。

【手术步骤及护理配合】

见表 3-1-20。

表 3-1-20 左心耳封堵术手术步骤及护理配合

手术步骤	护理配合
1. 安全核查	手术医生、护士、麻醉医生共同核对患者姓名、性别、科室、床号、住院号、手术种类、入路、同意书签署情况,并在介入手术安全核查单上签名
2. 消毒体位安置	协助患者取舒适平卧位,双下肢分开并外展,暴露双侧腹股沟消毒区域,关注患者保暖与隐私保护。安慰关心患者

续表 3-1-20

手术步骤		护理配合
3. 麻醉	全身麻醉	协助麻醉医生建立中心静脉导管、桡动脉压力监测;予留置导尿
	局部麻醉	(1)告知患者局部麻醉时有针刺痛,尽量者放松,避免过度紧张引起心率增快、血管痉挛等 (2)遵医嘱给予镇痛镇静药物,并观察用药反应
4. 手术台铺设		规范无菌操作:手术配台护士面向手术台,按照无菌操作技术原则,打开介入手术包,规范铺置无菌器械台,并将手术耗材有序放置器械台上
5. 消毒铺巾		(1)准备 37 ℃消毒液,消毒双侧腹股沟区域,协助铺巾建立无菌区域 (2)协助医生穿手术衣,戴手套 (3)套机罩和铅屏套,避免跨越或接触无菌区域 (4)连接测压系统并准确校对零点
6. 穿刺置管		(1)穿刺一侧股静脉放置鞘管 (2)严密观察患者的生命体征,穿刺过程中如出现穿刺部位渗血、血肿,应先行压迫
7. 房间隔穿刺		(1)在卵圆窝的后下部进行房间隔穿刺,穿刺成功后,根据患者情况,按照患者体重(70~100 U/kg)完成全身肝素化。定时监测活化凝血酶原时间(ACT 值),保持 ACT 值 250~350 s,并根据手术时长及 ACT 值提醒术者追加肝素 (2)房间隔穿刺完成后,撤出房间隔穿刺鞘的内芯和钢丝,再沿外鞘送入加硬导丝至左上肺静脉远端,固定钢丝撤回房间隔穿刺鞘,沿加硬导丝将输送鞘送入左心房,将 PIG 导管沿导丝经输送鞘送至左心房内,旋转前送 PIG 导管,进入 LAA。PIG 导管放入 LAA 深处,输送鞘沿 PIG 导管到达 LAA 口部位置。同时向鞘管和 PIG 导管注射碘对比剂进行 LAA 造影,测量 LAA 口部及锚定区最大径 (3)在食道超声(TEE)和 X 线透视引导下,进一步评估左心耳的形态、结构及血栓情况,并测量左心耳开口直径和最大可用深度大小。根据测量结果选择封堵器大小 (4)术中密切观察心电监护、有创血压、指脉氧监测、皮肤等情况,如出现心率持续减慢、血压降低、皮肤皮疹等,及时报告、遵医嘱处理并做好记录
8. 左心耳封堵器装载		选择并协助开启合适型号输送系统和左心耳封堵器,封堵器进行冲洗、排气,确保钢缆与输送器连接紧密

续表 3-1-20

手术步骤	护理配合
9. 左心耳封堵器释放	(1)将预装好封堵器输送系统的内鞘缓慢送入输送系统外鞘内,推送过程中应持续推注肝素生理盐水,防止气体进入输送系统内 (2)封堵器到位后,注射碘对比剂观察是否存在残余分流,同时用食道超声不同角度观察封堵器情况 (3)TEE 或 DSA 透视下做牵拉试验,直到最后一次牵拉与前一次牵拉比较无位置改变,并符合封堵器释放条件,按照要求(PASS、COST)进行释放。封堵器释放前必须满足所有释放条件 (塞式封堵):"PASS"原则。Position(位置):封堵器最大直径平面刚好在或稍远于 LAA 开口平面;Anchor(锚定):倒刺组织,使器械位置稳定;Size(大小):封堵器相对于原直径压缩 8% ~20%;Seal(封堵):器械覆盖开口平面,LAA 所有分叶都被封堵。PASS 原则的核心是封堵器稳定,不会发生移位,完全封堵 LAA,没有残余分流或残余分流小于 5mm (盖式封堵):"COST"原则。Circumflex:固定盘展开在左回旋支外侧;Open:固定盘充分展开,使盘脚的末端与连接在密封盘和固定盘之间的显影标志在一条线上;Sealing:密封盘达到最佳密封,(残余漏≤3 mm);Tug test:固定盘稳固,通过牵拉测试确认 (4)密切观察患者生命体征,关注局部麻醉患者是否有不适主诉(如胸闷、气促、烦躁等)、不良体征(面色苍白、出冷汗、心动过速或过缓、血压低等),发现异常及时处理
10. 效果评估	(1)封堵器完全释放后,通过造影再次评估左心耳封堵的效果 (2)TEE 检查评估并记录封堵器完全释放后的情况 (塞式封堵):封堵器最终位置、露肩、残余分流和压缩比情况 (盖式封堵):有无移位,残余分流和周围结构影响情况
11. 血管包扎	(1)术后协助医生根据穿刺部位,采取合适的包扎方式 (2)严密观察穿刺点、足背动脉搏动、肢体温度、皮肤、生命体征及出入量等情况
12. 转运交接	(1)提前 15 min 电话通知病区做好准备。(全麻患者) (2)转运准备:检查输液管道、尿管等在位顺畅。按需连接便携式心电监护仪(含有创动脉压、氧饱和度监测等)。按需备用氧气袋、抢救盒等转运物品 (3)规范过床:锁定导管床和平车,使用过床易协助患者规范过床,保持管道顺畅,穿刺点肢体保持伸直状态 (4)安全转运交接:由手术医生/麻醉医生(全麻患者)、配台护士、工友共同将介入手术患者安全转运至病区。途中关注患者病情、穿刺点、用药及管道安全、注意保暖及隐私保护;于床边行全面交接 (5)完善护理文书:护理记录单和交接单填写完整并签名。保证医疗、护理记录的客观性和一致性
13. 清洁消毒	(1)术后护士及时清点并清洁手术器械,等待供应室回收;布类敷料统一放置,等待洗衣房回收;及时清理术区污染物品 (2)规范医疗废物分类处置并标注术间,对有血液传播疾病风险的敷料物品,需严格按医院感染管理隔离要求规范处理 (3)按照《医疗机构消毒技术规范》(WS/T 367—2012)要求进行手术室环境终末清洁消毒

【护理要点】

1. 术前全面综合评估　多维度评估患者病史、用药史、过敏史、实验室检查、影像学检查、重要脏器功能检查等,全面了解患者病情,明确可能存在的风险,做好全面预见性护理。

2. 重视手术安全宣教　让患者及家属多形式了解手术目的、流程、全麻术前禁食禁饮时间(术前禁食 6 h、禁水 4 h),以及手术相关注意事项(平卧于导管床上勿翻身以防坠床、术中释放封堵器时勿咳嗽及用力呼吸)。

3. 严密术中病情观察　及时关注患者神志及生命体征变化,熟悉各类并发症(心包填塞、迷走反射、血管并发症等)处置应急预案,并确保手术用品及仪器设备完好备用。出现并发症应及时配合手术团队应急处理。

4. 关注患者心理护理　术中主动关心安慰患者,倾听患者主诉,给予适时、恰当的人文关怀以减轻患者焦虑,提升患者手术体验并减少手术不良反应发生。

5. 术中规范抗凝　非维生素 K 拮抗剂口服抗凝药(nonvitamin K antagonist oral anticoagulant, NOAC)和华法林者,手术当日早上暂停,术中通常减量使用普通肝素(60～100 IU/kg);术前未接受抗凝治疗者,入院后直接给予低分子量肝素皮下注射直至手术前 1 d,手术当日早上暂停,术中遵医嘱肝素抗凝并定时监测 ACT 值,全程保持 ACT 值 250～350 s。

6. 术后规范转运安全　严密观察病情变化及穿刺点情况,注意保暖及隐私保护,规范床边交接班。

(温红梅　甘婉瑜　许娇阳)

第一节　全脑血管造影护理配合

　　脑血管造影是近年来广泛应用于临床的 X 线检查技术,它是采用赛丁格穿刺技术通过股动脉放置一个动脉鞘,通过该动脉鞘管选用不同导管,在导丝引导下,选择所要显示动脉,注入碘对比剂。碘对比剂所经过的血管轨迹连续摄片,通过电子计算机辅助成像为数字减影脑血管造影(DSA)。

　　DSA 不但能清楚地显示颈内、颈外动脉、椎基底动脉、颅内大血管及大脑半球的血管图像,还可测定动脉的血流量。因此已被广泛应用于脑血管病检查,特别是对于动静脉瘘、动静脉畸形等定性定位诊断,不但能提供病变的确切部位,亦可清楚地了解病变的范围及严重程度,为手术提供较可靠的客观依据。对于缺血性脑血管病,DSA 也有较高的诊断价值,可清楚地显示动脉管腔狭窄、闭塞、侧支循环建立情况等,对于脑出血、蛛网膜下腔出血,可进一步查明导致出血的病因。脑血管造影是脑血管疾病诊断的"金标准",具有不开刀、损伤小、恢复快、效果好的优点。

　　【适应证】

　　1. 颅内血管性病变　①出血性:蛛网膜下腔出血、颅内动脉瘤、颈动脉动脉瘤、椎动脉动脉瘤、动静脉畸形、硬脑膜动静脉瘘、颈动脉海绵窦瘘、海绵状血管瘤、颅内静脉血管畸形。②缺血性:颅内、颈内系统动脉狭窄(大脑前动脉、大脑中动脉、颈动脉、椎动脉、基底动脉狭窄)、颅内静脉或静脉窦血栓形成、烟雾病。

　　2. 颅内肿瘤　脑膜瘤、血管网织细胞瘤、颈静脉球瘤、脑胶质瘤。

　　3. 头颈部血管性肿瘤　鼻咽纤维血管瘤、颈动脉体瘤。

　　【禁忌证】

　　1. 对碘过敏者(需经过脱敏治疗后进行,或使用不含碘的对比剂)。

　　2. 有严重出血倾向或出血性疾病者。

　　3. 有严重心、肝或肾功能不全者。

　　4. 脑疝晚期,脑干功能衰竭者。

　　5. 穿刺处皮肤或软组织感染。

　　【术前准备】

　　1. 患者准备　①完善各项术前相关检查,如心电图、超声心动图等。②向患者及家属交代手术风险、术前的准备、术中配合事项,签署手术知情同意书。③完成常规化验。④术前适当进食、水,不宜过饱。⑤术前当晚尽量保证充足睡眠。⑥准备经股动脉进行造影检查的患者术前需要练习卧床大小便。

　　2. 护士准备　①核对患者基本信息、查看手术交接单、知情同意书、术前一览表等,了解患者病情。②术前评估患者一般情况,包括心率、血压、呼吸、血氧饱和度、体温等。③依据术前一览表查看血、尿常规,凝血四项,感染性疾病筛查结果、抗菌药物皮试结果;依据手术交接单内容核对患者假体、体内植入物、影像学资料等其他内容。④准备术中所用碘对比剂、器械、敷料等。⑤准备好术中所用一切用物以备用。⑥准备术中抢救药物(阿托品、间羟胺、肾上腺素等)、抢救物品(除颤器、心电血压监测仪等)。⑦心理支持:术前告知患者手术方式、手术部位。患者多为老年人群,心理承受能力弱,易产生急躁、恐惧、悲观等不良心理。我们应该积极争取家属配合,提供充足的情感支持,降低患者的心理应激反应,改善其遵医行为。

3.用物准备 见表3-2-1。

表3-2-1 脑血管造影耗材和物品准备

序号	耗材名称	规格型号	用途	数量
1	血管鞘	5F	留置通路	1个
2	穿刺针	18G	穿刺血管	1个
3	导丝	150 cm,0.035 inch	辅助导管	1根
4	高压连接管	120 cm	连接导管注射碘对比剂	1根
5	高压注射器	150 mL	储存注射碘对比剂	1个
6	5F PIG 导管	5F,100 cm	进行主动脉弓造影	1根
7	4F VER 导管	4F,100 cm	Ⅰ型弓脑血管造影	1根
8	4F H1 导管	4F,100 cm	Ⅱ型弓脑血管造影	1根
9	4F SIM2 导管	4F,100 cm	Ⅲ型弓脑血管造影	1根
10	Y 型阀	–	连接高压水和导管	1个
11	可加压输液袋	–	加压盐水冲洗导管	1个
12	脑血管造影手术包	治疗巾、大单、弯盆、治疗碗、小药杯、尖刀、剪刀、弯钳、纱布、托盘、无菌手术衣、无菌手套	铺手术台	1套
13	5% 盐酸利多卡因注射液	5 mL	局部麻醉	1支
14	肝素注射液	2 mL	冲洗耗材,预防血栓	1支
15	非离子型碘对比剂	100 mL	血管造影	2瓶

【手术步骤及护理配合】

见表3-2-2。

表 3-2-2　脑血管造影术手术步骤及护理配合

手术步骤	护理配合
1. 准备	
(1)护士:戴口罩,手卫生,准备用物 物品:手术常见材料 药品:利多卡因、肝素、硝酸甘油等术中常用药物 仪器:心电血压监护仪、除颤仪等	1. 药品配置有效期 2 h 2. 检查仪器性能
(2)患者:排空膀胱,去除颈部、头面部不透 X 线的金属玉石等物品	头发较长的女性患者可盘起头发,戴一次性帽子
(3)环境:手术间调至适宜温度	常规温度 18～24 ℃,湿度 50%～60%
2. 实施	
(1)查对:核对患者身份	医生、护士、技师根据手术安全核查表内容三方共同核查确认患者身份(病区、床号、住院号、姓名、性别、年龄)、手术方式、手术部位、知情同意书、术前一览表、皮肤是否完整、静脉通道建立情况、患者过敏史、抗菌药物皮试结果、感染性疾病筛查结果、假体、体内植入物、影像学资料等其他内容
(2)解释:向患者解释手术方式和手术步骤及术中配合注意事项,减轻患者紧张情绪	全麻患者麻醉后完成留置导尿,争取患者的良好配合
(3)体位:协助患者平卧于导管床上,双腿自然伸直分开,通过桡动脉穿刺的患者右上肢外展,用托架将患者右上肢托住,与身体成45°夹角,手臂固定在托架上,前臂近腕处垫一软枕,使用约束带妥善约束患者,避免造影过程中出现坠床事件	1. 关闭窗帘,协助患者脱衣服,根据需要摆好体位注意保暖及保护患者隐私 2. 肥胖患者必要时给予托手板保护,增加患者的舒适度,避免引起坠床发生 3. 吸氧、心电、血压监测 4. 静脉留置针妥善固定,保持液体通畅,遵医嘱给药 5. 对于儿童及有生育要求的患者可臀下放铅垫保护生殖系统
(4)铺无菌手术台:打开手术材料,连接碘对比剂及压力监测系统等常用高值耗材等,铺无菌单,协助医生穿无菌手术衣,协助医生抽取术中用药	严格执行无菌操作
(5)消毒穿刺:桡动脉消毒范围为肘关节和整个手掌,穿刺点选择腕横纹近端 2～3 cm 处,动脉搏动最强点,三指定位法,表面浸润麻醉,穿刺套管针有回血后,术者右手持导丝,左手缓慢退针,见回血(喷血)后迅速送入导丝,体外剩余 5～10 cm 左右,刀片破皮,以便鞘管送入,导丝尾端必须露出鞘管尾端,以免导丝脱落入体内,送入后连同导丝一起拔出鞘芯,注射硝酸甘油+肝素,穿刺成功。股动脉消毒范围为双侧大腿中上 1/3、会阴部、肚脐以下,同理采用 Seldinger 穿刺法穿刺股动脉置入鞘管	医生给患者进行穿刺时,护士应密切关注心率、血压的变化,备好抢救用药,预防迷走反射的发生

续表 3-2-2

手术步骤	护理配合
(6)造影:先用 5F PIG 导管进行升主动脉弓造影,显示主动脉弓形;针对不同的弓形选择不同的造影导管,常规进行双侧颈内动脉和椎动脉造影;Ⅰ型弓脑血管使用 4F VER 导管造影;Ⅱ型弓脑血管使用 4F H1 导管造影;Ⅲ型弓脑血管使用 4F SIM2 导管造影	1. 术中密切观察患者神志、瞳孔、呼吸、血压、心率、血氧饱和度变化 2. 随时询问患者有无头晕、呕吐不适等症状 3. 密切观察有无心慌、气短、荨麻疹及球结膜充血等过敏体征,配合医生及时做好处理 4. 随时观察加压输液的液体情况,防止输入空气引起栓塞等严重并发症 5. 保持输液通道通畅,密切观察有无液体外渗,局部肿胀,管路打扣
(7)手术结束:包扎穿刺点	1. 手术结束弹力绷带加压包扎穿刺部位,将患者安全移至平车 2. 移床时注意患者安全,防止坠床,并检查输液及穿刺部位及所有管路情况 3. 拔除鞘管包扎时,应提前告知患者,降低患者恐惧心理,密切关注患者生命体征变化,预防迷走反射的发生
(8)手卫生,记录	护理记录单、材料单书写正确

【护理要点】

1. 术前护理

(1)术前宣教:全脑血管造影是一种创伤性检查术,患者往往存在恐惧心理,护士应使患者了解手术基本流程,让患者情绪平稳,保证手术顺利进行。

(2)常规准备:①术前检查,包括病毒四项、血、尿常规、出凝血时间、肝、肾功能、心电图及胸部 X 线片、脑核磁、脑血管 CTA、碘过敏试验。②左手留置套管针。③检查双侧足背动脉搏动情况,写好护理记录单,做好交接班。④术前排净大、小便。⑤术前心理安慰,必要时可给予镇静药,确保患者在手术过程中镇静,防止躁动影响操作过程和造影质量。

2. 术后护理

(1)血管迷走神经反射:观察拔除鞘管时,有无由于疼痛刺激、精神过度紧张、局部按压力量过猛等因素,表现为血压下降、面色苍白、皮肤湿冷、心率减慢、恶心、呕吐等。应严密监测生命体征变化,及时发现、及时处理。患者返回病房后立即行生命体征检查及神经系统评估一次,以后根据病情决定。

(2)血压监测:1 h 内每 15 min 测血压一次,如血压稳定,可 2~4 h 测血压一次。

(3)观察穿刺部位有无出血及皮下血肿:个别病例因压迫止血不彻底,或应用肝素剂量大、穿刺次数多、患者制动不够而发生出血或血肿,严重时可致休克。故 1 h 内每 15 min 观察一次,无异常后每 2~4 h 观察一次。如发生出血,宜撤掉弹力绷带及纱布卷,重新压迫止血。压迫动脉时间一般为 15~20 min,应采用指压法,对于肥胖、老年、抗凝、凝血差者适当延长压迫时间,确认无出血后,用弹力绷带或纱布加压包扎,其上用沙袋压迫 4~6 h。

(4)碘对比剂引起的不良反应:由于碘对比剂最终由肾脏排泄出体外,使用碘对比剂会对肾脏有一定的影响,所以对使用碘对比剂的患者,尤其对老年人、原有肾功能损害者及心衰的患者,应注意观察手术后的尿量情况。

(5)足背动脉搏动情况:如术侧足背动脉较对侧明显减弱或与术前比较明显减弱,应考虑股动

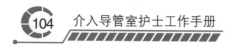

脉血栓形成。应观察肢体皮肤温度、有无苍白、患者是否自觉肢体发凉等情况。

（6）有无下肢静脉血栓形成：脑血管造影术后，患者需平卧24 h，术侧肢体限制活动。对某些人群，可因平卧位时下肢静脉回流减慢，加之弹力绷带加压包扎影响静脉回流，故可致下肢静脉血栓形成，特别是术侧。多发生在术后24～48 h左右。患者可有一侧下肢肿胀，皮肤略显紫色，因此，在患者制动期24 h内，应注意肢体按摩或进行踝泵运动。

（7）心理护理：手术对患者是一种严重的心理应激源，可直接影响患者的正常心理活动，护士用通俗易懂的语言讲解术后的注意事项，使患者真正了解其重要性，对于帮助患者树立信心、消除顾虑和恐惧的心理是不可缺少的。

（8）饮食护理：碘对比剂的肾毒性较常见，尤其是糖尿病患者，脱水状态的患者这种风险增加，因此患者回病房后，应鼓励患者大量饮水以促进碘对比剂排出，4 h内饮水1 000 mL，总量约2500 mL/d，以加速碘对比剂的排泄，以免引起肾功能损害。术后即可进食，因术后极易引起腹胀，不宜进食不易消化的食物、奶制品、生冷食物，待可下床活动后再如常进食，有些患者因害怕术后大、小便不方便而不愿进食及喝水是错误的，这样会造成低血糖的严重后果，特别是不利于碘对比剂的排出，因此，要鼓励患者术后多饮水，应饮用低盐、低脂、易消化的食物，避免进食刺激性食物，禁烟禁酒，保持大小便通畅。

（9）药物指导：高血压患者应规律服药，将血压控制在适当水平，避免血压忽高忽低。

（10）体位指导：术后的患者一定要卧床，穿刺一侧下肢应绝对制动4～6 h，不能弯曲穿刺侧的下肢，也不能侧卧。如要大、小便也应在床上进行，但为了利于病情恢复、减少并发症的发生，绝对制动期过后，可以在医护人员指导下适当活动，方法如下：①术侧肢体制动时，非术侧肢体可以略微活动；②术侧下肢可以稍微外展弯曲，不可大幅度弯曲；③术侧下肢在去除沙袋压迫后可以进行膝关节以下的弯曲和伸展运动，以防止静脉血栓形成，但对于有下肢静脉曲张或静脉炎的患者，一定不要用力按压、挤捏下肢。④术后24 h患者才可下地活动。有文献显示造影患者股动脉沙袋压迫4～6 h，术肢制动8 h，12 h即可下床活动。

（马玉峰　赵文利）

第二节　脊髓动脉造影护理配合

脊髓动静脉畸形（artery-venous malformations，AVM）为先天胚胎发育异常所致。特点是有多个供血动脉和引流静脉，脊髓前动脉和脊髓后动脉均可参与畸形血管团和正常脊髓的双供血，一个或两个独立的畸形血管团埋在脊髓内部或软膜内，常见于颈、上胸和胸腰段等。脊髓动脉造影是诊断脊髓动静脉畸形的金指标。

【适应证】

1.脊髓动静脉畸形、脊髓动静脉瘘。

2.一侧或双侧上、下肢无力，或突发瘫痪查因。

3.感觉障碍为主者，为肢体麻木、瘙痒等异常感觉。

4.括约肌功能障碍为主者，为排尿困难与大便秘结。

【禁忌证】

1.对碘过敏者（需经过脱敏治疗后进行，或使用不含碘的对比剂）。

2.有严重出血倾向或出血性疾病者。

3.有严重心、肝或肾功能不全者。

4.脑疝晚期,脑干功能衰竭者。

5.穿刺处皮肤或软组织感染。

【术前准备】

1.患者准备　①完善各项术前相关检查,如心电图、超声心动图等。②向患者及家属交代手术风险、术前的准备、术中配合事项,签署手术知情同意书。③完成常规化验。④术前适当进食、水,不宜过饱。⑤术前当晚尽量保证充足睡眠。⑥准备经股动脉进行造影检查的患者术前需要练习卧床大、小便。必要时为患者留置导尿。

2.护士准备　①核对患者基本信息、查看手术交接单、知情同意书、术前一览表等,了解患者病情。②术前评估患者一般情况,包括心率、血压、呼吸、血氧饱和度、体温等。③依据术前一览表查看血、尿常规,凝血四项,感染性疾病筛查结果、抗菌药物皮试结果;依据手术交接单内容核对患者假体、体内植入物、影像学资料等其他内容。④准备术中所用碘对比剂、器械、敷料等。⑤准备好术中所用一切用物以备用。⑥准备术中抢救药物(阿托品、间羟胺、肾上腺素等)、抢救物品(除颤器、心电血压监测仪等)。⑦心理支持:术前告知患者手术方式、手术部位。患者多为老年人群,心理承受能力弱,易产生急躁、恐惧、悲观等不良心理。我们应该积极争取家属配合,提供充足的情感支持,降低患者的心理应激反应,改善其遵医行为。

3.用物准备　见表3-2-3。

表3-2-3　脊髓动脉造影耗材和物品准备

序号	耗材名称	规格型号	用途	数量
1	血管鞘	5 F	留置通路	1个
2	穿刺针	18 G	穿刺血管	1个
3	导丝	150 cm,0.035 inch	辅助导管	1根
4	高压连接管	120 cm	连接导管注射碘对比剂	1根
5	高压注射器	150 mL	储存注射碘对比剂	1个
6	5F PIG 导管	5F,100 cm	进行大血管造影	1根
7	4F VER 导管	4F,100 cm	脑血管造影	1根
8	4F C2 导管	4F,100 cm	脊髓动脉造影	1根
9	4F SIM1 导管	4F,100 cm	脊髓动脉造影	1根
10	Y 型阀		连接高压水和导管	1个
11	可加压输液袋		加压生理盐水冲洗导管	1个
12	脑血管造影手术包	治疗巾、大单、弯盆、不锈钢碗、小药杯、尖刀片、剪刀、弯钳、纱布、托盘、无菌手术衣、无菌手套	铺手术台	1套
13	盐酸利多卡因注射液	5 mL	局部麻醉	1支
14	肝素注射液	2 mL	冲洗耗材,预防血栓	1支
15	非离子型碘对比剂	100 mL	血管造影	2瓶

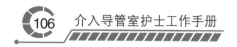

【手术步骤及护理配合】

见表3-2-4。

表3-2-4　脊髓动脉造影术手术步骤及护理配合

手术步骤	护理配合
1. 准备	
(1)护士:戴口罩,手卫生,准备用物 物品:手术常见材料 药品:利多卡因、肝素、硝酸甘油等术中常用药物 仪器:心电血压监护仪、除颤仪等	1. 药品配置有效期2 h 2. 检查仪器性能
(2)患者:排空膀胱,去除盆腔及以上身体佩戴的不透X线的金属玉石等物品	头发较长的女性患者可盘起头发,戴一次性帽子
(3)环境:手术间调至适宜温度	
2. 实施	
(1)查对:核对患者身份	医生、护士、技师根据手术安全核查表内容三方共同核查确认患者身份(病区、床号、住院号、姓名、性别、年龄)、手术方式、手术部位、知情同意书、术前一览表、皮肤是否完整、静脉通道建立情况、患者过敏史、抗菌药物皮试结果、感染性疾病筛查结果、假体、体内植入物、影像学资料等其他内容
(2)解释:向患者解释手术方式和手术步骤及术中配合注意事项,减轻患者紧张情绪	全麻患者麻醉后完成留置导尿,争取患者的良好配合
(3)体位:协助患者平卧于导管床上,双腿自然伸直分开,使用约束带妥善约束患者,避免造影过程中出现坠床事件	1. 关闭窗帘,协助脱衣服,根据需要摆好体位,注意保暖及保护患者隐私 2. 肥胖患者必要时给予托手板保护,增加患者的舒适度,避免引起坠床发生 3. 吸氧、心电、血压监测 4. 静脉留置针妥善固定,保持液体通畅,遵医嘱给药 5. 对于儿童及有生育要求的患者可臀下放铅垫保护生殖系统
(4)铺无菌手术台:打开手术材料,连接碘对比剂及压力监测系统等常用高值耗材等,铺无菌单,协助医生穿无菌手术衣,协助医生抽取术中用药	严格执行无菌操作
(5)消毒穿刺:股动脉消毒范围为双侧大腿中上1/3、会阴部、肚脐以下,采用Seldinger穿刺法穿刺股动脉置入鞘管,三指定位法,表面浸润麻醉,穿刺套管针有回血后,术者右手持导丝,左手缓慢退针,见回血(喷血)后迅速送入导丝,体外剩余5~10 cm左右,导丝尾端必须露出鞘管尾端,以免导丝脱落入体内,送入后连同导丝一起拔出鞘芯,注射肝素盐水,穿刺成功	医生给患者进行穿刺时,护士应密切关注心率、血压的变化,备好抢救用药,预防迷走反射的发生

续表 3-2-4

手术步骤	护理配合
（6）造影：先用 5F PIG 导管进行主动脉弓造影、胸主动脉造影，腹主动脉造影，显示主动脉弓形，及各部位的脊髓动脉的一级供血血管。针对不同形态的血管选择不同的造影导管，常规进行双侧颈内动脉和椎动脉造影，及甲状颈干肋颈干等。用 4F C2 或 4F SIM2 导管进行脊髓动脉造影及骶正中动脉并用记录本，记录已选择过的脊髓动脉，并记录造影结果。	1. 术中密切观察患者神志、瞳孔、呼吸、血压、心率、血氧饱和度变化 2. 随时询问患者有无头晕、呕吐不适等症状 3. 密切观察有无心慌、气短、荨麻疹及球结膜充血等过敏体征，配合医生及时做好处理 4. 随时观察加压输液的液体情况，防止输入空气引起栓塞等严重并发症 5. 保持输液通道通畅，密切观察有无液体外渗，局部肿胀，管路打折
（7）手术结束：包扎穿刺点	1. 手术结束弹力绷带加压包扎穿刺部位，将患者安全移至平车 2. 移床时注意患者安全，防止坠床，并检查输液及穿刺部位及所有管路情况 3. 拔除鞘管包扎时，应提前告知患者，降低患者恐惧心理，密切关注患者生命体征变化，预防迷走反射的发生
（8）手卫生，记录	护理记录单、材料单书写正确

【护理要点】

1. 术前护理

（1）术前宣教：脊髓动脉造影是一种创伤性检查术，患者往往存在恐惧心理，护士应使患者了解手术基本流程，让患者情绪平稳，保证手术顺利进行。

（2）常规准备：①术前检查：包括血、尿常规，出凝血时间、肝、肾功能、心电图及胸部 X 射线片、头颅磁共振、脊髓血管 CTA、碘过敏试验。②备皮：脐下至大腿上 1/3、两侧腋中线及双侧腹股沟区。③左手留置套管针。④检查双侧足背动脉搏动情况，写好护理记录单，做好交接班。⑤术前排净大、小便。⑥术前 30 min 肌肉注射苯巴比妥 10 mg。如患者紧张焦虑情绪较明显可予安定 5 ~ 10 mg 静脉注射，确保患者在手术过程中镇静，防止躁动影响操作过程和造影质量。

2. 术后护理

（1）血管迷走神经反射：观察拔除鞘管时，有无由于疼痛刺激、精神过度紧张、局部按压力量过猛等因素作用下表现为血压下降、面色苍白、皮肤湿冷、心率减慢、恶心、呕吐等，严密监测生命体征变化，及时发现、及时处理。患者返回病房后立即行生命体征检查及神经系统评估一次，以后根据病情决定。

（2）血压监测：1 h 内每 15 min 测血压一次，如血压稳定，可 2 ~ 4 h 测血压一次。

（3）观察穿刺部位有无出血及皮下血肿：个别病例因压迫止血不彻底，或因静脉应用肝素或患者制动不够，而发生出血或血肿，严重时可致休克。故 1 h 内每 15 min 观察一次，无异常后每 2 ~ 4 h 观察一次。如发生出血，宜撤掉弹力绷带及纱布卷，重新压迫止血。压迫动脉时间一般为 15 ~ 30 min，应采用指压法，对于肥胖、老年、抗凝、凝血差者适当延长压迫时间，确认无出血后，用弹力绷带或宽胶布加压包扎，其上用沙袋压迫 4 ~ 6 h。

（4）碘对比剂引起的不良反应：由于碘对比剂最终由肾脏排泄出体外，使用碘对比剂会对肾脏有一定的影响，所以对做完全脑血管造影后，尤其对老年人、原有肾功能损害者及心衰的患者，应注意观察手术后的尿量情况。

（5）足背动脉搏动情况：如术侧足背动脉较对侧明显减弱或与术前比较明显减弱，应考虑股动脉血栓形成。应观察肢体皮肤温度、有无苍白、患者是否自觉肢体发凉等情况。

（6）有无下肢静脉血栓形成：脑血管造影术后，患者需平卧 24 h，术侧肢体限制活动。对某些人群，可因平卧位时下肢静脉回流减慢，加之弹力绷带加压包扎影响静脉回流，故可致下肢静脉血栓形成，特别是术侧。多发生在术后 24～48 h 左右。患者可有一侧下肢肿胀，皮肤略显紫色，因此，在患者制动期 24 h 内，应注意肢体按摩。

（7）心理护理：手术对患者是一种严重的心理应激源，可直接影响患者的正常心理活动，护士用通俗易懂的语言讲解术后的注意事项，使患者真正了解其重要性，对于帮助患者树立信心、消除顾虑和恐惧的心理是不可缺少的。

（8）饮食护理：碘对比剂的肾毒性较常见，尤其是糖尿病患者、脱水状态的患者这种风险增加，因此患者回病房后，应鼓励患者大量饮水以促进碘对比剂排出，4 h 内饮水 1 000 mL，总量约 2 500 mL/d，以加速碘对比剂的排泄，以免引起肾功能损害。术后即可进食，但避免用甜汤、鸡蛋，以防胀气；因术后极易引起腹胀，一般不宜吃得过饱，不宜进食不易消化的食物，不宜喝奶制品或生冷食物，最好吃一些粥类、汤类或半流质的食物，待可下床活动后再如常进食，有些患者因害怕术后大、小便不方便而不愿进食及喝水是错误的，这样会造成低血糖的严重后果，特别不利于碘对比剂的排出，因此，要鼓励患者术后多饮水，应饮用低盐、低脂、易消化的食物，避免进食刺激性食物，禁烟禁酒，保持大、小便通畅。

（9）药物指导：高血压患者应规律服药，将血压控制在适当水平，切勿血压忽高忽低。

（10）体位指导：术后的患者一定要卧床，穿刺一侧下肢应绝对制动 4～6 h，不能弯曲穿刺一侧的下肢，也不能侧卧，如要大、小便也应在床上进行，但为了有利于病情恢复、减少并发症的发生，绝对制动期过后，可以在医护人员指导下适当活动，方法如下：①术侧肢体制动时，非术侧肢体可以略微活动；②术侧下肢可以稍微外展弯曲，不可大幅度弯曲；③术侧下肢在去除沙袋压迫后可以进行膝关节以下的弯曲和伸展运动，以防止静脉血栓形成，但对于有下肢静脉曲张或静脉炎的患者，一定不要用力按压、挤捏下肢；④术后 24 h 患者才可下地活动。

（马玉峰　赵文利）

第三节　缺血性脑血管病介入手术护理配合

一、颈动脉支架

颈动脉是将血液由心脏输送至头、面、颈部的大血管，是脑的主要供血血管之一。据文献报道，重度颈动脉狭窄患者，即便采用有效的药物治疗控制，2 年内脑缺血事件发生率也高达 26% 以上；而 60% 以上的脑梗死是由于颈动脉狭窄造成，严重的脑梗死可导致患者残疾甚至死亡。颈动脉斑块主要通过两种途径引起脑缺血：①严重狭窄的颈动脉造成血流动力学的改变，导致大脑相应部位的低灌注；②斑块中微栓子或斑块表面的微血栓脱落引起脑栓塞。多数认为，斑块狭窄度、斑块形态学特征与脑缺血症状之间密切相关，两者共同作用诱发神经症状，而狭窄度与症状间关系可更为密切。

颈动脉血管成形术及支架植入术是使用球囊导管、支架等器械消除或减轻颈部动脉狭窄与血栓，改善颈部血管供血区域器官血流灌注的介入治疗方法；由于其微创的优势，得到了很快的发展,尤其在中国,颈动脉支架植入术(carotid artery stenting,CAS)的普及较为广泛,甚至超过了颈动脉内膜切除术(carotid endarterectomy,CEA)。

【适应证】

1.有症状或无症状的颈内动脉和(或)椎动脉狭窄。

2.血管狭窄率>75%。

3.无血管外限制因素(如肿瘤和瘢痕)。

4.血管成形术后再狭窄。

患者存在以下情况应优先考虑血管内治疗:动脉狭窄用药物治疗临床症状无明显改善,动脉严重狭窄,但患者临床情况不能耐受手术或手术带来高的致残率和致死率的可能;动脉狭窄同时存在冠心病、心肌梗死或严重肺疾病。

【禁忌证】

1.动脉粥样硬化狭窄存在粥样斑块,内腔极度不规则。

2.临床体征与血管狭窄不相关。

3.脑卒中或痴呆所致的严重残疾,6周内发生过脑卒中。

4.病变动脉完全闭塞。

5.导管行经的动脉严重硬化、迂曲、导管难以越过。

6.合并颅内肿瘤或动静脉畸形。

7.患者或家属不同意介入治疗。

【术期准备】

见表3-2-5。

表3-2-5　缺血性脑血管病介入手术耗材和物品准备

序号	耗材名称	规格型号	用途	数量
1	血管鞘	8F	留置通路	1个
2	穿刺针	18G	穿刺血管	1个
3	导丝	150 cm,0.035 inch	辅助导管	1根
4	高压连接管	120 cm	连接导管注射对比剂	1根
5	高压注射器	150 mL	储存注射对比剂	1个
6	8F指引引管	6F,100 cm	造影,输送保护伞、球囊支架	1根
7	保护伞	直径 3.5 ~ 5.5 mm,长度 190 cm	收集颈动脉脱落的斑块	1根
8	球囊	直径 2 ~ 5 mm,长度 20 ~ 40 mm	扩张动脉血管	若干
9	压力泵	容积 20 mL,压力指数 30	扩张球囊	1个
10	Y型阀	–	连接高压水和导管,增加通路	1个
11	可加压输液袋	–	加压生理盐水冲洗导管	1 ~ 2路
12	颈动脉支架	闭环支架,开环支架,直径 5 ~ 10 mm,长度 30 ~ 50 mm	撑起狭窄的血管	1个

续表 3-2-5

序号	耗材名称	规格型号	用途	数量
13	缝合器	适应 6F、7F、8F 血管鞘	缝合穿刺血管	1 个
14	脑血管造影手术包	治疗巾、大单、弯盆、治疗碗、小药杯、尖刀片、剪刀、弯钳、纱布、托盘、无菌手术衣、无菌手套	铺手术台	1 套
15	5% 利多卡因注射液	5 mL	局部麻醉	1 支
16	肝素注射液	2 mL	冲洗耗材,预防血栓	1 支
17	非离子型对比剂	100 mL	血管造影	2 瓶
18	输液器		连接高压水	1~2 个

【手术步骤及护理配合】

见表 3-2-6。

表 3-2-6　缺血性脑血管病介入手术步骤及护理配合

手术步骤	护理配合
1. 准备	
(1)护士:戴口罩,手卫生,准备用物 物品:手术常见材料 药品:利多卡因、肝素、替罗非班等术中常用药物 仪器:麻醉机、心电血压监护仪、除颤仪等	1. 药品配置有效期 2 h 2. 检查仪器性能
(2)患者:排空膀胱,去除颈部及头面部佩戴的不透 X 线的金属玉石等物品	头发较长的女性患者可盘起头发,戴一次性帽子
(3)环境:手术间调至适宜温度	
2. 实施	
(1)查对:核对患者身份	医生、护士、技师根据手术安全核查表内容三方共同核查确认患者身份(病区、床号、住院号、姓名、性别、年龄)、手术方式、手术部位、知情同意书、术前一览表、皮肤是否完整、静脉通道建立情况、患者过敏史、抗菌药物皮试结果、感染性疾病筛查结果、假体、体内植入物、影像学资料等其他内容
(2)解释:向患者解释手术方式和手术步骤及术中配合注意事项,减轻患者紧张情绪	全麻患者麻醉后完成留置导尿,争取患者的良好配合

续表3-2-6

手术步骤	护理配合
(3)体位:协助患者平卧于导管床上,双腿自然伸直分开,使用约束带妥善约束患者,避免造影过程中出现坠床事件	1. 关闭窗帘,协助脱衣服,根据需要摆好体位,注意保暖及保护患者隐私 2. 肥胖患者必要时给予托手板保护,增加患者的舒适度,避免引起坠床发生 3. 吸氧、心电、血压监测 4. 静脉留置针妥善固定,保持液体通畅,遵医嘱给药 5. 对于儿童及有生育要求的患者可臀下放铅垫保护生殖系统
(4)铺无菌手术台:打开手术材料,连接碘对比剂及压力监测系统等常用高值耗材等,铺无菌单,协助医生穿无菌手术衣,协助医生抽取术中用药	严格执行无菌操作
(5)颈动脉血管成形及支架植入 1)局部/全身麻醉下行股动脉穿刺,给予3 000 U(遵医嘱)肝素,首先行主动脉弓造影,之后行超选择性颈动脉造影 2)沿导丝送入导引导管或颈动脉长鞘至颈总动脉分叉下方2~3 cm处 3)测量狭窄病变长度及靶血管直径,在路图引导下引入脑保护装置,在狭窄上方3~5 cm血管平直处释放远端脑保护装置 4)选择小于颈内动脉直径1~2 mm的球囊行预扩张,扩张前将患者心率提升至70次/min以上,也可在球囊扩张时注意观察患者的心电图,如果出现心率快速下降可嘱患者咳嗽,或使用阿托品提高心率。造影后将支架(支架直径根据测量结果决定)送至狭窄段,再次造影证实位置无误后释放支架 5)支架植入后常规造影判断疗效,若残余狭窄超过30%,再行后扩张成形术 6)回收保护伞,造影复查,血管缝合	1. 术中密切观察患者神志、瞳孔、呼吸、血压、心率、血氧饱和度变化 2. 随时询问患者有无头晕、呕吐不适等症状 3. 密切观察有无心慌、气短、荨麻疹及球结膜充血等过敏体征,配合医生及时做好处理 4. 随时观察加压输液的液体情况,防止输入空气引起栓塞等严重并发症 5. 保持输液通道通畅,密切观察有无液体外渗,局部肿胀,管路打折
(6)手术结束:包扎穿刺点	1. 手术结束弹力绷带加压包扎穿刺部位,将患者安全移至平车 2. 移床时注意患者安全,防止坠床,并检查输液及穿刺部位及所有管路情况 3. 拔除鞘管包扎时,应提前告知患者,降低患者恐惧心理,密切关注患者生命体征变化,预防迷走反射的发生
(7)手卫生,记录	护理记录单、材料单书写正确

【护理要点】

1. 术前护理

(1)心理护理:由于支架植入是一种金属异物植入,大部分患者缺乏了解,会产生不同程度的紧张、恐惧和焦虑心理。责任护士针对患者的心理表现,根据患者的性别、年龄、职业、程度、性格等个体特点,用通俗易懂的语言耐心解释疾病及介入治疗的必要性和重要性,讲解介入治疗的优越性,如创伤小、痛苦少、效果好、恢复快等,使其了解手术情况,消除患者的紧张心理,让患者在良好的心理状态下接受和配合手术。

(2)患者准备:①药物准备:术前 3 d 行抗凝治疗,给予口服阿司匹林 300 mg/d,氯吡格雷 75 mg/d,护士解释并做好服药指导,观察皮肤黏膜有无出血倾向。高血压患者服用降压药。②术前手术区域备皮(必要时)。③化验准备:病毒四项,血常规+血型、出血和凝血时间、电解质、肝肾功能,血小板抵抗性测定。④禁食 12 h,禁水 6 h(必要时)。⑤术晨测体温、脉搏、血压、呼吸。⑥左上肢建立静脉通道。

2. 术后护理

(1)生命体征护理:严密观察患者的生命体征,尤其心率、血压的变化,由于手术中支架释放刺激了颈动脉压力感受器,有反射性血压下降的危险,患者术后即给予心电监护,最初 30 min 一次,4 h 后调为 1 h 一次,血压稳定后根据医嘱 2 h 一次,观察 24 h 后停止,必要时遵医嘱给予多巴胺、阿托品、异丙肾上腺素等维持血压、心率。对于严重动脉狭窄合并对侧血管狭窄的患者,血管成形后应注意控制血压,防止脑过度灌注而造成患者不良反应。脑过度灌注综合征是脑供血动脉狭窄血管成形术后最严重的并发症之一,可发生广泛的脑血管痉挛、脑水肿、以及脑出血,主要表现为头痛、癫痫和局灶性神经功能缺失,应加强观察,及时处理。

(2)严密观察神经系统功能:术后了解患者的表达能力及发音能力,观察患者术后肢体活动、肌力的变化,与术前做对比,以了解病情的转归。

(3)出血凝血护理:严格抗凝血治疗,有效的抗凝血治疗可控制血栓形成,对手术的成功非常的重要,术前规律进行双抗治疗,术中术后根据手术情况决定是否给予血管内抗血小板治疗。术后口服波立维 75 mg/d 至少 6 个月,长期口服肠溶阿司匹林 100 mg/d,口服 3 个月,然后根据复查结果决定是否停止口服波立维。护士应在实施抗凝血治疗前对患者及其家属耐心讲解抗凝血治疗的重要性,同时向其患者讲清在抗凝血过程中引起出血的可能,主要表现为皮肤及黏膜出血,注射后局部出现瘀斑、血尿或胃肠道出血。同时,观察有无颅内出血征象,如头痛、喷射性呕吐及意识、瞳孔的改变。抗凝过程中需要动态监测出、凝血时间。使患者了解以上情况,主动配合治疗。

(4)穿刺部位护理:严密观察穿刺局部有无渗血、肿胀或血肿发生。因术中全身肝素化,术后抗凝血治疗,穿刺点易出血及形成皮下水肿。拔鞘时嘱患者放松,局部按压 20 min,按压力度以既能使穿刺点不出血,又能触到足背动脉搏动为准,按压后用绷带加压包扎,沙袋压迫 24 h 并嘱患者穿刺侧肢制动。在加压包扎期间,应主动向患者解释加压包扎的重要性,患者常感觉不舒适要求解除或放松包扎,注意检查足背动脉搏动情况,若确为加压包扎过紧,应报告医师适度放松。

二、椎基底动脉支架

将近 1/4 的缺血性卒中累及后循环或椎基底循环。椎动脉狭窄可在颅外或颅内任何部位发生,占后循环缺血性卒中的 20%。狭窄性病变,尤其是动脉起始部狭窄性病变并不少见。由于双侧椎动脉最终汇集为一条基底动脉,故血流动力学性卒中很少因一侧椎动脉引起。此外,与 ICA 相比,椎动脉在颈部发出很多分支,因此,提供了强大的侧支血液支持,当起始部闭塞后,其终末动脉常借此实现再通。在临床中患者可出现短暂的缺血性发作或卒中,常见反复发作症状包括头晕、复视、步态不稳、恶心、呕吐、血管性头痛、面部麻木、记忆障碍、眼球震颤,以及摔倒。后循环卒中患者可出现昏睡、昏迷,四肢肌力降低等症状。报道的患者中有各种症状,这些症状往往与其他系统相类似,往往没有被充分认识到而可能延误治疗及治疗不当。椎动脉病变患者还有许多是无症状的,但有 50% 可单纯表现为卒中及 26% 表现为 TIA 者迅速发作卒中。

【适应证】

1. 椎基底动脉系统缺血症状或反复发作的后循环卒中,内科抗凝或抗血小板治疗无效。

2. 一侧椎动脉开口狭窄程度超过 70%，另外一侧发育不全或完全闭塞。

3. 双侧椎动脉开口狭窄程度超过 50%。

【禁忌证】

1. 3 个月内有颅内出血情况。

2. 2 周内有新鲜脑梗死灶者。

3. 不能控制的高血压。

4. 对肝素、阿司匹林或其他抗血小板聚集类药物禁忌者。

5. 对碘对比剂过敏者。

6. 伴有颅内动脉瘤，且不能提前或同时处理者。

7. 在 30 天内，预计在其他部位外科手术者。

8. 2 周内发生心肌梗死者。

9. 严重心、肝、肾疾病患者。

10. 脑疝晚期，脑干功能衰竭者。

11. 穿刺处皮肤或软组织感染。

【术期准备】

见表 3-2-7。

表 3-2-7　椎基底动脉支架手术耗材和物品准备

序号	耗材名称	规格型号	用途	数量
1	血管鞘	6F	留置通路	1 个
2	穿刺针	18 G	穿刺血管	1 个
3	导丝	150 cm,0.035 inch	辅助导管	1 根
4	高压连接管	120 cm	连接导管注射对比剂	1 根
5	高压注射器	150 mL	储存注射对比剂	1 个
6	6F 指引管	6 F,100 cm	造影,导丝,球囊支架	1 根
7	球囊	直径 1.5 ~ 4 mm,长度 10 ~ 15 mm	扩张动脉血管	若干
8	压力泵	–	扩张球囊	1 个
9	Y 型阀	–	连接高压水和导管,增加通路	1 个
10	可加压输液袋	–	加压生理盐水冲洗导管	1 ~ 2 路
11	支架	直径 3 ~ 5 mm,长度 10 ~ 15 mm,球扩式支架	–	1 个
12	缝合器	–	缝合穿刺血管	1 个
13	脑血管造影手术包	治疗巾、大单、弯盆、不锈钢碗、小药杯、尖刀片、剪刀、弯钳、纱布、托盘、无菌手术衣、无菌手套	铺手术台	1 套
14	5% 利多卡因注射液	5 mL	局部麻醉	1 支

续表 3-2-7

序号	耗材名称	规格型号	用途	数量
15	肝素注射液	2 mL	冲洗耗材,预防血栓	1 支
16	非离子型碘对比剂	100 mL	血管造影	2 瓶
17	输液器	–	连接高压水	1~2 个

【手术步骤及护理配合】

见表 3-2-8。

表 3-2-8　缺血性脑血管病介入手术步骤及护理配合

手术步骤	护理配合
1.准备	
(1)护士:戴口罩,手卫生,准备用物 物品:手术常见材料 药品:利多卡因、肝素、替罗非班等术中常用药物 仪器:麻醉机、心电血压监护仪、除颤仪等	1.药品配置有效期 2 h 2.检查仪器性能
(2)患者:排空膀胱,去除颈部及头面部佩戴的不透 X 线的金属玉石等物品	头发较长的女性患者可盘起头发,戴一次性帽子
(3)环境:手术间调至适宜温度	
2.实施	
(1)查对:核对患者身份	医生、护士、技师根据手术安全核查表内容三方共同核查确认患者身份(病区、床号、住院号、姓名、性别、年龄)、手术方式、手术部位、知情同意书、术前一览表、皮肤是否完整、静脉通道建立情况、患者过敏史、抗菌药物皮试结果、感染性疾病筛查结果、假体、体内植入物、影像学资料等其他内容
(2)解释:向患者解释手术方式和手术步骤及术中配合注意事项,减轻患者紧张情绪	全麻患者麻醉后完成留置导尿,争取患者的良好配合
(3)体位:协助患者平卧于导管床上,双腿自然伸直分开,使用约束带妥善约束患者,避免造影过程中出现坠床事件	1.关闭窗帘,协助脱衣服,根据需要摆好体位注意保暖及保护患者隐私 2.肥胖患者必要时给予托手板保护,增加患者的舒适度,避免引起坠床发生 3.吸氧、心电、血压监测 4.静脉留置针妥善固定,保持液体通畅,遵医嘱给药 5.对于儿童及有生育要求的患者可臀下放铅垫保护生殖系统
(4)铺无菌手术台:打开手术材料,连接碘对比剂及压力监测系统等常用高值耗材等,铺无菌单,协助医生穿无菌手术衣,协助医生抽取术中用药	严格执行无菌操作

续表 3-2-8

手术步骤	护理配合
(5)椎动脉血管成形及支架植入 1)椎动脉开口处进行局部麻醉,颅内段或基底动脉进行全身麻醉,麻醉后行股穿刺,给予 3 000 U(遵医嘱)肝素,首先行主动脉弓造影,之后行超选择性锁骨下动脉造影 2)沿导丝送入导引导管椎动脉开口处 3)测量狭窄病变长度及靶血管直径,在路图引导下引入微导丝 4)选择小于动脉直径 1～2 mm 的球囊行预扩张,造影后将支架(支架直径根据测量结果决定)送至狭窄段,再次造影证实位置无误后释放支架 5)支架置入后常规造影判断疗效,若残余狭窄超过30%,再行后扩张成形术 6)造影复查,血管缝合	1.麻醉完成后根据需要准备加压生理盐水,术中密切观察患者血压、心率、血氧饱和度变化、瞳孔、呼吸 2.严格遵医嘱肝素化及进行抗血小板治疗 3.准备好手术材料,做到预见性护理配合,保证手术顺利完成 4.随时观察加压输液的液体情况,防止输入空气引起栓塞等严重并发症 5.保持输液通道通畅,密切观察有无液体外渗,局部肿胀,管路打折 6.做好患者术中皮肤护理
(6)手术结束:包扎穿刺点	1.手术结束弹力绷带加压包扎穿刺部位,将患者安全移至平车 2.移床时注意患者安全,防止坠床,并检查输液及穿刺部位及所有管路情况 3.拔除鞘管包扎时,应提前告知患者,降低患者恐惧心理,密切关注患者生命体征变化,预防迷走反射的发生
(7)手卫生,记录	护理记录单、材料单书写正确

【护理要点】

1. 术前护理　①药物准备:术前 3 d 行抗凝治疗,给予口服阿司匹林 300 mg/d,氯吡格雷 75 mg/d,护士解释并做好服药指导,观察皮肤黏膜有无出血倾向。高血压患者服用降压药。②术前手术区域备皮(必要时)。③化验准备:病毒四项、血常规+血型、出血和凝血时间、电解质、肝肾功能、血小板抵抗性测定。④禁食 12 h,禁水 6 h(必要时)。⑤术晨测体温、脉搏、血压、呼吸。⑥左上肢建立静脉通道。

2. 术后护理

(1)心理护理:手术对患者是一种严重的心理应激源,可直接影响患者的正常心理活动,护士用通俗易懂的语言讲解术后的注意事项,使患者真正了解其重要性,对于帮助患者树立信心、消除顾虑和恐惧的心理是不可缺少的。

(2)饮食护理:碘对比剂的肾毒性较常见,尤其是糖尿病患者,脱水状态的患者这种风险增加,因此患者回病房后,应鼓励患者大量饮水以促进碘对比剂排出,4 h 内饮水 1 000 mL,总量约 2 500 mL/d,以加速碘对比剂的排泄,全麻患者完全清醒后方可进行,可通过静脉补液补水,以免引起肾功能损害。局麻患者术后即可进食,全麻患者需在完全清醒后方可进食,一般不宜吃得过饱,不宜进食不易消化的食物,不宜喝奶制品或生冷食物,最好吃一些粥类,汤类或半流质的食物,待可下床活动后再如常进食。

(3)药物指导:高血压患者应规律服药,将血压控制在适当水平,切勿血压忽高忽低。

(4)体位指导:术后的患者一定要卧床,穿刺一侧下肢应绝对制动 4～6 h,不能弯曲穿刺一侧的下肢,也不能侧卧,如要大、小便也应在床上进行,有利于病情恢复、减少并发症的发生,绝对制动期过后,可以在医护人员指导下适当活动,方法如下:①术侧肢体制动时,非术侧肢体可以略微活动;②术侧下肢可以稍微外展弯曲,不可大幅度弯曲;③术侧下肢在去除沙袋压迫后可以进行膝关节以下的弯曲和伸展运动,以防止静脉血栓形成,但对于有下肢静脉曲张或静脉炎的患者,一定不要用力按压、挤捏下肢;④术后24 h患者才可下地活动。

(马玉峰　赵文利)

第四节　出血性脑血管病介入手术护理配合

一、颅内动脉瘤

颅内动脉瘤多为发生在颅内动脉管壁上的异常膨出,是造成蛛网膜下腔出血的首位病因。任何年龄均可发病,多数好发于40～60岁中老年女性。造成颅内动脉瘤的病因尚不甚清楚,多数学者认为颅内动脉瘤是在颅内动脉管壁局部的先天性缺陷和腔内压力增高的基础上引起的,高血压、脑动脉硬化、血管炎与动脉瘤的发生与发展有关。颅内动脉瘤好发于脑基底动脉环(Willis环)上,其中80%发生于脑基底动脉环前半部。

颅内动脉瘤的介入治疗技术根据是否保留载瘤动脉可以分为重建性治疗和非重建性治疗,非重建性治疗主要包括动脉瘤体及载瘤动脉的原位闭塞术(trapping)和近端载瘤动脉闭塞术。非重建性治疗作为部分难治性动脉瘤(如假性动脉瘤、末梢动脉瘤和夹层动脉瘤)的可选方法。

重建性治疗技术主要包括单纯弹簧圈栓塞、球囊辅助栓塞、支架辅助栓塞和血流导向装置等。其中单纯弹簧圈栓塞是最主要的方法,也是唯一经前瞻性随机对照临床试验——国际蛛网膜下腔动脉瘤试验(ISAT)证实了安全性和有效性的介入治疗方法。单纯弹簧圈栓塞目前主要为颅内窄颈动脉瘤的首选治疗方法。

【适应证】

1. 未出血的颅内囊状动脉瘤,凡位于脑底部的均可采用血管内栓塞治疗,特别对手术危险大而血管内栓塞治疗危险较小的基底动脉末端、基底动脉干、颈内动脉海绵窦段动脉瘤应作为首选。

2. 发生破裂出血的动脉瘤均应尽早进行病因治疗,以降低动脉瘤再次破裂出血的风险。

3. 颅内囊性动脉瘤破裂出血,病情属于Ⅰ、Ⅱ、Ⅲ级,甚至属于Ⅳ、Ⅴ级的患者;患者全身情况不适合开颅手术或患者拒绝开颅手术。

4. 未治疗的未破裂动脉瘤建议动态随访,随访过程中发现动脉瘤进行性增大、形态改变,建议进行干预。

【禁忌证】

1. 患者严重动脉硬化,血管扭曲,或破裂出血后严重血管痉挛,微导管无法通过血管进入动脉瘤腔者。

2. 动脉瘤破裂出血后,患者病情属Ⅴ级、处于濒死期者。

【术前准备】

1. 患者准备　①完善术前各项检查。②术前1 d清洁术野皮肤,术前禁食8 h,保证良好睡眠。③向患者及家属讲解手术的必要性及手术需要患者配合的注意事项,签署知情同意书。④绝对卧床休息,避免用力打喷嚏或咳嗽等,以免引起腹压增加或反射性的颅内压升高导致颅内动脉瘤破裂。⑤合理饮食,保持大便通畅。

2. 护士准备　①核对其姓名、床号、性别、科室、术式、部位,了解患者基本情况。②确定禁食、水的时间是否满足全麻的要求,询问是否有义齿或是松动的牙齿,过敏史等,并通知麻醉医生做相应的处理。③记录术前血压、肢体肌力及足背动脉搏动情况,以备术后对照。严密观察生命体征及意识变化,及早发现出血等异常情况。④对于伴有癫痫者,防止发作时受伤,保持呼吸道通畅,按医嘱给予抗癫痫药。⑤做好心理护理:告知患者及家属手术方式、部位及手术过程,了解手术的目的和意义,消除其恐惧心理,取得患者及家属的配合。⑥对患者携带的贵重物品交与家属妥善保管。⑦做好导管间各项准备:准备 DSA 仪、麻醉机、吸引器、心电监护仪、除颤仪等,所有的仪器都要做好检查,保证工作性能良好。⑧备好各种抢救药物,室内规范消毒,并保持清洁、安静及适宜的温、湿度,调节好室内灯光。

3. 用物准备　见表 3-2-9、3-2-10。

表 3-2-9　脑血管造影药品及材料准备

材料	数量	材料	数量
介入手术包	1 个	碘对比剂	2 瓶
5 mL、10 mL、20 mL 注射器	3 个	肝素注射液	1 支
5F 股动脉鞘	1 个	生理盐水	4 瓶
150 cm 0.35 inch 泥鳅导丝	1 个	18G 穿刺针	1 个
4F VER 造影导管	1 根	5F PIG 导管	1 根
高压注射器	1 个	外周用长连接管	1 根
4F H1 或 4F SIM 造影导管	1 根	导尿包	1 个

表 3-2-10　动脉瘤栓塞药品及材料准备

材料	数量	材料	数量
6 F 股鞘	1 个	碘对比剂	2 瓶
Y 型阀	2~4 个	肝素注射液	1 支
抗高压三通	1~2 个	生理盐水	4 瓶
260 cm 导丝	1 个	输液器	2~4 个
微导丝	1 根	栓塞微导管	1 根
弹簧圈	若干	解脱器	若干
烧水壶	1 个	支架导管	备用
支架	备用	抗折长鞘	备用
密网支架用指引导管	1 个	密网支架导管	1 根
密网支架	1 个	缝合器	1 个
6 F 指引导管	1 根	加压灌注系统	2~4 个

【手术步骤及护理配合】

见表 3-2-11。

表 3-2-11 颅内动脉瘤栓塞术手术步骤及护理配合

手术步骤	护理配合
1. 患者入室	1. 评估患者病史、生命体征、辅助检查、心理状态及有无义齿、体重、禁食禁水情况、意识、四肢活动度、肌力、双侧瞳孔直径及对光反射情况 2. 检查床头固定好头架,妥善安置患者平卧于手术台上 3. 连接生命体征监测系统 4. 常规左上肢留置静脉输液通路,保留导尿,测术前 ACT
2. 麻醉医生穿刺患者桡动脉持续压力监测,行全身静脉麻醉及气管插管	1. 协助麻醉医生进行全麻 2. 注意观察患者麻醉后状态,双侧瞳孔直径及对光反射情况并记录
3. 根据手术穿刺部位消毒皮肤,铺巾	1. 暴露手术视野并注意保暖,协助手术者消毒、铺单、建立无菌手术区域 2. 协助术者穿手术衣、戴手套,套铅板套、机头套
4. 采用 Seldinger 技术,行股动脉穿刺,常规行全脑血管造影检查	1. 递送脑血管造影相应材料 2. 准备肝素盐水(1 mL:1 000 U),根据患者体重给予肝素化。首次给肝素剂量(mg)为体重的 2/3,以后减半量每隔 1 h 给药,监测 ACT 维持在 250～300 s 3. 保证加压输注装置正常,观察患者一般情况变化,及时添加对比剂
5. 明确动脉瘤的位置及形态,通过影像决定手术方式,包括单纯动脉瘤栓塞、支架辅助动脉瘤栓塞、密网支架植入治疗	1. 递送导引导管、微导管、微导丝及栓塞材料,协助微导管塑形 2. 手术过程中定期观察加压灌注系统中的余液量及压力 3. 根据需要更换相应的导管、导丝,递送栓塞材料、支架或球囊等辅助材料 4. 严密观察患者生命体征,特别注意手术过程中血压的急剧升高,及时提醒医生造影,确定是否因动脉瘤破裂出血引起,积极配合医生进行相应处理
6. 复查脑血管造影,查看载瘤动脉近端及远端血流状态	准备鱼精蛋白,必要时中和肝素
7. 拔鞘,加压包扎或血管缝合器使用	1. 递送绷带、纱布、自粘绷带等耗材;协助包扎穿刺点 2. 完善手术相关记录,详细填写术中一次性材料、药品使用清单,植入体内及高值耗材粘贴条形码,以便术后核对
8. 患者出室,护送至监护室	1. 检查患者各种通路、皮肤等完好 2. 患者安全过床及转运,途中严密观察病情及管道 3. 规范患者交接并做好记录 4. 手术间终末处理

【术后护理】

1. 一般护理　在患者麻醉复苏的过程中,注意患者的血氧饱和度,防止患者躁动坠床,防止误吸。每小时监测体温、脉搏、呼吸、血压、瞳孔变化 1 次,并详细记录。抬高床头 15°～30°,以利于静脉回流,减轻脑水肿、降低颅内压,从而增加脑灌注,防止脑组织缺氧。

2. 血压观察 密切观察患者血压波动,维持血压在 120~130/80~90 mmHg,备好降压药物以避免出现过度灌注综合征。

3. 穿刺部位观察及护理 术后股动脉加压包扎 12 h,严密观察穿刺侧肢体足背动脉搏动情况及下肢温度、颜色和末梢血运情况,观察穿刺局部有无渗血及血肿、瘀斑形成。如果出现肢端苍白,小腿剧烈疼痛、麻木、皮肤温度下降,则提示有股动脉血栓可能,应及时报告医生采取措施。

4. 疼痛护理 患者严格卧床 24 h,穿刺肢体处于伸直、制动、平卧位,若感觉全身酸痛、背痛难忍,给予平卧,或向患侧翻身 60°,或向健侧翻身 20°~30°,交替更换体位,保持髋关节伸直,小腿可弯曲,健侧下肢自由屈伸,并随时按摩受压部位,以减轻患者痛苦。

5. 癫痫的护理 减少刺激,防止癫痫发作,安装好床档,备好抢救用药,防止意外发生。

6. 并发症护理

(1) 脑血管相关并发症及处理:主要包括颅内出血、血栓事件。

1) 颅内出血:主要为手术中由于各种原因所致的栓塞动脉瘤瘤体破裂出血或者再出血。此时需要停用抗血小板药物。同时给予鱼精蛋白中和肝素,必要时给予紧急栓塞出血部位,如出血量较大,需给予降颅压、脑室外引流等相应处理。

2) 颅内血栓事件:主要为栓塞动脉瘤瘤体内或载瘤动脉附近血栓形成,尤其是在使用支架辅助栓塞或术前有动脉瘤相关蛛网膜下腔出血病史的病例中,血栓事件更易发生。一旦载瘤动脉支架内血栓形成或远端血管栓塞事件发生。应及时给予各种措施,如药物溶栓、机械碎栓、机械取栓、抽吸血栓、球囊扩张、支架植入等。同时术后应密切监测患者意识、瞳孔、语言及四肢活动情况早期发现脑梗死症状,及时治疗。

(2) 穿刺部位并发症及处理:主要为股动脉穿刺部位假性动脉瘤。

1) 股动脉假性动脉瘤:指行经皮穿刺后血液通过动脉壁裂口进入血管周围组织并形成一个或多个腔隙(瘤腔),收缩期动脉血液经过载瘤动脉与瘤腔之间的通道(瘤颈部)流入瘤腔内,舒张期血流回流到动脉内的一种病理现象。

2) 处理:①一旦发生股动脉假性动脉瘤后,可采用弹力绷带加压包扎修复或超声指导下压迫修复,在超声探头指引下压迫假腔与股动脉相通处,使血流及频谱信号消失,一般压迫 10 min 后轻轻松开并观察,若动脉瘤破口处血流或频谱信号仍然存在,再次压迫至破口闭合,然后用弹力绷带持续加压并卧床休息 24 h 以上,2~3 d 后超声复查,血管腔及血流频谱信号消失为有效。失败的患者可选择超声指导下局部注射凝血酶,通常瘤体直径<3.5 cm 或瘤体体积<6 cm³ 的股动脉假性动脉瘤可形成自发性血栓。②若压迫无效则需行外科手术修补。

二、脑动静脉畸形

脑动静脉畸形(arteriovenous malformation,AVM)是指局部脑血管发育障碍引起的脑血管局部数量和结构异常,并影响正常脑血流,是一种先天性局部脑血管发育异常,由扩张的、存在动静脉之间的杂乱血管集聚构成。病变大小在数毫米至数厘米不等,可发生在脑的任何部位,尽管这种病变在出生时已存在,但首发症状一般出现在 10~30 岁,也可发生在任何年龄。传统治疗是手术切除畸形,前提为手术不至于加重神经功能损害。对脑的重要功能区和深部小的和中等的病灶,放射介入治疗可有效减少或消除畸形。随着介入神经外科放射学的发展,血管内栓塞已成为治疗该病的主要方法之一。

【适应证】

1. 病变广泛深在,不适宜直接手术者。

2. 病变位于重要功能区,如语言功能区、脑干等,手术后将产生严重并发症或后遗症者。

3. 高血流病变、盗血严重、病灶巨大、直径超过 3 cm,术后可能发生过度灌注综合征者;可以分期栓塞,使病变缩小后,再行手术或放射治疗。

【禁忌证】

1. 病变为低血流,供血动脉太细,微导管无法插入者,或不能避开供应正常脑组织的穿支动脉者。

2. 超选择性脑血管造影显示病灶穿支供血者,区域性功能闭塞试验产生相应神经功能缺失者。

3. 严重动脉硬化,血管扭曲,导管无法插入病变供血动脉者。

4. 全身衰竭状态,不能耐受治疗或患者拒绝治疗者。

【术前准备】

1. 患者准备 ①完善各项术前检查。②术前 1 d 做好穿刺部位皮肤清洁。③术前 8 h 禁食、禁饮;如有癫痫发作史者,口服抗癫痫药。④做好患者及其家属的解释工作,交代治疗方法、术前准备、术中配合事项,履行签字手续。

2. 护士准备 同"颅内动脉瘤介入治疗技术"。

3. 用物准备 见表 3-2-12、3-2-13。

表 3-2-12 脑血管造影药品及材料准备

材料	数量	材料	数量
介入手术包	1 个	碘对比剂	2 瓶
5 mL、10 mL、20 mL 注射器	3 个	肝素注射液	1 支
5 F 股动脉鞘	1 个	生理盐水	4 瓶
150 cm 0.35 inch 泥鳅导丝	1 个	4F H1 或 4F SIM 造影导管	1 根
4F VER 造影导管	1 根	导尿包	1 个
高压注射器	1 个	5F PIG 导管	1 根
18 G 穿刺针	1 个	外周用长连接管	1 根

表 3-2-13 AVM 栓塞材料准备

材料	数量	材料	数量
6 F 股动脉鞘	1 个	碘对比剂	2 瓶
5 mL、10 mL、20 mL 注射器	3 个	肝素注射液	1 支
6 F 导引导管	1 根	生理盐水	4 瓶
Y 形阀	2~3 个	碘化油	若干支
各型专用微导管及微导丝	若干	5%、10% 葡萄糖注射液	若干瓶
液态栓塞材料(NBCA、ONYX、GLUBRAN)	若干	烧水壶	1 个
18 G 穿刺针	1 个	三通	2~3 个
输液器	2~3 个	加压灌注系统	2~3 个
振荡器	1 个	1mL 注射器	3 个

【手术步骤及护理配合】

见表 3-2-14。

表 3-2-14　脑动静脉畸形血管内栓塞治疗的手术步骤及护理配合

手术步骤	护理配合
1. 患者入室	1. 检查床头固定好头架,妥善安置患者平卧于手术台上,双下肢外展并轻度外旋,必要时穿刺侧臀下垫枕 2. 注意保暖,保护隐私 3. 连接生命体征监测系统 4. 常规左上肢留置静脉输液通路,留 2～3 个三通管,方便给药 5. 测术前 ACT
2. 麻醉医生穿刺患者桡动脉持续压力监测,行全身静脉麻醉及气管插管	1. 协助麻醉医生进行全麻 2. 注意观察患者麻醉后状态,双侧瞳孔直径及对光反射情况并记录
3. 根据手术穿刺部位消毒皮肤,铺巾	1. 暴露手术视野,协助手术医生消毒、铺单、建立无菌手术区域 2. 协助术者穿手术衣、戴手套、套铅板套、机头套
4. 采用 Seldinger 技术,行股动脉穿刺,常规行全脑血管造影检查	1. 递送脑血管造影相应材料 2. 准备肝素盐水(1 mL:1 000 U),根据患者体重给予肝素化。首次给肝素剂量(mg)为体重的 2/3,以后减半量每隔 1 h 给药,监测 ACT 维持在 250～300 s 3. 保证加压输注装置正常,观察患者一般情况变化,及时添加对比剂
5. 发现 AVM,明确其血管构筑学特征,决定栓塞方案并进行栓塞前准备	1. 递送导引导管、微导管、微导丝及栓塞材料,协助微导管塑形 2. 一般输液器、Y 阀与高压水的数量相同。保证高压水墨菲滴管中液体的滴数可视,整个输液器里不能有气泡,结扎输液器通大气端后加压到 400 mmHg 3. 手术过程中定期观察加压灌注系统中的余液量及压力
6. 微导管到位,配胶	若为 NBCA 和 GLUBRAN:用大量生理盐水冲洗术者及助手双手,冲洗配胶容器,提供干燥纱布让助手擦干容器,提供若干干燥 1 mL 注射器、胶,以及适量碘化油,让助手充分混匀并另外提供一支 1mL 注射器抽取配好的胶;同时,提供葡萄糖溶液让术者充分冲洗微导管。若为 ONYX,用大量生理盐水冲洗术者及助手双手,将 ONYX 专用注射器以及 DMSO 交给助手,抽取 DMSO 冲洗微导管并提醒术者计量;核对 ONYX 浓度,协助助手用另一只专用注射器抽取 ONYX

续表 3-2-14

手术步骤	护理配合
7.AVM 栓塞	1.注射 ONYX 后应计时,防止 DMSO 进入人体过快;按时给予肝素,保证加压输注装置输注正常;保证术中液体平稳输注;根据需要递送可能需要更换的导管、导丝,递送栓塞材料;及时添加对比剂 2.严密观察患者血压、心率等生命体征变化,警惕术中灌注压突破
8.复查造影	准备鱼精蛋白,必要时中和肝素
9.协助包扎	1.递送绷带、纱布、自粘绷带等耗材;协助包扎穿刺点 2.完善手术相关记录,核对使用的耗材并打印记录单
10.患者出室,护送至监护室	1.检查患者各种通路、皮肤等完好 2.患者安全过床及转运,途中严密观察病情及管道 3.规范患者交接至监护病房并做好记录

【术后护理】

1. 一般护理:观察患者意识、瞳孔变化,测血压、脉搏、呼吸,密切注意血压波动情况,备好降压药以避免出现过度灌注综合征。

2. 穿刺点护理:注意穿刺点出血及穿刺侧足背动脉搏动,如穿刺点出血,及时汇报医生进行处理。

3. 术前有癫痫病史或病灶位于致痫区者,术后遵医嘱继续应用抗癫痫药物治疗。

4. 术后并发症的观察与护理:脑动静脉畸形血管内栓塞治疗的主要并发症包括误栓塞正常供血动脉、引流静脉或静脉窦导致神经功能缺失症状、脑过度灌注综合征、颅内出血、脑血管痉挛等。

(1)神经功能缺失症状:脑动静脉畸形栓塞术后原有神经功能障碍加重或出现新的神经功能障碍是较常见的并发症。临床表现为意识障碍、偏瘫、失语、偏盲、感觉障碍、共济失调等。栓塞术并发神经功能障碍多为暂时性,通过应用扩血管药物、神经营养药物及高压氧舱等治疗能改善神经功能状态。

(2)脑过度灌注综合征:主要发生在高血流病变栓塞时,由于在瞬间将动静脉短路堵塞,原被病变盗去的血液迅速回流至正常脑血管,因正常脑血管长期处于低血流状态,其自动调节功能消失,不能适应颅内血流动力学的改变,将会出现过度灌注。临床上表现为头晕、头痛、呕吐、肢体功能障碍、脑水肿或颅内出血等症状。处理原则是术后使用药物控制血压,常规药物是乌拉地尔注射液缓慢微泵输入,将收缩压控制在原来水平的 2/3,根据血压高低随时调整输入速度,维持血压平稳,防止大幅度波动,持续时间为 3~5 d,以预防或减轻脑过度灌注综合征。

(3)颅内出血:其原因可能为栓塞后脑血管自动调节功能不适应,引起过度灌注畸形血管因周围正常血管内压力升高致血管破裂,临床症状主要表现为颅内压增高的症状、神经定位体征及意识、瞳孔的改变。如果出现以上症状,应及时报告医生,做出相应处理,还要注意避免诱发颅内压增高的因素。

(4)脑血管痉挛:其发生原理与出血后血液分解产物刺激脑血管有关。术中微导管及栓塞材料对血管壁的机械刺激或微导管断离,均能发生脑血管痉挛,导致急性脑缺血、脑水肿或脑肿胀等严重后果。治疗方法主要应用尼莫地平等钙离子拮抗药以扩张血管,解除血管痉挛。

(郝敬荣 杜继元)

第五节　颅内静脉血栓形成介入手术护理配合

颅内静脉窦血栓形成是指由于多种病因引起的以脑静脉回流受阻,常伴有脑脊液吸收障碍导致颅内高压为特征的特殊类型脑血管疾病。介入治疗主要方法包括经静脉选择性局部药物溶栓、采用微导丝或微导管机械取栓、采用导管机械抽吸血栓等。

【适应证】

1. 有进行性颅内压增高伴有神经功能障碍。

2. CT/MRI 支持静脉窦血栓形成,DSA 证实有静脉窦闭塞。

3. 静脉梗死性出血 2 周之后。

4. 无严重其他脏器衰竭。

5. 近期无外科手术史。

6. 无出血倾向。

【禁忌证】

1. 双侧颈内静脉完全闭塞,导管难以到位,或溶栓可能会造成大块血栓的脱落造成肺梗死。

2. 血栓形成超过一个月。

3. 内科保守治疗后症状好转者。

4. 儿童患者有明显侧支循环建立者。

【术前准备】

1. 患者准备　①完善术前相关检查及常规化验,如脑 CT、血常规、出凝血时间、超声心动图等。②向患者及家属讲解手术过程、手术配合注意事项,签署知情同意书。③术前低盐低脂高纤维素饮食,不宜过饱,必要时给予预防性通便药物,避免用力排便。④全麻术前禁食 8 h,禁水 4 h。⑤保持头高脚低位,抬高床头 15°~30°,便于颅内静脉回流,减轻脑水肿。⑥准备经股动脉路径进行检查者需要练习床上大、小便。

2. 护士准备　①核对患者基本信息,查看知情同意书、手术交接单、相关检查及化验结果,了解病情。②评估患者意识、瞳孔、生命体征、四肢肌力情况及肝肾功能、凝血功能等指标,有无头痛加重、癫痫发作、有无视力丧失、有无失语表现及类型。③给予患者持续心电监护、氧气吸入,对于头痛加重、意识不清的患者应密切观察意识、瞳孔和生命体征的变化,有无早期脑疝发生。④做好头痛护理:及时与医师沟通,遵医嘱按时应用降颅压及镇痛药物,观察用药效果和不良反应,及时评估疼痛水平,嘱患者卧床休息,避免用力咳嗽,频繁低头或弯腰,防止头痛加剧。⑤心理护理:该病发病急,患者头痛剧烈,患者及家属缺乏对疾病知识的掌握,且对手术过程不了解,担心疾病预后及手术的风险,耐心向患者及家属解释,减轻其恐惧心理,取得支持与配合。⑥导管间准备:准备 DSA仪、麻醉机、吸引器、心电监护仪、除颤仪等,所有的仪器都要做好检查,保证工作性能良好。⑦备好各种抢救药物,室内规范消毒,并保持清洁、安静及适宜的温、湿度,调节好室内灯光。

3. 用物准备　见表 3-2-15。

表 3-2-15 脑血管造影及静脉窦内接触性溶栓及机械破栓术药品及材料准备

材料	数量	材料	数量
介入手术包	1 个	碘对比剂	2 瓶
5 mL、10 mL、20 mL 注射器	3 个	肝素注射液	1 支
5F 股动脉鞘	1 个	生理盐水	4 瓶
150 cm 0.35 inch 泥鳅导丝	1 个	18 G 穿刺针	1 个
4F VER 造影导管	1 根	5F PIG 导管	1 根
高压注射器	1 个	外周用长连接管	1 根
4F H1 或 4F SIM 造影导管	1 根	导尿包	1 个
导引导管	1 根	微导丝	1 根
微导管	1 根	尿激酶 10 万 U	10 支
1mL 注射器	2 个	50 mL 注射器	2 个

【手术步骤及护理配合】

见表 3-2-16。

表 3-2-16 静脉窦内接触性溶栓及机械破栓术手术步骤及护理配合

手术步骤	护理配合
1. 患者入室	1. 评估患者病史、生命体征、辅助检查、心理状态及有无义齿、体重、禁食禁水情况、意识、四肢活动度、肌力、双侧瞳孔直径及对光反射情况 2. 检查床头固定好头架,妥善安置患者平卧于手术台上 3. 连接生命体征监测系统 4. 常规左上肢留置静脉输液通路,保留导尿,测术前 ACT
2. 根据手术穿刺部位消毒皮肤,铺巾	准备消毒液、协助铺巾
3. 采用 Seldinger 技术,行股动脉穿刺	1. 递送穿刺针、鞘管、手术刀、注射器、纱布等穿刺用品 2. 准备肝素盐水(1 mL:1 000 U),根据患者体重给予肝素化。首次给肝素剂量(mg)为体重的 2/3,以后每小时追加 1 次。第 2 次为首次剂量的 1/2,第 3 次为第 2 次剂量的 1/2,以后每小时追加的剂量同第 3 次 3. 除颤仪、抢救药品处于备用状态

续表 3-2-16

手术步骤	护理配合
4. 常规行全脑血管造影检查,根据动、静脉循环时间延长程度、是否累及头皮层静脉扩张,以及静脉窦主干充盈情况确定颅内静脉窦血栓形成的范围和程度	1. 递送相应造影导管 2. 抽吸高压注射器,连接压力延长管并排气,参数设置:30 mL,5 ~ 10 mL/s 3. 术中密切监测生命体征并记录(着重注意患者的瞳孔变化),发现异常及时通知术者,迅速、及时、准确配合抢救 4. 准确传递术中所需物品和药品,使用前再次检查物品材料的名称、型号、性能和有效期,确保完好无损
5. 将导引导管经股静脉或颈内静脉插至血栓形成侧颈内静脉,将同轴导管经导引导管插至同侧乙状窦内血栓近端,行静脉窦内造影检查观察静脉窦血栓形成情况	严密观察患者意识、瞳孔及肢体活动情况,发现异常及时汇报
6. 将0.035 inch泥鳅导丝通过血栓部位,旋转导丝并反复抽拉,进行机械性切割血栓,用导引导管抽吸被冲刷下来的碎血栓块,间歇手推对比剂造影,证实血栓碎裂后,微导丝导引下将微导管头端插入血栓部位,以1万U/min的速度用注射器泵入尿激酶,随时手推造影,观察血栓解溶情况。随着血栓溶解,不断将微导管向前推进,直至静脉窦主干通畅	1. 术中每2 h检查1次凝血,监测纤维蛋白原含量,使其维持在100 mg/L以上,术中应用尿激酶总量100万U 2. 观察患者有无皮肤黏膜、牙龈出血等出血倾向 3. 严密观察血压变化
7. 术后处理:撤出器械,压迫穿刺静脉止血	1. 递送绷带、纱布、自粘绷带等耗材;协助包扎穿刺点 2. 完善手术相关记录,核对使用的耗材并打印记录单
8. 患者出室	1. 检查患者各种通路、皮肤等完好 2. 患者安全过床及转运,途中严密观察病情及管道 3. 规范患者交接并做好记录 4. 手术间终末处理

【护理要点】

1. 生命体征的监测　应用心电监护及氧气吸入,密切观察患者的意识、瞳孔及头痛情况,并注意评估患者的认知,术后血压应维持在正常范围。

2. 并发症的观察及护理　因溶栓治疗使血液凝血机制发生改变,患者易发生出血倾向,注意牙龈、皮肤黏膜有无渗血、瘀斑及大、小便颜色。最严重的并发症是在抗凝和溶栓情况下致命性的颅内出血,如果患者突然头痛或意识障碍加重,考虑颅内出血的情况发生,急诊行头颅CT检查予以明确。

3. 穿刺部位护理　术后留置鞘管有扭曲、折断、滑脱、移位的风险,定时改变鞘管上三通的固定位置,以免压伤皮肤。由于术中及术后长时间仰卧产生的全身酸痛会干扰疼痛并发症的准确判断,根据患者耐受程度不同决定变换体位时间,如平卧,向患侧翻身60°或向健侧翻身20° ~ 30°,交替进行,保持髋关节伸直,健侧下肢自由屈伸。

4. 监测凝血功能　术后每天监测两次凝血酶原时间,控制国际标准化比值(INR)在2 ~ 3,出现危急值时立即通知主管医师处理并登记。保留鞘管者在溶栓术后2 ~ 4 d,进行脑血管造影复查,若病变处血流通畅情况满意,则拔除导管鞘继续给予抗凝治疗;若效果仍不满意,则继续留置微导管溶栓。

5.预防下肢深静脉血栓形成及尿路感染　定时按摩下肢或应用气压泵,防止下肢深静脉血栓的发生。

6.饮食护理　全麻清醒后,若患者无恶心、呕吐,即可进食,由清淡易消化饮食逐渐过渡到普通低盐低脂清淡饮食,多食新鲜的蔬菜水果,多喝水。一方面,增加血流量,降低血液黏度;另一方面,增加机体水化量,加快对比剂的排泄。对意识障碍不能进食者予鼻饲流质,限制钠盐摄入,防水钠潴留加重脑水肿。

7.用药护理　术后常规应用低分子量肝素皮下注射,每12 h一次,口服凝药物,要严密观察患者的皮肤黏膜、牙龈有无出血。频繁大量使用脱水降颅压药物时,应注意观察患者的实验室检查数据是否正常,有无低钾表现及肾毒性作用。

（郝敬荣　杜继元）

第六节　急性缺血性脑血管病动脉机械取栓术护理配合

各种原因引起的脑血管疾病急性发作,造成脑的供血动脉狭窄或闭塞及非外伤性的脑实质性出血,并引起相应临床症状及体征,称为脑卒中(stroke)。包括缺血性脑卒中(acute ischemic stroke,AIS)和出血性脑卒中,前者发病率高于后者,缺血性脑卒中发病率约占脑卒中的60% ~ 80%。脑卒中是我国成年人致死、致残的首要病因,具有发病率高、死亡率高和致残率高的特点。

脑卒中的表现形式有:①身体一侧或双侧上肢下肢或面部出现无力麻木或瘫痪。②单眼或双眼突发视物模糊视力下降或复视。③讲话不清,言语表达或理解困难。④头晕目眩、站立不稳、行步态不稳或黑矇。⑤突发性头脑、颈项部僵直。⑥突发神志不清、呼吸困难或骤停。

【适应证】

急性缺血性脑卒中早期治疗的关键在于尽早开通闭塞血管,恢复血流以挽救缺血半暗带组织。1996年,美国食品药品监督管理局(food and drug administration,FDA)批准将阿替普酶(rt-PA)用于急性缺血性卒中的溶栓治疗,符合条件的患者在出现症状后4.5 h内可进行溶栓治疗发作。但对于大血管闭塞(LVO)性卒中,机械取栓术优于rt-PA静脉溶栓,静脉溶栓再通率低(13% ~ 18%)。2015年,基于5项随机对照试验,使血管内血栓切除术成为治疗的标准。MR CLEAN、ESCAPE、SWIFT PRIME、EXTEND-IA和REVASCAT这5个试验改变了急性缺血性脑卒中的治疗策略。这些随机对照试验证明,患者采用机械取栓术提高了90 d的改良Rankin量表得分。

【禁忌证】

1.超时间窗患者。

2.不能控制的高血压。

3.对肝素、阿司匹林或其他抗血小板聚集类药物禁忌者。

4.对碘对比剂过敏者。

5.2周内发生心肌梗死者。

6.严重心、肝、肾疾病患者。

7.脑疝晚期,脑干功能衰竭者。

【术期准备】

见表3-2-17。

表3-2-17 急性缺血性脑血管病动脉机械取栓术耗材和物品准备

序号	耗材名称	规格型号	用途	数量
1	血管鞘	8F	留置通路	1个
2	穿刺针	18G	穿刺血管	1个
3	导丝	150 cm,0.035 inch	辅助导管	1根
4	高压连接管	120 cm	连接导管注射碘对比剂	1根
5	高压注射器	150 mL	储存注射碘对比剂	1个
6	8F 指引管	8F,100 cm	增加中间导管的支撑力	1根
7	6F 抗折长鞘	6F,90 cm	增加中间导管的支撑力	需要时
8	中间导管	5F,125 cm	使整个系统更接近病变	1根
9	球囊	直径 2 ~ 5 mm,长度 9 ~ 40 mm	扩张动脉血管	需要时
10	压力泵		扩张球囊	需要时
11	Y 型阀		连接高压水和导管,增加通路	3个
12	可加压输液袋		加压生理盐水冲洗导管	3路
13	微导丝	200 cm,0.014 inch	协助微导管通过闭塞部位	若干
14	支架导管		输送支架	1根
15	取栓支架	直径 4 ~ 6 mm,长度 20 ~ 35 mm	抓取血栓	1个
16	缝合器		缝合穿刺血管	1个
17	脑血管造影手术包	治疗巾、大单、弯盆、治疗碗、药杯、尖刀片、剪刀、弯钳、、纱布、托盘、无菌手术衣、无菌手套	铺手术台	1套
18	5% 利多卡因注射液	5 mL	局部麻醉(需要时)	1支
19	肝素注射液	2 mL	冲洗耗材,预防血栓	1支
20	非离子型碘对比剂	100 mL	血管造影	2瓶
21	输液器		连接高压水	2 ~4个
22	20 mL 注射器		抽吸血管,保持导管负压	2个
23	50 mL 注射器		抽吸血管,保持导管负压	1个
24	1 mL 注射器		进行微导管手推造影	1个

【手术步骤及护理配合】

见表3-2-18。

表 3-2-18　急性缺血性脑血管病动脉机械取栓术手术步骤及护理配合

手术步骤	护理配合
1. 准备	
(1)护士:戴口罩,手卫生,准备用物 物品准备:手术常见材料 药品准备:利多卡因、肝素、替罗非班等术中常用药物 仪器准备:麻醉机、心电血压监护仪、负压吸引器、除颤仪等	1. 药品配置有效期 2 h 2. 检查仪器性能
(2)患者:排空膀胱,去除颈部及头面部佩戴的不透 X 线的金属玉石等物品	头发较长的女性患者可盘起头发,戴一次性帽子
(3)环境:手术间调至适宜温度	
2. 实施	
(1)查对:核对患者身份	医生、护士、技师根据手术安全核查表内容三方共同核查确认患者身份(病区、床号、住院号、姓名、性别、年龄)手术方式、手术部位、知情同意书、术前一览表、皮肤是否完整、静脉通道建立情况、患者过敏史、抗菌药物皮试结果、感染性疾病筛查结果、假体、体内植入物、影像学资料等其他内容
(2)解释:向患者解释手术方式和手术步骤及术中配合注意事项,减轻患者紧张情绪	全麻患者麻醉后完成留置导尿,争取患者的良好配合
(3)体位:协助患者平卧于导管床上,双腿自然伸直分开,使用约束带妥善约束患者,避免造影过程中出现坠床事件	1. 关闭窗帘,协助脱衣服,根据需要摆好体位注意保暖及保护患者隐私 2. 肥胖患者必要时给予托手板保护,增加患者的舒适度,避免引起坠床发生 3. 吸氧、心电、血压监测 4. 静脉留置针妥善固定,保持液体通畅,遵医嘱给药 5. 对于儿童及有生育要求的患者可臀下放铅垫保护生殖系统
(4)铺无菌手术台:打开手术材料,连接碘对比剂及压力监测系统等常用高值耗材等,铺无菌单,协助医生穿无菌手术衣,协助医生抽取术中用药	严格执行无菌操作

续表 3-2-18

手术步骤	护理配合
（5）机械取栓术及支架植入 1）心电生命体征监护，全麻，留置导尿，常规消毒股动脉，双侧腹股沟区域，铺无菌巾覆盖 2）打开手术材料，连接碘对比剂及高压水（根据手术过程中导管数量决定） 3）采用 Seldinger 穿刺法穿刺股动脉置入鞘管 4）通过鞘管置入 8 F 指引导管或 6 F 抗折长鞘，然后送入中间导管，导管到位后遵医嘱进行肝素化，进行造影 5）通过中间导管，在微导丝的配合下将微导管穿过闭塞部位，用 1 mL 注射器造影验证导管头端位置 6）确定取栓导管头端在血管内后，上取栓支架，支架完全展开后等待 3 min，准备支架取栓 7）进行支架取栓时用 50 mL 注射器回抽保证中间导管内是负压状态，回收支架，观察取出的支架上是否有血栓 8）复查造影，验证血流再灌注情况，必要时可进行球囊扩张，支架植入等治疗	1. 麻醉完成后根据需要准备高压水，术中密切观察患者血压、心率、血氧饱和度瞳孔、呼吸变化 2. 严格遵医嘱肝素化及进行抗血小板治疗 3. 准备好手术材料，做到预见性护理配合，保证手术顺利完成 4. 随时观察加压输液的液体情况，防止输入空气引起栓塞等严重并发症 5. 保持输液通道通畅，密切观察有无液体外渗，局部肿胀，管路打折 6. 做好患者术中皮肤护理
（6）手术结束：包扎穿刺点，触摸双侧足背搏动是否良好，将患者送至神经监护室	1. 手术结束弹力绷带加压包扎穿刺部位，将患者安全移至平车 2. 移床时注意患者安全，防止坠床，并检查输液及穿刺部位及所有管路情况 3. 拔除鞘管包扎时，应提前告知患者，降低患者恐惧心理，密切关注患者生命体征变化，预防迷走反射的发生
（7）手卫生，记录	护理记录单、材料单书写正确

【护理要点】

1. 术前护理　①多人平行护理，快速建立静脉通道，左手留置套管针，抽血，心电图采集，做好术前准备；②协助医生进行影像学检查；③协助医生完成手术协议签署；④送患者进入导管室进行血管内治疗；⑤进入导管间之后，要注意保暖，保护患者的隐私。协助过床，妥善固定四肢，防止患者因躁动或麻醉后无意识坠床。协助患者取仰卧位，头置于特制的头托内。进行心率、血压、血氧饱和度的监测，了解基本的生命体征。建立静脉通路，留 2~3 个三通，方便术中给药和麻醉医生进行麻醉。询问患者的过敏史，向患者解释导尿，为减轻患者的不适，等麻醉完成后为患者留置尿管。携带的贵重物品要交给家属妥善保管。

2. 术后护理　①协助医生将患者送入监护室进行后续治疗，做好术后交接。②血压观察：密切观察患者血压，备好降压药避免出现过度灌注综合征。③穿刺点观察：防止患者无意识活动出现穿刺点包扎松动出血，或是包扎过紧下肢皮温下降等问题。如果出现穿刺点出血及时通知医护人员进行处理。④通路观察：避免患者躁动输液管脱落回血。如果尿袋太满，及时排放；如引流不畅，需查找原因。手术结束后准确记录引流尿量。⑤体位指导：术后的患者一定要卧床，穿刺一侧下肢应绝对制动 4~6 h，患者不能自己抬头，不能弯曲穿刺一侧的下肢，也不能侧卧，如要大、小便也应在床上进行，但为了有利于病情恢复、减少并发症的发生，绝对制动期过后，可以在医护人员指导下适当活动。

（马玉峰　赵文利　　庄海峰）

第七节　脊髓动静脉畸形栓塞护理配合

髓内动静脉畸形(arterio-venous malformations,AVM)为先天胚胎发育异常所致。特点是有多个供血动脉和引流静脉,脊髓前动脉和脊髓后动脉均可参与畸形血管团和正常脊髓的双供血,一个或两个独立的畸形血管团埋在脊髓内部或软膜内,常见于颈、上胸和胸腰段。

本病没有独立的临床病症,诊断较为困难。本病多见于年轻人或成年人,起病可缓慢,也可突然发病,多呈间歇性发作,于两次发作期间可完全或部分恢复,逐渐趋于严重并出现脊髓损害的症状和体征。疼痛为主者,表现病变相应部位的刺痛、灼痛;运动障碍为主者,为一侧或双侧上、下肢无力,或突发瘫痪;感觉障碍为主者,为肢体麻木、瘙痒等异常感觉,以及脊髓受累平面以下不同程度的深浅感觉障碍;括约肌功能障碍为主者,为排尿困难与大便秘结。脊髓上下神经元同时受累,脊髓型和根型感觉障碍并存,有助对本病的诊断,但以上检查未发现病变且临床上不能用其他诊断解释时仍应考虑本病的可能性。

介入治疗是将一定浓度的栓塞剂注入畸形血管中,阻断血流达到治疗的目的。栓塞用胶的栓塞原理是当胶与带电荷的溶液接触时就会发生凝固,达到栓塞的目的。治疗的关键是保证栓塞微导管的头端在畸形血管内,同时保证栓塞微导管内不含带电荷的溶液。

【适应证】

1. 病变沟联动脉较短,引流静脉在后方,位于中线两侧,范围超过两个椎体,不适于手术或手术困难的动静脉畸形。

2. 髓周动静脉瘘的栓塞,适于无法手术切除而瘘口很小的1型病例,以及供血动脉和瘘口均粗大的3型病例。

3. 高血流病变、盗血严重、手术切除出血多或手术后可能发生过度灌注综合征者,可先行部分畸形血管团或供血动脉栓塞,再行手术切除。

4. 硬脊膜动静脉瘘适于栓塞治疗。

【禁忌证】

1. 病变为低血流者,供血动脉太细,微导管无法插入,或微导管不能到达畸形病灶内,不能避开供应正常组织的穿支动脉者。

2. 超选择性脑血管造影显示病灶为穿支供血者,区域性功能闭塞试验产生相应神经功能缺失者。

3. 严重动脉硬化,动脉扭曲,导引管无法插入动脉者。

【术前准备】

见表3-2-19。

表3-2-19　脊髓动静脉畸形栓塞耗材和物品准备

序号	耗材名称	规格型号	用途	数量
1	血管鞘	8 F	留置通路	1个
2	穿刺针	18 G	穿刺血管	1个
3	导丝	150 cm,0.035 inch	辅助导管	1根

续表 3-2-19

序号	耗材名称	规格型号	用途	数量
4	高压连接管	120 cm	连接导管注射碘对比剂	1 根
5	高压注射器	150 mL	储存注射碘对比剂	1 个
6	6F 指引管	6F,100 cm	输送栓塞导管	1 根
7	6F 抗折长鞘	6F,90 cm	增加中间导管的支撑力	需要时
8	Y 型阀	–	连接高压水和导管,增加通路	2～3 个
9	可加压输液袋	–	加压生理盐水冲洗导管	3 路
10	微导丝	200 cm,0.010 inch	协助栓塞导管到达栓塞部位	若干
11	栓塞导管	Marhton,Magic,1.5F,165 cm	输送栓塞物质	1～3 根
12	栓塞用胶	Onyx 胶,GLUBRAN 胶	–	1 个
13	5% 葡萄糖溶液	250 mL	GLUBRAN 胶时冲洗导管	1 袋
14	碘油	10 mL	与 GLUBRAN 胶混合使用	1 支
15	振荡器	–	震荡导管	1 个
16	缝合器	–	缝合穿刺血管	1 个
17	脑血管手术包	治疗巾、大单、弯盆、不锈钢碗、小药杯、尖刀片、剪刀、弯钳、纱布、托盘、无菌手术衣、无菌手套	铺手术台	1 套
18	肝素注射液	2 mL	冲洗耗材,预防血栓	1 支
19	非离子型碘对比剂	100 mL	血管造影	2 瓶
20	输液器	–	连接高压水	1～2 个

【手术步骤及护理配合】

见表 3-2-20。

表 3-2-20　脊髓动静脉畸形栓塞护理配合手术步骤及护理配合

手术步骤	护理配合
1. 准备	
(1)护士:戴口罩,手卫生,准备用物 物品:手术常见材料 药品:利多卡因、肝素、替罗非班等术中常用药物 仪器:麻醉机、心电血压监护仪、负压吸引器、除颤仪等	1. 药品配置有效期 2 h 2. 检查仪器性能
(2)患者:排空膀胱,去除颈部及头面部佩戴的不透 X 线的金属玉石等物品	头发较长的女性患者可盘起头发,戴一次性帽子
(3)环境:手术间调至适宜温度	

续表 3-2-20

手术步骤	护理配合
2.实施	
(1)查对:核对患者身份	医生、护士、技师根据手术安全核查表内容三方共同核查确认患者身份(病区、床号、住院号、姓名、性别、年龄)、手术方式、手术部位、知情同意书、术前一览表、皮肤是否完整、静脉通道建立情况、患者过敏史、抗菌药物皮试结果、感染性疾病筛查结果、假体、体内植入物、影像学资料等其他内容
(2)解释:向患者解释手术方式和手术步骤及术中配合注意事项,减轻患者紧张情绪	全麻患者麻醉后完成留置导尿,争取患者的良好配合
(3)体位:协助患者平卧于导管床上,双腿自然伸直分开,使用约束带妥善约束患者,避免造影过程中出现坠床事件	1.关闭窗帘,协助脱衣服,根据需要摆好体位注意保暖及保护患者隐私 2.肥胖患者必要时给予托手板保护,增加患者的舒适度,避免引起坠床发生 3.吸氧、心电、血压监测 4.静脉留置针妥善固定,保持液体通畅,遵医嘱给药 5.对于儿童及有生育要求的患者可臀下放铅垫保护生殖系统
(4)铺无菌手术台:打开手术材料,连接碘对比剂及压力监测系统等常用高值耗材等,铺无菌单,协助医生穿无菌手术衣,协助医生抽取术中用药	严格执行无菌操作
(5)介入性血管内栓塞术 1)心电生命体征监护,全麻,留置导尿,常规消毒股动脉,双侧腹股沟区域,铺无菌巾覆盖 2)打开手术材料,连接碘对比剂及高压水 3)采用 Seldinger 穿刺法穿刺股动脉置入鞘管 4)将 6 F 导管或是抗折长鞘送到病变血管附近,导管内送入4F C2 导管到病变血管开口内 5)在插入微导管前,给患者实施全身肝素化,再将Marathon 或 Magic 微导管经 Y 形带阀接头阀臂端插入导引管内,将微导管前端送入 AVM 病灶内 6)经微导管对病变进行超选择脑血管造影(用高压注射器注入碘对比剂,按 1 mL/s,总量 3 mL),对病变的血管结构进行分析,决定对动静脉畸形是否行血管内栓塞治疗,并选择栓塞材料及注射方法 7)栓塞完毕,如患者情况良好,可通过导引管进行与栓塞前同样条件的脑血管造影,了解病变栓塞结果,并与栓塞前比较 8)治疗结束时,拔出导引管、导管鞘。穿刺进行缝合	1.对意识清楚的做好术中解释工作,交代注意事项,争取患者的良好配合 2.协助患者平卧于手术床上,充分暴露穿刺部位;连接好监护仪,铺好无菌手术单,协助麻醉医生做好全身麻醉 3.术中护士密切观察患者神志、瞳孔、呼吸、血压、心率、血氧饱和度变化 4.严格遵医嘱肝素化 5.准备好手术材料,术前 20 min 常规振荡 4 支胶,振荡时将振荡器开到最大,至少振荡 20 min,在使用之前尽量不要将胶取下,保证胶中的栓塞剂与显影剂混合均匀保证手术顺利完成 6.随时观察加压输液的液体情况,防止输入空气引起栓塞等严重并发症 7.保持输液通道通畅,密切观察有无液体外渗,局部肿胀,管路打折 8.做好患者术中皮肤管理

续表 3-2-20

手术步骤	护理配合
(6)手术结束:包扎穿刺点,触摸双侧足背搏动是否良好,将患者送至神经监护室	1. 手术结束弹力绷带加压包扎穿刺部位,将患者安全移至平车 2. 移床时注意患者安全,防止坠床,并检查输液及穿刺部位及所有管路情况 3. 拔除鞘管包扎时,应提前告知患者,降低患者恐惧心理,密切关注患者生命体征变化,预防迷走反射的发生
(7)手卫生,记录	术中护理记录单、材料单书写正确

【护理要点】

1. 术前护理 ①术前根据病情行 CT 平扫加增强扫描,MRI、MRA 检查。②术前进行血、尿常规,出血、凝血时间,肝、肾功能,胸部透视,心、脑电图等检查。③术前禁食,碘过敏试验,穿刺部位(如会阴部)备皮,留置导尿管。④进入导管间之后,要注意保暖,保护患者的隐私。协助过床,妥善固定四肢,防止患者因躁动或麻醉后无意识坠床。协助患者取仰卧位,头置于特制的头托内。进行心率、血压、血氧饱和度的监测,了解基本的生命体征。建立静脉通路,留 2~3 个三通,方便术中给药。

2. 术后护理 ①协助医生将患者送入监护室进行后续治疗,做好术后交接。②血压观察:密切观察患者血压波动,备好降压药避免出现过度灌注综合征。③穿刺点观察:防止患者无意识活动出现穿刺点包扎松动出血,或是包扎过紧下肢皮温下降等问题。如果出现穿刺点出血及时通知医护人员进行处理。④通路观察:避免患者躁动输液管脱落出血。如果尿袋太满,及时排放;如引流不畅,需查找原因。手术结束后准确记录引流尿量。⑤体位指导:术后的患者一定要卧床,穿刺一侧下肢应绝对制动 4~6 h,患者不能自己抬头,不能弯曲穿刺一侧的下肢,也不能侧卧,如要大、小便也应在床上进行,但为了有利于病情恢复、减少并发症的发生,绝对制动期过后,可以在医护人员指导下活动。

(马玉峰　赵文利　庄海峰)

第三章　外周血管疾病介入手术护理配合

第一节　主动脉疾病介入手术护理配合

一、经皮主动脉腔内隔绝术

腔内隔绝术作为治疗主动脉夹层的一种新术式,通过微创技术进行血管内治疗,在主动脉内植入带膜支架,压闭撕裂口、扩大真腔,不仅疗效明显优于传统的内科保守治疗和外科手术治疗,且避免了外科手术的风险,术后并发症大大减少,总体死亡率也显著降低。近年来,开窗主动脉覆膜支架和基于 3 D 打印技术的定制支架等新型植入器械已应用于临床,可有效处理累及重要主动脉及分支血管的病例。

目前,经皮主动脉腔内隔绝技术的应用主要包括经皮主动脉夹层腔内隔绝术、腹主动脉瘤腔内隔绝术、胸主动脉瘤腔内隔绝术等。

【适应证】

1. 以经皮主动脉夹层腔内隔绝术为例,主动脉夹层腔内隔绝术/主动脉带膜支架植入适应证。

2. Stanford B 型主动脉夹层。

3. Stanford B 型主动脉穿壁性溃疡。

4. 主动脉假性动脉瘤。

5. 外科术后血管并发症而不符合再次外科手术适应证者。

6. 髂股动脉能够通过支架系统。

7. 锚定区无严重粥样硬化病变或者锚定区直径≤38 mm。

【术前准备】

1. 患者准备　①完善各种检查/检验项目:如血型、血常规、肝肾功能、超声检查、心电图、X 线胸片、CT 检查。②向患者及家属交代手术风险、术前的准备、术中配合事项,签署手术知情同意书。③术前 1 天,需要备皮(双侧腹股沟及会阴部、双侧手腕部),必要时做碘过敏实验。④备好个人卫生用品,术前需要练习卧床大、小便。⑤局麻患者,术前适当进食、水,不宜过饱;若需全麻,按全麻术前准备,术前 8 h 禁食、6 h 禁饮。⑥术前当晚尽量保证充足睡眠。

2. 护士准备　①核对患者基本信息、查看介入手术交接单、知情同意书等,了解患者病情。②术前评估患者一般情况,包括心率、血压、呼吸、血氧饱和度、体温等。③依据术前一览表查看血、尿常规、凝血四项、感染性疾病筛查结果、抗菌药物皮试结果;遵医嘱根据病情备血(常规不需备血);依据介入手术交接单内容核对患者假体、体内植入物、影像学资料等其他内容。④准备术中所用碘对比剂、器械、敷料等。⑤准备好术中所用一切用物以备用。⑥遵医嘱给药:首先必须积极降压治疗,减少夹层进一步扩大,使用硝普钠和 β 受体阻滞剂(艾司洛尔),将血压控制在 90 ~ 120/60 ~ 70 mmHg,心率控制在 60 ~ 70 次/min。⑦保证静脉通路通畅:18G 留置针置管在左侧肢体,以不影响手术操作为宜。⑧心理护理:术前宣教,消除患者焦虑、恐惧心理至关重要。因患者胸痛剧烈、对病情的认识不足及对死亡的恐惧而导致情绪极度波动,躁动不安,不配合治疗,常可出现精神症状,因此需要耐心解答患者及家属的疑问,使其树立战胜疾病的信心,配合治疗。

3.用物准备　①仪器设备:DSA、高压注射器、监护仪、除颤仪、中心供氧装置、负压吸引装置、高频电刀、麻醉机等。②急救药品:肝素5 000 U、多巴胺20 mg、2%利多卡因10 mL、地塞米松10 mg、阿托品0.5 mg、碘对比剂100～200 mL、肝素盐水若干。③所需器械和介入耗材:介入手术包、血管切开包、5 F动脉鞘、6 F桡动脉鞘、三联三通、指环注射器、泥鳅导丝、黄金标记PIG导管、压力延长管、超硬导丝(0.035 inch×260 cm)、带膜支架及输送装置等,必要时可备ProGlide血管缝合器×2。

【手术步骤及护理配合】

见表3-3-1。

表3-3-1　主动脉夹层腔内隔绝术手术步骤及护理配合

手术步骤	护理配合
1.常规消毒双侧腹股沟上至脐部,下至大腿中部	双向核对患者,配合麻醉医生行桡动脉和颈内静脉穿刺置管,连接心电监护,建立静脉通路,留置尿管,做好心理护理
2.腹股沟股动脉搏动处切开皮肤及皮下组织约3 cm	递大号圆刀片,镊子,递纱布拭血
3.游离并充分暴露股动脉,吊带沿股动脉上、下悬吊并固定	递镊子、分离钳进行游离。递已用肝素盐水冲洗过的5 F动脉鞘、泥鳅导丝、PIG导管
4.注入肝素,经股动脉穿刺置入超滑导丝、PIG导管并送至主动脉,拔出导丝,行主动脉造影,测量主动脉病变部位的直径和长度,选择合适的支架	递送支架及其输送器
5.用超滑导丝交换成超硬导丝(0.035 inch×260 cm),抽出PIG导管,支架输送器沿超硬导丝进入手术部位进行释放,释放后撤出输送器,用阻断钳将股动脉阻断	
6.连接高压注射器,行主动脉造影。一般以20 mL/s的速率高压注射对比剂40 mL。造影观察:移植物(带膜支架)近端或者远端是否存在内漏、髂动脉流出道、肾动脉是否通畅、移植物的形态等	
7.如造影已证实主动脉夹层或者瘤已被完全隔绝,撤出导丝及导管,用普灵5.0血管线行股动脉缝合(或者用预置的两个缝合器缝合),大纱布按压止血,用圆针1/2—9×24或7×17行皮下缝合,用4-0缝皮线行皮下缝合	护士协助包扎伤口,碘伏纱布覆盖,敷贴加盖。整理好各管道,确保通畅,询问患者有无不适主诉,将患者抬至平车
8.患者返回病房	

【护理要点】

1.术前准备要充分　保证各项术前准备工作就绪,尤其是抢救仪器、器械、药品要处于备用状态。

2.保证静脉通路通畅　左侧上肢、下肢各有一个静脉通路,方便术中给药。

3. 监测生命体征　控制心率、血压在理想范围内,血压过高可导致主动脉破裂、血肿逆行撕裂、带膜支架移位等并发症,防止血压升高使"出口"变为"入口",防止降压过度引起一过性脑缺血。

4. 对于全麻患者的护理配合　①术中保证麻醉机性能良好,呼吸回路固定妥当,避免打折、脱落。②呼吸道的管理:术中保持呼吸道通畅,尽早拔除气管插管;给予氧气吸入,血氧饱和度在95%以上。③饮食护理:全麻术后给予氧气吸入,患者清醒、呕吐反应消失后可进食水,如患者有恶心、呕吐等症状,可延迟进食。

5. 肢体管理　术后穿刺肢体常规制动 12~24 h,注意观察肢体血运情况,24 h 之内至少每 2 h 观察 1 次双侧桡动脉和足背动脉搏动情况,测量 1 次腹围,记录并与之前水平对比,注意测量腹围要在腹部同一位置;注意观察末梢皮肤颜色和温度;指导患者床上翻身、肢体按摩和踝泵运动,预防血栓形成。

6. 加强伤口管理　严密观察切口有无红肿和渗液等现象,一旦发现有感染情况出现,立即对切口进行清洗,并应用抗生素,避免术后风险。常规术后切口 3 d 开始换药,敷料保持清洁干燥,随脏随换。

7. 疼痛的观察　术后仍要观察疼痛情况,如疼痛仍持续存在应警惕支架安装不成功。

8. 饮食护理　一般患者清淡易消化饮食,术后 3~5 d 半流质(稀饭、汤、面条、蒸鸡蛋等,糖尿病者需相关饮食),3~5 d 后无特殊改为软食。

二、经导管主动脉瓣置入(换)术

经导管主动脉瓣置换术(transcatheter aorticvalve replacement,TAVR)又称经导管主动脉瓣置入术(transcatheter aortic valve implantation,TAVI),是指将组装完备的人工主动脉瓣经导管置入到病变的主动脉瓣处,置换原有主动脉瓣,在功能上完成主动脉瓣的替代。自 2002 年成功完成全球首例,目前 TAVR 技术已经成为老年主动脉瓣狭窄(aortic stenosis,AS)患者的一线治疗方案。与外科手术相比,TAVR 技术无需开胸、创伤小、术后恢复快,已逐渐成为一种广泛应用的标准化手术。

【适应证】

1. 绝对适应证　①重度 AS,超声心动图示跨主动脉瓣血流速度≥4 m/s,跨主动脉瓣平均压差≥40 mmHg(1 mmHg=0.133 kPa),或主动脉瓣口面积≤1.0 cm^2,或有效主动脉瓣口面积指数≤0.6 cm^2/m^2。对于低压差-低流速患者,根据左心室射血分数是否正常需进行进一步评估(如行多巴酚丁胺试验)以明确狭窄程度。②患者有 AS 导致的临床症状(分期 D 期)或心功能减低,包括左心室射血分数<50% 及纽约心脏病协会(New York Heart Association,NYHA)心功能分级 Ⅱ 级以上。③存在外科手术禁忌或高危或存在其他危险因素,如胸部放射治疗后、肝功能衰竭、主动脉弥漫性严重钙化、极度虚弱等。④主动脉根部及入路解剖结构符合 TAVR(特别是 TF TAVR)要求。⑤三叶式主动脉瓣。⑥术后预期寿命>1 年。⑦外科主动脉生物瓣膜毁损且再次外科手术高危或禁忌的患者。

2. 相对适应证　①外科手术中、低危且年龄≥70 岁。②二叶式 AS,因目前国内自膨胀瓣膜及球囊扩张瓣膜数据均提示经过充分的解剖形态评估和正确的手术策略,可达到不劣于三叶瓣的临床结果,可在有经验的中心以及术者中开展。③60~69 岁患者经过临床综合评估认为更适合行 TAVR 手术者。④单纯严重主动脉瓣反流(aortic valve regurgitation,AR),外科手术禁忌或高危,预期治疗后能够临床获益,解剖特点经过充分评估适合 TAVR 手术者,首选经心尖路径的成熟器械,TF TAVR 尚证据不足,仅可在有经验的中心以及术者中进行探索性尝试。

【术前准备】

1. 患者准备

(1)心理护理:从患者的言、行、精神等方面进行全面的心理评估,制订有效措施缓解紧张情绪。指导家属在等候区等待并实时关注手术信息。

(2)评估准备:①了解患者主动脉瓣影像评估及临床评估资料、实验室检查异常指标等,明确手术高危因素,做好预见性护理准备。②评估患者术前禁水 2 h、禁食 8 h。麻醉后予导尿。③评估患者神志、生命体征、体重、过敏史、肢体活动、足背动脉搏动及双侧腹股沟备皮情况。指导患者去除活动假牙及眼镜、项链、手表、戒指等金属物品。评估患者皮肤,酌情予泡沫敷料保护双足跟及骶尾部。保持静脉通路顺畅,予术前 30 min 静脉滴注抗生素。④导管床上放置体表加温毯,按需调节温度(38 ~ 42 ℃)。患者取平卧位,予保暖及隐私保护,酌情使用铅防护用品。连接心电监护,监测血压、指脉氧饱和度并张贴除颤电极片。

2. 环境准备 首选复合手术间,环境安全,屏蔽设施完好,层流空调正常运行,规范清洁消毒,环境符合使用标准。根据手术入路合理安排术间布局站位。

3. 用物准备 ①物品:介入手术包、血管鞘(按需,不同型号 3 ~ 4 个)、输送鞘管(14 ~ 22F)、0.035 inch导丝(150 cm/260 cm J 型、260 cm 直头、超硬)、导管(JL、JR、PIG、AL1、AL2、MPA)、临时起搏电极、压力传感器×2、高压注射器、压力延长管、ProGlide 血管缝合器×3、圈套器、三联三通、指环注射器、注射器若干、主动脉瓣球囊、主动脉瓣膜输送系统、主动脉瓣膜,以及止血钳、持针器、剪刀、镊子、冲洗装载瓣膜等器械。②药品:碘对比剂、肝素、冰生理盐水、鱼精蛋白;备用地塞米松、肾上腺素、多巴胺、阿托品等急救药品。③仪器:DSA、血流动力学监护系统、临时起搏器、麻醉机、喉镜、超声机、高压注射器、ACT 仪、注射泵、加压输液袋,备用 IABP 仪、除颤仪、简易呼吸气囊等急救设备。保持仪器设备完好备用。

【手术步骤及护理配合】

见表 3-3-2。

表 3-3-2 TAVR 手术步骤及护理配合

手术步骤	护理配合
1. 安全核查	手术医生、护士、麻醉医生共同核对患者姓名、性别、科室、床号、住院号、手术种类、入路、同意书签署及特殊病情,并在介入手术安全核查单上签名
2. 患者体位安置	(1)协助患者取舒适平卧位,双下肢分开并外展,暴露双侧腹股沟消毒区域,必要时消毒一侧桡动脉区域 (2)关注患者保暖与隐私保护,安慰关心患者
3. 协助全身麻醉	(1)协助麻醉医生穿刺中心静脉导管及动脉压力监测导管;食道超声探头放置到位 (2)留置导尿,保持管道通畅并妥善固定尿袋,关注术中尿量及尿色
4. 器械台铺设	护士面向器械台,按照无菌操作技术打开手术包,规范铺置无菌器械台,并将手术耗材有序放置器械台上
5. 消毒铺巾	(1)准备37°C消毒液,消毒患者脐部至双侧腹股沟与膝关节之间下 1/3 处皮肤,必要时消毒一侧手掌至肘部区域。协助铺巾,建立无菌区域 (2)协助医生穿手术衣,戴手套,套机罩和铅屏套,避免跨越或接触无菌区域

续表 3-3-2

手术步骤	护理配合
6. 穿刺置管建立通路	(1)穿刺主入路对侧的股动脉,置入血管鞘,放置 PIG 导管至主动脉根部,提供压力监测与主动脉造影。配台护士协助连接压力传感器并准确校对零点,协助连接高压注射器,确保排空管道内气体并保持顺畅,设置合理参数完成主动脉造影 (2)穿刺一侧股静脉,放置鞘管并置入临时起搏电极至右心室心尖部,配台护士协助连接临时起搏器并测试参数,保证起搏器完好备用状态,调整起搏频率 40 ~ 50 次/min,输出电压 10 V,感知 2.0 mV (3)通过对侧入路行主入路血管造影,在 DSA 引导下穿刺主入路股动脉,置入鞘管,并预先放置 2 个 Proglide 血管缝合器,予两把止血钳固定缝线,置入 10/12F 动脉鞘管 (4)主入路鞘管内置入右冠导管,通过超硬导丝引导交换送入 14-22F 输送系统导引鞘并固定。根据患者体重(70 ~ 100 U/kg)予全身肝素化 (5)冠脉高危患者术中需行冠脉保护时,或予一侧桡动脉穿刺置管,并按需预置导引导管、导丝、延长导管、球囊/支架 (6)及时准确记录肝素用量与时间,定时监测活化凝血酶原时间(ACT),保持 ACT 在 250 ~ 350 s。观察记录穿刺部位情况,若出现局部渗血、血肿等,应及时报告医生并协助处理
7. 组装瓣膜	(1)协助并指导技术支持人员规范完成外科手消毒、穿手术衣及戴手套,规范无菌操作 (2)准备瓣膜台:严格无菌操作,规范开启 TAVR 手术器械包、按需备用肝素生理盐水及冰生理盐水 (3)核对并协助开启所需型号瓣膜,瓣膜装载前应使用生理盐水充分冲洗,并在冰盐水中塑形装载至输送系统内,再冲洗排气备用
8. 建立输送轨道	(1)主入路鞘管内送入 AL1 导管、260 cm 直头导丝完成跨瓣 (2)经 260 cm J 型导丝交换,将 PIG 导管送入左心室,与辅入路送至主动脉瓣上的 PIG 导管共同完成跨瓣压测定,并记录跨瓣压差数值 (3)通过 PIG 导管将塑型后的超硬导丝送至左心室内建立轨道
9. 主动脉球囊扩张	(1)球囊扩张全程应保证手术团队成员统一指挥,团结协作,并确保瓣膜以及急救设备处于完好备用状态 (2)遵医嘱核对并开启所需型号球囊,器械护士准备 10% ~20% 碘对比剂并完成球囊排气 (3)沿超硬导丝将球囊送至主动脉瓣狭窄处,配台护士协助使用高压注射器,通过主动脉造影(碘对比剂总量 15 mL、流速 15 mL/s、注射压力 500 Psi),协助完成球囊的准确定位 (4)球囊扩张流程:超速起搏-球囊充盈扩张-主动脉造影-抽瘪球囊-停止起搏 (5)护理协作 ①护士 A 操作临时起搏器:设置起搏频率(180 ~220 次/min),保持动脉收缩压<60 mmHg、脉压差<20 mmHg 为宜。起搏后达目标血压时,快速充分扩张球囊,主动脉造影后快速抽瘪球囊,再停止起搏,总起搏时间应<15 s,避免因长时间低灌注造成严重并发症。②护士 B/技师操作高压注射器:设置高压注射器为手动模式(碘对比剂总量 15 mL、流速 15 mL/s、注射压力 500 Psi),当球囊完全扩张时行主动脉造影以协助评估瓣膜型号及预测冠脉阻塞风险。严密观察病情变化,球囊扩张后应通过超声/血流动力学监测评估瓣膜反流情况,如出现大量反流易引发循环崩溃,此时应在维持有效循环的同时,快速完成主动脉瓣膜的释放。评估球囊扩张效果,满意后退出球囊导管

续表 3-3-2

手术步骤	护理配合
10.瓣膜到位释放	（1）沿超硬导丝将瓣膜及输送系统送至主动脉瓣狭窄处 （2）对于水平型主动脉与瓣环平面角度大,瓣膜通过困难时/瓣周漏严重需置入第二个瓣膜时,可使用圈套器(snare)辅助 （3）瓣膜释放前,将辅入路送入的 PIG 导管放置在无冠窦最低点作为参考。调整 DSA 投照角度使 3 个窦底在同一平面。瓣膜释放过程中可根据 PIG 导管、瓣膜钙化影等标记或反复多次造影确认瓣膜深度与位置 （4）护士 B/技师操作高压注射器:设置碘对比剂总量 10 mL、流速 10 mL/s、注射压力 500 Psi,设置为手动、反复多次模式 （5）瓣膜释放过程应缓慢,瓣膜支架从竖直状态到逐渐展开锚定状态时瓣膜易发生移位,此过程可辅以快速起搏。护士 A 操作临时起搏器:设置频率 120～180 次/min,起搏时间<15 s,使收缩压<50 mmHg、脉压差<10 mmHg 为宜,以降低瓣膜移位可能 （6）瓣膜完全释放后,进行影像学、心电、血流动力学评估(观察瓣膜深度、形态、跨瓣压差,以及有无瓣周漏、冠状动脉阻塞、传导阻滞等)。瓣膜膨胀不全或瓣周漏严重者,可采取球囊后扩张 （7）术中严密观察病情变化,严格记录出入量,定时监测 ACT 值,移动导管球管时应避免管道滑脱。出现病情变化,应及时报告并配合医生及时处理,规范护理记录,完善材料登记
11.血管缝合包扎	（1）入路处理:协助完成主入路穿刺部位的缝合,并从辅入路行血管造影,评价主入路血管情况,再完成辅入路股动脉的 ProGlide 缝合。予绷带加压包扎 （2）协助拔除/调试并固定临时起搏电极。术后心电图无变化且术前无完全性右束支传导阻滞(RBBB)者,术后即刻拔除临时起搏电极;术前存在 RBBB/术后有心电图改变者,予留置临时起搏电极24 h 并评估 （3）密切观察患者穿刺点、足背动脉搏动、肢体温度、皮肤、生命体征、出入量等情况,如有异常及时处理
12.患者转运交接	（1）提前 15 min 电话通知 CCU 做好准备 （2）转运准备:检查中心静脉导管、输液管道、有创动脉压力监测导管、尿管等在位通畅。按需连接便携式心电监护仪(含有创动脉压、氧饱和度监测等)、便携式氧气袋、呼吸气囊等转运物品 （3）规范过床:锁定导管床和平车,使用过床易协助患者过床,保持管道顺畅,穿刺侧肢体处于伸直状态 （4）安全转运交接:由手术医生、麻醉医生、配台护士、工友共同将患者安全转运至 CCU。途中关注患者病情、用药及管道安全,注意保暖及隐私保护,于床边行全面交接 （5）完善护理文书:护理记录单和交接单填写完整并签名。保证护理、麻醉及医疗记录的连续性、客观性和一致性,规范收费
13.清洁消毒	（1）术后及时清点并清洁手术器械,等待供应室回收;布类敷料统一放置,等待回收清洗;及时清理术区污染物品 （2）规范医疗废物术间标识和分类处置,对于有血液传播疾病风险敷料物品,需严格按医院感染管理隔离要求规范处理 （3）按照《医疗机构消毒技术规范》(WS/T 367—2012)要求进行手术室环境终末清洁消毒

【护理要点】

1.组建一支多学科心脏团队(multi-disciplinary heart team,MDHT)是基础　默契协作是关键。

要求 TAVR 团队成员经过系统、专业化培训。护理人员应熟悉手术流程、耗材特点及并发症处置等,了解瓣膜介入专业新技术新进展。

2. 术前全面综合评估　多维度评估患者手术史、用药史、过敏史、实验室检查、影像学检查、重要脏器功能检查,全面了解患者病情及基础情况,明确患者可能存在的高风险因素,并结合手术入路做预见性准备及护理。经术前影像学充分评估,80% 以上患者优选经股动脉入路,此外可选颈动脉、升主动脉、锁骨下动脉等,这些入路的建立需要外科医师配合。

3. 重视手术安全宣教　让患者及家属多元化多形式了解 TAVR 手术目的、手术过程、麻醉配合、术前禁食、禁饮时间(术前需禁食 8 h、禁水 2 h),以及手术注意事项等。

4. 规范 TAVR 术间合理布局　推荐在心导管室或杂交手术室进行,符合外科无菌环境,温度 22~24 ℃,湿度 50%~70%。合理安排手术设备、耗材布局和人员站位。

5. 重视术中安全管理　强调团队成员各司其职,团结协作。尤其在球囊扩张和瓣膜释放等关键环节,应统一指挥,有序协作。同时指导技术支持人员遵守医院操作规范,确保手术患者安全。

6. 并发症观察护理　严密监护患者病情,出现并发症时应配合手术团队及时有效处置。常见并发症如下。

(1)卒中:有症状的卒中发生率约为1%,TAVR 后 24 h 是高危期。采用术中脑保护装置可能降低卒中发生率,但目前仍缺乏大规模临床研究数据支持。

(2)传导阻滞:TAVR 后出现新发传导阻滞主要与心脏传导束系统受到人工瓣膜机械压迫相关,应避免使用过大的人工瓣膜及置入位置过深,对于束支阻滞的高危患者可考虑采用球囊扩张式瓣膜。

(3)血管并发症:血管并发症是 TF TAVR 的常见并发症,发生比例较高,避免血管并发症的主要方法为加强术前评估,选择合理的切开或预缝合方式,必要时评估其他入路。如出现血管并发症可通过球囊封堵、覆膜支架植入及外科手术予以补救。

(4)心肌梗死:术中导致心肌梗死的最常见原因为急性冠状动脉闭塞。在术前评估时应特别注意冠状动脉开口高度、窦部容积、瓣叶增厚及钙化情况,以及人工瓣膜与冠状动脉开口的关系。术中冠状动脉闭塞高危患者可通过球囊预扩张同时根部造影观察冠状动脉灌注情况,或采用导丝进行冠状动脉保护。

(5)瓣膜反流:人工瓣膜中心性反流多源于瓣膜位置和膨胀不良,必要时可通过球囊后扩张改善。TAVR 后的瓣周反流是常见并发症之一,发生率明显高于 SAVR。预防瓣周反流措施包括术前细致的影像评估,选择适合的瓣膜型号;术中选择新一代的可回收或具有"外包裙边"的瓣膜;精确定位置入深度。

(6)其他常见并发症包括:急诊外科开胸;计划外的体外循环支持;室间隔穿孔;心包填塞;二尖瓣功能损伤;感染性心内膜炎;瓣膜移位;瓣膜血栓;瓣中瓣置入;出血;急性肾损伤。

7. 规范患者转运安全　应严密观察病情变化、穿刺点、用药及管道安全、注意保暖及隐私保护,严格床旁交接班。

(刘艳萍　张朋兴　曹艳艳)

第二节　动脉缺血性疾病介入手术护理配合

动脉缺血性疾病是指组织器官动脉血流灌注减少或中断,导致组织器官缺血、坏死等病理过程。可发生在身体的各个部位如脑血管、颈部血管、脏器血管和肢体血管等,引起局部组织器官缺血、营养障碍和组织坏死等一系列临床表现。造成动脉缺血的主要原因有动脉硬化闭塞、狭窄、血栓栓塞等。其病因尚不清楚,和血管内膜损伤、脂质代谢紊乱、机体高凝状态及组织器官的血流动力学改变密切相关。流行病学研究发现高血压、高脂血症、吸烟、糖尿病、血浆纤维蛋白原升高等为动脉缺血性疾病的易患因素。本节重点阐述外周血管动脉缺血性疾病的介入手术护理配合。

【适应证】

1. 肾动脉狭窄闭塞。

2. 肠系膜动脉狭窄、血栓。

3. 移植动脉狭窄、闭塞和血栓。

4. 四肢动脉狭窄、闭塞和血栓等。

【术前准备】

1. 患者准备 ①完善各项术前检查,如心电图、超声心动图、颈动脉多普勒超声检查、CTA检查、胸片等。②完成常规化验检查,如血常规、尿常规、凝血功能、血脂、肝肾功能、传染病指标等。③向患者及家属交代手术方式及风险、术前的准备、术中配合事项,完善术前宣教、签署手术知情同意书。④局麻手术者术前适当进饮、食,不宜过饱;全麻手术术前禁食6 h,禁饮4 h。⑤术前当晚尽量保证充足睡眠。⑥手术当天完成手术穿刺区域皮肤准备。⑦准备经股动脉进行造影检查的患者术前需要练习卧床大、小便。⑧四肢动脉闭塞患者完善踝肱指数(ABI)等专科检查。

2. 护士准备 ①与主管医生双方核对患者基本信息、查看手术交接单、知情同意书,了解患者病情。②签署手术安全核查单。③术前评估患者一般情况,包括心率、血压、呼吸、血氧饱和度、体温等。④术前逐项核查血、尿常规、凝血四项、感染性疾病筛查结果、抗菌药物皮试结果;依据手术交接单内容核对患者假体、体内植入物、影像学资料等其他内容。⑤准备术中所用碘对比剂、器械、敷料及其他一次性用物等以备用。⑥准备术中抢救药物(阿托品、肾上腺素、多巴胺等)、抢救物品(除颤器、心电血压监测仪)。⑦心理支持:术前告知患者手术方式,手术部位。积极与患者沟通,适当分散其注意力,降低患者的心理应激反应,改善其遵医行为。

3. 环境及用物准备 ①环境准备:温度21~25 ℃,湿度30%~60%;手术前注意患者保暖。②用物准备:见表3-3-3。

表3-3-3 动脉缺血性疾病介入诊疗耗材和物品

耗材	数量	耗材	数量
桡或股动脉鞘	1~2套	对比剂	100~300 mL
造影导丝	1根	利多卡因	5~10 mL
外周各型号造影导管	各1根	肝素	12 500 U
各型号血管鞘	各1根	尿激酶	10~30万单位
高压注射系统	1套	20 mL注射器	1个
压力延长管	1~2根	10 mL注射器	2个
球囊/支架	若干	5 mL注射器	1个
特殊导管及仪器	各1套	无菌手套	若干副

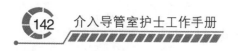

【手术步骤及护理配合】

见表3-3-4。

表3-3-4　动脉缺血性疾病介入手术步骤及护理配合

手术步骤	护理配合
1.术前准备与评估:评估患者,安全转运;检查仪器设备性能,完好备用	(1)着装规范,手术室干净整洁,15 min 内无人员走动 (2)检查手术相关仪器,处于完好备用状态;备好手术相关耗材、药物
2.患者安全核查;转运过床,体位摆放;监测生命体征	(1)与医生、技师共同核查患者,反问式核对 (2)询问过敏史,做好患者心理护理 (3)协助患者过床,取平卧位,暴露穿刺部位皮肤 (4)评估患者,心电监护:避开手术显影部位;血压袖带、血氧饱和度夹与静脉通路不在同侧肢体;观察并记录生命体征 (5)建立静脉通路,保证液体通畅
3.穿刺部位消毒;铺巾	(1)严格执行手卫生;按无菌操作要求,铺设无菌台 (2)准备消毒液,协助医生铺巾
4.建立入路:局部麻醉,穿刺动脉,置入鞘管,肝素化抗凝	(1)按无菌技术要求向无菌容器内分别倒入肝素盐水、对比剂;递送 6F 股动脉穿刺鞘、手术刀、注射器、纱布等 (2)配合术者抽取利多卡因,进行麻醉穿刺 (3)记录首次抗凝时间,遵医嘱 1 h 追加 1 000 U 肝素;密切观察生命体征变化
5.输送导引导丝(150 cm 泥鳅)、造影导管(5F 100 cm VER 导管、C2 导管、4F 或 5F 125 cm MPA1 导管),进行血管造影:评估缺血部位动脉血管的血流、闭塞情况、有无血栓、侧支循环及末梢循环情况	(1)递送导引导丝、造影导管 (2)密切观察患者生命体征变化
6.动脉切开取栓:局部进行切开,暴露动脉血栓堵塞血管,使用结扎带进行动脉结扎,阻断血流,切开动脉血管,选择适宜型号的取栓导管送入血管腔远端,打起球囊,将近端血栓轻轻拉出;造影血流恢复,进行缝合	(1)递送切开器械包、结扎带、电刀、取栓导管、吸引器管路等手术用物 (2)配合术者,连接好电刀、吸引器 (3)将无影灯对准手术部位,为术者提供视野 (4)密切观察患者生命体征变化,关注患者主诉,反馈给术者;疼痛,遵医嘱给予镇痛剂治疗
7.导管接触性溶栓:将尿激酶通过导管注入血栓负荷重的动脉,进行溶栓	(1)遵医嘱,用 5~10 mL 生理盐水将适量尿激酶进行溶解,传递至无菌容器内,供术者进行血管内给药 (2)密切观察患者生命体征变化

续表 3-3-4

手术步骤	护理配合
8.经皮动脉血栓抽吸术（Straub 抽吸导管）：将 0.018 inch 的导丝或配套导丝通过病变，送至动脉血管远端；使用 6F 动脉 Straub 血栓抽吸导管，与巡回护士配合连接机器：①连接主机电源线源；②无菌袋套住马达，将无菌袋用粘纸固定至主机；③马达头端排气固定；④连接废液袋和导管末端软管，将导丝调制器按入；⑤将 Straub 抽吸导管与马达进行连接，有凹凸对位感；⑥用肝素盐水彻底冲洗灌注导管腔；⑦引入 0.018 inch 的导丝或配套导丝，将导管通过导丝引导插入血管鞘进入血管；⑧将导丝调控器拉出关闭阀门；⑨将导管送至病变近端 1 cm 处，采用手动或脚踏模式进行缓慢抽吸；造影评估血流	(1) 与患者沟通，取得配合 (2) 按无菌技术，递送 Straub 抽吸导管、废液袋、无菌套；将 Straub 机器放置在合适位置，固定良好，连接电源线源，将脚踏板放于术者脚下，按操作步骤配合术者连接设备，手术过程中，检查运行情况 (3) 密切观察患者生命体征变化，关注患者主诉
9.经皮动脉球囊扩张术，经皮动脉支架植入术：将 0.014 inch 或 0.018 inch 或 0.035 inch 的导丝（V-14、V-18、Command 18 ST、Supra Core 35、加长加硬泥鳅）通过闭塞病变，送至远端；选择与导丝、病变长度相匹配的球囊，进行扩张，给予扩血管药物（硝酸甘油、罂粟碱），造影评估血流情况；血管扩张后，选择与导丝、病变长度相匹配的支架，进行释放，再次造影评估动脉血流情况	(1) 根据手术进程，递送导丝、压力泵、扩张球囊、支架等手术用物，报告扩张球囊、支架的命名压和爆破压 (2) 进行病变部位球囊扩张时，患者可能会产生强烈的疼痛感，遵医嘱给予镇痛剂治疗，及时与患者沟通，给予心理支持 (3) 密切观察患者生命体征病情变化
10.经皮动脉置管术：造影显示动脉血栓负荷过重，留置鞘管，在动脉血管腔内放置溶栓导管，固定良好后，转运至病房进行溶栓治疗	(1) 递送溶栓导管、皮针、2-0 缝线、纱布等手术用物 (2) 密切观察患者生命体征变化
11.术后处理：撤出器械，处理伤口，加压包扎	(1) 递送封堵器或缝合器、纱布、绷带等，协助术者包扎 (2) 检查穿刺部位有无渗血、肿胀 (3) 加压过度，患者可能会出现迷走神经反射，密切关注患者心率、血压变化，及时反馈给术者进行处理
12.患者出室，安全转运	(1) 完善手术相关记录，核对耗材并打印护理记录单 (2) 与医生一起协助患者安全过床及转运，严密观察病情变化 (3) 规范交接并做好记录 (4) 手术间终末处理

【护理要点】

1.术前护理　①完善术前检查与准备。②心理护理：向患者及家属介绍实施介入手术的目的、方法，需要患者配合的注意事项，消除患者紧张心理，鼓励患者树立信心积极配合治疗。③建立静脉通路：术前常规左前臂留置静脉通路。遵医嘱水化。④训练患者卧床排尿、排便，确保术后卧床的适应性。术前更换病员服，取下假牙及饰物。

2.术中护理　①协助患者舒适的体位，给予适当约束，保持静脉通路通畅，心电监护。②与手术医生、技师共同核查患者，包括基本信息、手术方式等。③做好患者心理护理，保护患者隐私；说明术中配合要点，可能出现的疼痛、恶心等反应。宣教患者正确配合手术。④协助医生消毒、铺巾,传递耗材、药品、物品等。术中严密观察患者生命体征及有无不良反应,及时协助医师处理。手术结束协助医师包扎穿刺部位,固定包扎松紧适宜。⑤及时准确记录介入手术护理记录单。妥善固定管路并做好标识。⑥手术结束协助医生安全转运患者,危重患者需准备急救药品、急救设备和医生共同转运,保证患者转运安全。与病房护士规范交接手术、患者皮肤、管道、术中情况等。

3.术后护理

(1)根据穿刺入路指导患者的体位与活动,全麻患者未清醒前需去枕平卧,头偏向一侧。根据穿刺部位患者需制动 4~6 h,卧床休息 12~24 h。如留置动脉导管或鞘管时,需延长肢体制动时间至拔管后 6~12 h。

(2)局麻患者术后无胃肠道反应即刻可进食、水。全麻患者术后完全清醒、无呛咳可进食、水。

(3)术后持续监测患者生命体征,观察术肢远端皮肤温度、色泽、感觉和动脉搏动强度,观察病情变化和血管重建后的通畅度,遵医嘱完成相关治疗,做好护理记录。

(4)并发症的观察和护理

1)出血并发症:术后压迫止血不到位或患者过早活动引起。主要有:穿刺部位渗血、血肿和瘀斑;盆腔血肿、腹膜后血肿;检查穿刺部位加压包扎情况,严密监测患者术后的体位和制动;密切观察穿刺部位有无出血;指导患者正确翻身、咳嗽,严密观察出血的症状和体征,若术后突发心率增快、血压下降、面色苍白等表现,要警惕出血可能,立即报告医师、做好抢救准备。

护理措施有:①密切观察患者意识、心率、血压、血肿的变化;②保持静脉通路畅通,快速补液,遵医嘱紧急配血、输血;③遵医嘱使用止血药物;④处理后若患者生命体征平稳,可行保守治疗。若患者生命体征不稳定且血肿进行性增大,血肿内有搏动,提示出血较多,需完善准备,配合医师准备手术止血。

2)动脉栓塞:主要表现为患肢温度降低发凉、颜色苍白、感觉麻木、远端动脉搏动消失。评估患者有无导致动脉血栓形成的高危因素;局部加压包扎是否合适,严密观察病情变化,及时和医生沟通,协助做好患者治疗和处置。

3)血管迷走神经反射:发生于介入术后拔除血管内鞘管时。表现为血压迅速下降<90/60 mmHg、心率进行性减慢<50 次/min、头晕、面色苍白、出汗、皮肤湿冷、恶心及呕吐、呼吸减慢、躁动等,可伴有胸闷、气短、严重可出现神志模糊、意识丧失等。立即降低穿刺点按压力度并紧急处理,遵医嘱给予阿托品 0.5~1.0 mg 静脉注射;若血压下降(收缩压<80 mmHg),遵医嘱给予多巴胺等静脉泵入;心电监护、给氧,严密观察病情变化。

4)穿刺处感染:表现有穿刺部位红、肿、热、痛等局部感染征象。注意观察伤口有无渗血、渗液、汗湿、尿湿等,如有异常及时更换,保持穿刺部位敷料干燥;监测体温,观察患者有无畏寒、发热等全身感染征象及血常规变化,发现异常及时通知医师,遵医嘱使用抗生素。

5)假性动脉瘤:表现有穿刺部位疼痛,可触及搏动性包块。一经发现立即通知医生,重新加压包扎伤口,延长制动时间,观察生命体征及包块有无变化,必要时血管超声检查、配合医师做好手术准备等。

(肖　娟　刘　旭　罗　轩)

第三节　动脉出血性疾病介入手术护理配合

出血是一种临床常见症候群,是临床上常见的急症,涉及呼吸系统、消化系统、泌尿系统、妇产系统等,致命性大出血发病急,短期大量失血可造成严重低血压或休克,导致病情危重而死亡,是需要组建团队进行紧急救治的出血。还有一类出血因部位特殊,如颅脑心脏等虽然出血量少,但也可致残或危及患者生命。治疗常采用药物止血或外科手术切除病变器官或组织。随着介入技术的发展,精准控制出血使得很多过去不可控或难治的致命性大出血变成可控、可治。尤其是一些内脏动脉出血、围产期和外科围手术期的出血、特殊部位的外伤性出血,以及首发症状为出血,但病因和出血部位不清楚,无法采取手术治疗,内科保守治疗效果欠佳的出血得以精准救治,介入栓塞止血治疗和外科术前球囊预置等介入治疗因创伤小、疗效确切、治疗速度快等优势被临床越来越多的推广应用。

【适应证】

1. 咯血。

2. 消化道出血。

3. 腹腔实质脏器出血。

4. 围产期出血。

5. 移植血管出血。

6. 其他不明原因的出血。

【术前准备】

1. 患者准备 ①择期手术前完善各项必要检查。②留置两路及以上静脉通路,积极扩容,纠正休克。③积极完成必要的实验室检查,如血型检测及配血、血常规、凝血功能、肾功能、传染八项等。④监护辅助下安全转运。

2. 护士准备 ①与主管医生双方核对患者基本信息、查看手术交接单、知情同意书,了解患者病情。②签署手术安全核查单。③术前评估患者一般情况,包括心率、血压、呼吸、血氧饱和度、体温等。④准备术中所用碘对比剂、器械、敷料等。⑤准备好术中所用急救设备、抢救药物(阿托品、肾上腺素、多巴胺等)、抢救物品(除颤器、心电血压监测仪、负压吸引装置)以备用。⑥必要时告知护士长紧急协调人员(护士、麻醉医生等)参与手术及救治工作。

3. 环境及用物准备 ①环境准备:温度:21 ~ 25 ℃,湿度:30% ~ 60%;手术前注意患者保暖。②用物准备:见表3-3-5。

表3-3-5 动脉出血性疾病介入治疗耗材和物品准备

耗材	数量	耗材	数量
股动脉鞘	1 ~ 2 套	对比剂	100 ~ 300 mL
造影导丝	1 根	利多卡因	5 ~ 10 mL
外周各型号造影导管	各1 根	肝素	12 500 U
各型号血管鞘	各1 根	栓塞微球/PVA 颗粒	各型号若干
高压注射系统	1 套	20 mL 注射器	1 个
压力延长管	1 ~ 2 根	10 mL 注射器	2 个
球囊/支架	若干	5 mL 注射器	1 个
特殊导管	各1 套	无菌手套	若干副

【手术步骤及护理配合】

见表3-3-6。

表 3-3-6 动脉出血性疾病介入手术步骤及护理配合

手术步骤	护理配合
1. 术前准备与评估:评估患者,安全转运;检查仪器设备性能,处于完好备用	(1)着装规范,手术室干净整洁,15 min 内无人员走动 (2)检查手术相关仪器,完好备用;备好手术相关耗材、药物
2. 患者安全核查;转运过床,体位摆放;监测生命体征	(1)与医生、技师共同核查,反问式核对患者 (2)询问过敏史,做好患者心理护理 (3)协助患者过床,取平卧位,暴露穿刺部位 (4)评估患者,心电监护;避开手术显影部位;血压袖带、血氧饱和度夹与静脉通路,避开在同侧肢体,观察并记录生命体征 (5)建立两条以上静脉通路,保证液体通畅,预防出血导致的低血容量休克,必要时输血 (6)关注患者主诉,当发生恶心、呕吐、咯血、呕血时,嘱患者头偏向一侧,防止窒息、误吸,保持呼吸道通畅
3. 穿刺部位消毒;铺巾	(1)严格执行手卫生;按无菌操作要求,铺设无菌台 (2)准备消毒液,协助铺巾
4. 建立入路:局部麻醉,穿刺动脉,置入鞘管(一般出血患者不给予肝素化抗凝)	(1)按无菌技术,向无菌容器内分别倒入肝素盐水、对比剂;递送 6F 股动脉穿刺鞘、手术刀、注射器、纱布等 (2)配合术者抽取利多卡因,进行麻醉穿刺
5. 输送导引导丝(150 cm 泥鳅)、造影导管(5F 100 cm PIG 导管、RH 导管、RLG 导管、VER 导管、SIM 导管),进行血管造影:评估出血情况	(1)递送导引导丝、造影导管 (2)密切观察患者生命体征和意识变化,与患者沟通,有无恶心、呕吐、烦躁、冒冷汗等症状,及时反馈给术者进行处理
6. 经皮动脉栓塞术:造影明确出血部位,使用微导丝、微导管超选到出血血管,再进行造影明确,使用合适的栓塞用物(弹簧圈、栓塞微球、吸收性明胶海绵、栓塞胶),通过微导管注入靶血管,以达到栓塞止血作用;造影评估有无出血	(1)快速递送微导丝、微导管、栓塞材料 (2)栓塞材料不得过早暴露于空气中,不得接触非无菌区域 (3)部分患者在注入栓塞剂时会有疼痛感,遵医嘱给予镇痛剂 (4)严密观察患者生命体征和意识变化,关注患者主诉,及时发现反馈并进行处理
7. 经皮动脉支架植入术:将导丝送至血管远端,选择合适的覆膜支架,覆盖出血部位,阻断血液流出;造影评估有无出血	(1)及时递送覆膜支架、压力泵 (2)严密观察患者生命体征和意识变化
8. 球囊预置术:将导丝送至血管远端,选择合适的球囊,预置到出血部位,使用压力泵打起球囊,阻断出血血管的血流,固定鞘管,维持球囊压力,及时转运	(1)及时递送球囊、压力泵 (2)严密观察患者生命体征和意识变化
9. 术后处理:撤出器械,处理伤口,加压包扎	(1)递送封堵器或缝合器、纱布、绷带等耗材,协助术者包扎 (2)检查穿刺部位包扎是否完好,有无渗血、肿胀 (3)加压过度,患者可能会出现迷走神经反射,密切关注患者心率、血压变化

续表 3-3-6

手术步骤	护理配合
10.患者出室,安全转运	(1)完善手术相关记录,核对耗材并打印护理记录单 (2)与医生一起协助患者安全过床及转运,严密观察病情变化 (3)规范交接并做好记录 (4)手术间终末处理

【护理要点】

1. 术前护理　①心理护理,患者由于出血常伴有胸闷、呼吸困难等症状,容易产生濒死感、恐慌,根据患者心理状态给予疏导,稳定患者情绪,使其能够积极配合抢救。②向患者及家属讲解介入栓塞治疗的方法、目的、重要意义、常见并发症及预防措施,征求其同意以尽早进行手术,挽救生命。③密切观察患者生命体征及出血量的变化,做好急配、输血的准备。④出血患者血容量不足,体温偏低,保持室内适宜温、湿度,预防感染。协助完成必要的实验室及心电图检查。做好皮肤准备等手术前各项准备工作。⑤备好抢救药物及设备,备好血制品和止血药,快速扩容,纠正休克。

2. 术中护理　①规范交接,精准核查,做好患者心理护理和平稳转运。②提前备齐抢救药物和设备,保证患者救治。③术中密切观察患者生命体征及神志意识,保持静脉输液输血畅通,术中出现咯血、呕血时,及时协助患者将头偏向一侧,帮助患者清除口腔血液,防止窒息或误吸。④遵医嘱做好血管活性药物、血制品的使用,迅速补充血容量,维持体液平衡。⑤准备介入手术所需耗材和止血材料,协助医生完成介入手术。

3. 术后护理

(1)协助医生包扎穿刺部位,术后 6～8 h 穿刺侧肢体制动。注意观察穿刺部位,若发生出血应立即压迫止血,严密监测患者病情变化。

(2)术后可根据病情进食高蛋白、高热量、低脂肪、清淡易消化、富含纤维素高的食物,遵循少食多餐的原则,每次进食不宜过饱。

(3)术后持续监测患者生命体征,观察患者神志、皮肤温度、色泽等休克纠正情况,是否有再发出血临床表现。消化道出血栓塞后观察有无再次出现呕血、黑便、血便或经腹腔和胃管引流出血性液体,肾动脉出血患者须注意小便颜色。

(4)观察和防治感染发生,预防皮肤受损和意外伤害,烦躁患者适当约束。

(5)并发症的观察和护理

1)穿刺部位出血、血肿:与加压包扎不到位及穿刺手法有关,在提高穿刺技术的同时,术中及术后应严格执行制动时间,严密观察穿刺部位包扎是否完好,敷料有无渗血等。

2)异位栓塞:由于栓塞物或动脉内膜斑块脱落导致远端血管栓塞。介入诊疗过程中血流速度减缓甚至停止,进而阻止栓塞材料向远端移动,撤出微导管形成的负压容易使其反流,造成异位栓塞。在栓塞手术时,密切观察影像,保证造影导管头端在合适的位置,避免过深,注射栓塞材料时宜缓慢,过快会导致栓塞材料流动快,造成异位栓塞。术后应注意观察足背动脉搏动情况,有无肢体感觉障碍,有无腹痛等,一旦发生应及时告知医生,可使用罂素碱、低分子右旋糖酐等扩张血管药物及抗凝、溶栓药物对症治疗。

3)窒息/误吸:是呼吸道和上消化道出血最严重的并发症,是直接致死的主要原因。应及时识别并抢救。患者主要表现为紧张、惊恐、大汗淋漓、躁动等,继而出现发绀、呼吸困难、呼吸音减弱或消失、全身抽搐甚至呼吸心跳停止。应严密观察患者病情,备好负压吸引及吸痰设施,给予患者高浓度吸氧,做好气管插管和切开的准备。

4)脊髓损伤:是咯血支气管动脉栓塞术最严重的并发症。由于支气管动脉与脊髓动脉共干,栓塞剂误入脊髓动脉,造成脊髓细胞缺血或损伤所致。发生于术后数小时,出现下肢感觉运动障碍,偏瘫,大、小便失禁等横断性脊髓损伤症状。术后应密切观察患者双下肢感觉,有无肌力障碍及尿潴留的发生。一旦发现以上症状时应立即报告医生,遵医嘱使用激素类药物、血管扩张药及甘露醇脱水治疗以减轻脊髓水肿,低分子右旋糖酐、丹参等改善脊髓循环,以及营养神经对症治疗。

(肖 娟 刘 旭 罗 轩)

第四节　静脉系统疾病介入手术护理配合

一、布加综合征

布加综合征(budd-chiari syndrome,BCS)是由肝静脉和/或其开口以上的下腔静脉阻塞性病变引起的,常伴有下腔静脉综合征为特点的,一种肝后性门静脉高压症,因而称为肝静脉-腔静脉综合征更加确切。

【适应证】

1.局限性下腔静脉狭窄,肝静脉通畅者。

2.下腔静脉阻塞性病变,肝静脉开口阻塞者,很可能要做二期肠-腔转流术。

3.下腔静脉长段狭窄或阻塞者,不成功的可能性较大。

【术前准备】

1.患者准备　按血管性介入术前准备。

2.器械和药品准备　静脉穿刺针、血管鞘、导管;5F 或 6F PIG 导管一根;260 cm 交换导丝;球囊导管数根按不同规格备用;70 cm 长穿刺针、长导管鞘数根或 COOK 经颈静脉肝内穿刺套(Rups-100);腔静脉支架备用。备常规药品外另备肝素 1 支;备止痛剂。

【手术步骤及护理配合】

见表3-3-7。

表3-3-7　BCS 球囊扩张术和支架植入术操作步骤及护理配合

手术步骤	护理配合
1.手术安全核查:核对患者信息、手术部位和名称	合理摆放体位;经颈静脉穿刺者头偏向非手术侧;予吸氧、心电监护、建立静脉通路;做好心理护理
2.手术入路区域(股静脉、颈静脉区域或右季肋区)皮肤消毒、铺治疗巾、局部麻醉	准备器械及药物;严格执行无菌操作
3.经股静脉、颈静脉路径或经皮肝穿刺,行下腔静脉或和肝静脉造影,明确闭塞情况	准确传递器材;核对造影参数,造影时嘱患者屏气;术中严格控制输液量,以减少充血性心力衰竭的风险
4.下腔静脉闭塞需先行穿刺开通,根据闭塞两端的形态决定穿刺方向	准确传递器材;密切观察患者神志、生命体征;倾听其主诉并予心理支持;警惕心包填塞并做好急救准备

续表 3-3-7

手术步骤	护理配合
5. 测量右心房和下腔静脉阻塞远端压力	连接测压装置,换能器固定于右心房水平腋中线位置,校准零点,测压并记录
6. 狭窄性病变直接引入加硬导丝经右心房达上腔静脉;闭塞病变穿通后引入加硬导丝	传递加硬导丝;导丝通过心房时严密观察心率及心律,必要时遵医嘱予抗心律失常药物
7. 由小到大选择不同直径的球囊,逐步行球囊扩张	核对并准确传递球囊;严密观察生命体征,警惕出血性并发症;观察患者疼痛反应并给予心理支持;不推荐常规使用强镇痛药物,以避免血管破裂时掩盖其症状
8. 复查造影,如球囊扩张后弹性回缩>50%或多次扩张后仍存在明显狭窄,选择适宜的下腔静脉支架,准确定位后释放	准确核对并传递支架;释放支架时嘱患者屏气,以防移位
9. 复查造影,并测压	再次核对零点,测压并记录
10. 术毕拔除导管并妥善包扎	协助医师加压包扎;及时准确书写术中护理记录单;填写转运交接单,安全转运并与病房护士做好交接

【护理要点】

1. 穿刺部位加压包扎,卧床休息 24 h。

2. 术后静脉输液。严密监测患者生命体征的变化,包括患者疼痛情况,及时做好记录,主动倾听患者的倾诉。

3. 遵医嘱正确使用抗凝剂,以免血栓形成。在抗凝过程中,密切观察有无皮肤、黏膜、牙龈、内脏及颅内出血,观察尿,便颜色。定期复查凝血功能,根据情况调整抗凝药物。防止皮肤、黏膜出血,嘱患者使用软毛牙刷,勿抓破皮肤、黏膜。观察碘对比剂的副反应,观察小便的颜色,遵医嘱多饮水,利于碘对比剂的排出。

4. 给予强心、利尿剂。

5. 观察肝脾肿大、腹水、腹围和胸、腹壁浅静脉曲张改善情况,以及双下肢肿胀消退情况。

6. 抗血小板治疗 3 个月。

7. 定期 B 超或造影复查。

二、经皮静脉腔内热消融术

静脉腔内射频闭合治疗(radiofrequency endovenous obliteration,RFO)应用 Closure 导管系统输送 200～3 000 kHz 频率的连续或窦性波形,可对电极周围的生物活性组织直接产生热作用,而不对神经、肌肉细胞产生刺激作用。通过双极电极加热静脉壁,可引起静脉最大程度的物理收缩。动物实验证实,其作用机制是内皮细胞脱落,伴中层和附壁胶原变性,使静脉壁变厚、管腔收缩、迅速机化,并纤维化闭锁静脉。与传统静脉曲张手术相比,Closure 系统最大的不同点是射频仅闭锁大隐静脉而不影响隐股联谷水平的静脉属支。

【适应证】

理论上射频治疗适合所有深静脉回流通畅的下肢曲张静脉,由于射频治疗是在 85 ℃较高温度下进行,使静脉壁胶原变性,达到管腔最大程度的收缩,以后逐渐纤维化和永久闭锁,故较适合对于主干静脉,特别是较粗大静脉(直径>1.0 cm)的微创治疗。

【术前准备】

1. 患者准备 ①完善各项术前有关检查,如心电图、胸片、双下肢的深浅静脉彩超检查。②向患者及家属交代手术风险、术前的准备、术中配合事项,签署手术知情同意书。③完成常规化验:肝肾功能、凝血功能、感染筛查、血常规。④术前适当进食、水,不宜过饱。⑤术前当晚尽量保证充足睡眠。⑥准备经股静脉进行造影检查的患者术前需要练习卧床大小便。

2. 护士准备 ①核对患者基本信息、查看手术交接单、知情同意书、术前一览表等,了解患者病情。②术前评估患者一般情况,包括心率、血压、呼吸、血氧饱和度、体温等。③依据术前一览表查看血、尿常规、凝血四项、感染性疾病筛查结果、抗菌药物皮试结果;依据手术交接单内容核对患者假体、体内植入物、影像学资料等其他内容。④准备术中所用碘对比剂、器械、敷料等。⑤准备好术中所用一切用物以备用。⑥准备术中抢救药物(阿托品、多巴胺等)、抢救物品(除颤器、心电血压监测仪、微量泵等)。⑦心理支持:术前告知患者手术方式,手术部位。患者多为老年人群,心理承受能力弱,易产生急躁、恐惧、悲观等不良心理。我们应该积极争取家属配合,提供充足的情感支持,降低患者的心理应激反应,改善其遵医行为。

3. 用物准备 见表3-3-8。

表3-3-8 经皮静脉腔内热消融术耗材和物品准备

耗材	数量	耗材	数量
股静脉鞘	1套	非离子对比剂	100~300 mL
交换导丝	1根	利多卡因	5~10 mL
VER导管	1根	阿托品	0.5 mg
PIG导管	1根	硝酸甘油	5 mg
连接管	1根	肝素	12 500 U
地塞米松	5 mg	10 mL注射器	3个
无菌手套	若干副	5 mL注射器	1个

【手术步骤及护理配合】

见表3-3-9。

表3-3-9 经皮静脉腔内热消融术手术步骤及护理配合

手术步骤	护理配合
1. 准备	
(1)护士:戴口罩,手卫生,准备用物 物品准备: 药品准备:阿托品、多巴胺、地塞米松、利多卡因、硝酸甘油、肝素等术中常用药物 仪器准备:除颤仪、抢救车、微量泵、ACT测试仪	1. 药品配置有效期2 h 2. 检查仪器性能
(2)患者:排空膀胱	
(3)环境:手术间调至适宜温度	

续表 3-3-9

手术步骤	护理配合
2.实施	
(1)查对:核对患者身份	医生、护士、技师根据手术安全核查表内容三方共同核查确认患者身份(病区、床号、住院号、姓名、性别、年龄)、手术方式、手术部位、知情同意书、术前一览表、皮肤是否完整、静脉通道建立情况、患者过敏史、抗菌药物皮试结果、感染性疾病筛查结果、假体、体内植入物、影像学资料等其他内容
(2)解释:向患者解释手术方式和手术步骤及术中配合注意事项,减轻患者紧张情绪	
(3)体位:患者取仰卧位,用套管针在踝关节前上方向上穿刺大隐静脉,根据血管粗细通过导丝将套管针交换成 6F 或 8F 血管鞘	1.关闭窗帘,协助脱衣服,根据需要摆好体位注意保暖及保护患者隐私 2.肥胖患者必要时给予托手板保护,增加患者的舒适度,避免引起坠床发生 3.吸氧、心电、血压监测 4.静脉留置针妥善固定,保持液体通畅,遵医嘱给药
(4)铺无菌手术台:铺无菌单,协助医生穿无菌手术衣,协助医生抽取术中用药,针管抽取利多卡因、肝素,配置肝素盐水预冲造影导管	严格执行无菌操作,配置肝素盐水和碘对比剂
(5)消毒穿刺:股静脉消毒范围为脐以下至膝关节上 10 cm,两侧腋中线以内。表面浸润麻醉,穿刺套管针有回血后,术者右手持导丝,左手缓慢退针,见回血(喷血)后迅速送入导丝,体外剩余 5～10 cm 左右,刀片破皮,以便鞘管送入,导丝尾端必须露出鞘管尾端,以免导丝脱落入体内,送入后连同导丝一起拔出针芯,注射稀释后的肝素盐水,穿刺成功	医生给患者进行穿刺时,护士应密切关注心率、血压的变化,备好抢救用药,预防迷走反射的发生
(6)治疗:经血管鞘插入相应的射频闭合导管,直至隐股静脉汇合处下方的位置,必要时此过程可在导丝引导下进行。在插入导管的过程中,用手指探触导管头的位置,严防导管进入深静脉,术中可用便携式 B 超证实。如果确定导管头的位置困难,可在腹股沟下做一小切口,先高位结扎大隐静脉,再继续插入导管至该处。用连机导线连接导管尾部和主机。用静脉输液管连接导管尾孔和压力泵内的抗凝液,使导管头部有缓慢而持续的抗凝液排出(速度为10 drip/min)。推出导管头部的自膨式电极和温度感应器并开机,此时主机通过连接于电极上的反馈感应器,连续显示静脉壁即时温度和电阻,治疗时温度应达到(85±3)℃,电阻为 150 mΩ。按主机的温度和阻抗显示,以 3 cm/min 左右的速度缓慢地向下回撤导管,当遇到属支或交通支时,温度会急剧下降,此时应暂停回撤,等温度升至85 ℃时再继续回撤,直至导管头从踝部退出。在回撤导管的同时,助手用力压迫导管头上方已经处理过的静脉段。在此过程中大隐静脉主干即全程闭合。小腿部较粗的曲张浅静脉用同样的方法处理,对于剩下的散在曲张浅静脉做点式剥脱,点式切口不做缝合	密切观察心电、血压的变化,异常时及时提醒术者,做好抢救措施

续表 3-3-9

手术步骤	护理配合
(7)手术结束:患肢用弹力绷带加压包扎	1.手术结束弹力绷带加压包扎穿刺部位,将患者安全移至平车 2.移床时注意患者安全,防止坠床,并检查输液及穿刺部位及所有管路情况 3.拔除鞘管包扎时,应提前告知患者,降低患者恐惧心理,密切关注患者生命体征变化,预防迷走反射的发生
(8)手卫生,记录	术中护理记录单、材料单书写正确

【护理要点】

1.在手术结束后,如果有任何不适的情况,及时向医生或者护士反映。

2.术后应在医院内,立即以正常步速行走约一个小时,感受身体有无不适。

3.患者在术后不应该减少日常活动,如果没有身体不适的情况,患者不要长期卧床或者久坐以致病情的复发。

4.从手术结束后,患者需要持续穿弹力袜 48 h。两天之后,患者在卧床或者睡觉时可以脱掉弹力袜,但是在进行其他蹲坐等活动时,务必穿好弹力袜,保护患肢。

5.在穿弹力袜的过程中,如果感觉到患肢不适,难以忍受,患者应立即脱掉弹力袜,必要时尽早到医院就诊。

三、经皮静脉内滤器置入术

下腔静脉滤器植入术(implantation of inferior vena cava filter)是预防肺栓塞的最有效措施。当下腔深静脉、盆腔静脉与髂静脉或下腔静脉血栓形成时,血栓脱落将通过右心房至右心室再至肺动脉,从而栓塞肺动脉。肺动脉栓塞致死已成为世界上继恶性肿瘤、心脑血管病之后的第三大死因,也是医院内突发死亡(猝死)的首位原因。

【适应证】

肺动脉栓塞或下腔静脉、髂股静脉血栓有下列情况之一者禁忌抗凝治疗:出现抗凝治疗的并发症;抗凝治疗失败(足量抗凝治疗的同时仍复发肺栓塞及无法达到治疗剂量的抗凝);肺动脉栓塞同时存在下肢静脉血栓者。

【术前准备】

1.患者准备　术前要完善常规的检查:心电图、胸片、抽血化验(肝肾功能、凝血功能、感染筛查、血常规)。患者进入手术室后护士要热情接待,主动与患者沟通,尽量减轻患者进入手术室后的陌生、无助感。根据检查治疗申请单,严格核对患者的姓名、科室、住院号、年龄、性别、治疗方式及部位,检查病历的碘过敏试验结果,查看穿刺部位是否备皮。嘱患者先排便,年老、体弱患者要陪同到洗手间。协助患者取下身上带金属的衣物、饰品,女患者脱下胸罩,并妥善保管。协助患者平躺于手术床上,头部垫软枕,双上肢自然放于身体两侧并用支架托起,双下肢分开并外展,不得随意翻身,以免坠床,并告知术中制动的重要性。妥善安置患者身上所带管道,并注意保暖。讲解术中可能会出现的感觉,如注射碘对比剂时,可有温热感,使患者有一定的心理准备,指导练习吸气屏气动作,便于手术配合。建立静脉通道,常规在患者不穿刺一侧的上肢行留置针穿刺,建立一条静脉通道。心电监护,动态监测并记录血压、心率、血氧饱和度、呼吸。

2. 药物准备　在介入治疗过程中,导管内外与导丝表面可能有血凝块形成。为避免血凝块脱落造成血管栓塞,需要配制肝素盐水,当导管插入血管后,每隔 2~3 min 向导管内推注肝素等渗盐水 3~5 mL。肝素浓度为 5 000 U/500 mL 生理盐水。1% 利多卡因用注射液作局部浸润麻醉,并可作为血管痉挛的解痉药。非离子型碘对比剂(碘海醇、碘普罗胺注射液)等。备齐各种抗过敏药物(地塞米松、异丙嗪等)。

3. 器械准备　介入治疗前,护士要根据患者年龄、病变部位、治疗方式,准备相应型号的穿刺针、导管、导丝、血管鞘等常规器械,并应相互匹配,根据无菌操作原则依次放于治疗台上。铺无菌治疗台,目前为降低人力成本,防止交叉感染,介入导管室一般用一次性介入手术包。

【手术步骤及护理配合】

1. 首先经健侧或病变较轻一侧股静脉穿刺,置 PIG 导管于下腔静脉和髂静脉分叉上方,行下腔静脉造影,以便找到双肾静脉开口的位置,并标记清楚,如肾静脉开口位置显示不清,应用 Cobra 导管选择性插入肾静脉并标记清楚。

2. 导入交换导丝,沿导丝置入滤器输送外鞘管及扩张管,使鞘管头端达到肾静脉下方水平,拔出鞘管内芯及导丝。

3. 将预装好含有滤器的输送管沿鞘管送入,透视下将输送管送至肾静脉开口下方,再次确定滤器前端位于最低的肾静脉开口下方 0.5~2.0 cm,后退鞘管,滤器逐渐露出鞘管外,直至滤器完全膨胀开。

4. 鞘管退至滤器下方 3~4 cm 处复查造影,证实滤器放置位置无误。

5. 拔出外鞘管,穿刺点加压包扎。

【护理要点】

1. 心理护理:患者对介入导管室陌生环境及仪器设备感到恐惧。护理人员应向患者简单介绍环境及身边的工作人员,以消除其紧张心理,并作好心理护理,使其更好地配合手术。

2. 协助患者取仰卧位体位,如颈内静脉法,助其头偏向一侧,用帽子固定头发,避免手术区污染。

3. 协助医生消毒铺巾,当医生成功穿刺右侧股静脉,置导管于靶向血管成功后,先行下腔静脉造影,再置入滤器于右肾静脉下方 1 cm 左右处。

4. 在为患者行下腔静脉造影及滤器置入时,应密切观察其生命体征、神志的变化,并询问患者有无不适。

5. 术毕回病房后,严密监测生命体征的变化,每 30~60 min 巡视病房 1 次并做好记录。主动询问患者有无呼吸困难、胸痛、咳血、晕厥等症状。若患者出现上述症状应立即给予平卧、避免做深呼吸、咳嗽、剧烈翻动,同时给予高浓度氧气吸入,并紧急报告医生积极抢救。

四、经皮静脉球囊扩张术、经皮静脉支架植入术

经皮静脉球囊扩张术、经皮静脉支架植入术是经皮穿刺后用导丝、导管、球囊、支架等介入器械,使狭窄、闭塞的血管扩张成形及血管再通的一种介入治疗技术。

【适应证】

1. 球囊扩张术　①血管硬化引起的血流动力学意义的血管狭窄或闭塞;②血管搭桥术后所致的吻合口狭窄及有移植血管狭窄;③血管肌纤维不良所致的局限性狭窄;④原发性下腔静脉膜性狭窄或节段性不完全梗阻者。

2. 支架植入术　①球囊扩张后仍有狭窄;②球囊扩张后,硬化斑块分离,阻塞管腔;③再狭窄或

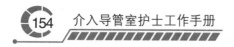

者再梗阻;④血管溶栓后的梗阻。

【术前准备】

1.患者准备　术前要完善常规的检查:心电图、胸片、抽血化验(肝肾功能、凝血功能、感染筛查、血常规)。患者进入手术室后护士要热情接待,主动与患者沟通,尽量减轻患者进入手术室后的陌生、无助感。根据检查治疗申请单,严格核对患者的姓名、科室、住院号、年龄、性别、治疗方式及部位,检查病历的碘过敏试验结果,查看穿刺部位是否备皮。嘱患者先排便,年老、体弱患者要陪同到洗手间。协助患者取下身上带金属的衣物、饰品,女患者脱下胸罩,并妥善保管。协助患者平躺于手术床上,头部垫软枕,双上肢自然放于身体两侧并用支架托起,双下肢分开并外展,不得随意翻身,以免坠床,并告知术中制动的重要性。妥善安置患者身上所带管道,并注意保暖。讲解术中可能会出现的感觉,如注射碘对比剂时,可有温热感,使患者有一定的心理准备,指导练习吸气屏气动作,便于手术配合。建立静脉通道,常规在患者不穿刺一侧的上肢行留置针穿刺,建立一条静脉通道。心电监护,动态监测并记录血压、心率、血氧饱和度、呼吸。

2.药物准备　在介入治疗过程中,导管内外与导丝表面可能有血凝块形成。为避免血凝块脱落造成血管栓塞,需要配制肝素盐水,当导管插入血管后,每隔 2~3 min 向导管内推注肝素等渗盐水 3~5 mL。肝素浓度为 5 000 U/500 mL 生理盐水。1% 利多卡因注射液用作局部浸润麻醉,并可作为血管痉挛的解痉药。非离子型碘对比剂(碘海醇、碘普罗胺注射液等)。备齐各种抗过敏药物(地塞米松、异丙嗪等)。

3.器械准备　介入治疗前,护士要根据患者年龄、病变部位、治疗方式,准备相应型号的穿刺针、导管、导丝、血管鞘等常规器械,并应相互匹配,根据无菌操作原则依次放于治疗台上。铺无菌治疗台,目前为降低人力成本,防止交叉感染,介入导管室一般用一次性介入手术包。

【手术步骤及护理配合】

1.确认患者和手术名称及部位。

2.消毒、铺巾、麻醉。

3.静脉穿刺后置入鞘管后、先送入导丝,接着跟进造影导管、造影了解血管情况、送入球囊导管进行开通,将支架输送器送至病变部位、释放支架。

4.支架植入后再进行造影观察开通情况,造影显示血流通畅,血管腔完整。

5.术毕拔管,加压按压穿刺部位 20 min,加压包扎。

【护理要点】

1.应检查确认加压包扎有效,敷料准确压迫在血管壁穿刺点上方。

2.指导患者采取正确的体位,预防穿刺点部位出血,过床时注意术侧下肢保持伸直位,过床后取平卧位。

3.观察穿刺局部有无渗血、血肿、瘀斑。

4.关注患者心理变化,消除患者紧张心理。

五、经皮静脉栓塞(硬化)术

经皮静脉栓塞(硬化)术是将某种固体或液体物质通过导管选择性地注入某一血管使其栓塞,以达到治疗目的的一项介入治疗方法。

【适应证】

1.止血　如胃、肾出血的止血疗法。

2.治疗静脉曲张　如胃冠状静脉、精索静脉、卵巢静脉曲张等。

【术前准备】

1. 患者准备　术前要完善常规的检查：心电图、胸片、抽血化验（肝肾功能、凝血功能、感染筛查、血常规）。患者进入手术室后，护士要热情接待，主动与患者沟通，尽量减轻患者进入手术室后的陌生、无助感。根据检查治疗申请单，严格核对患者的姓名、科室、住院号、年龄、性别、治疗方式及部位，检查病历的碘过敏试验结果，查看穿刺部位是否备皮。嘱患者先排便，年老、体弱患者要陪同到洗手间。协助患者取下身上带金属的衣物、饰品，女患者脱下胸罩，并妥善保管。协助患者平躺于手术床上，不得随意翻身，以免坠床，并告知术中制动的重要性。妥善安置患者身上所带管道，并注意保暖。讲解术中可能会出现的感觉，如注射碘对比剂时，可有温热感，使患者有一定的心理准备，建立静脉通道，常规在患者不穿刺一侧的上肢行留置针穿刺，建立一条静脉通道。心电监护，动态监测并记录血压、心率、血氧饱和度、呼吸。

2. 药物准备　根据栓塞部位、病变性质的不同准备好栓塞剂，如吸收性明胶海绵、聚乙烯醇、弹簧圈、微球、碘油等。1%利多卡因注射液用作局部浸润麻醉，并可作为血管痉挛的解痉药。非离子型碘对比剂（碘海醇、碘普罗胺注射液等）。备齐各种抗过敏药物（地塞米松、异丙嗪等）。

3. 器械准备　介入治疗前，护士要根据患者年龄、病变部位、治疗方式，准备相应型号的穿刺针、导管、导丝、血管鞘等常规器械，并应相互匹配，根据无菌操作原则依次放于治疗台上。铺无菌治疗台，目前为降低人力成本，防止交叉感染，介入导管室一般用一次性介入手术包。

【手术步骤及护理配合】

1. 确认患者和手术名称及部位，协助患者去枕平卧于手术床上。

2. 消毒、铺巾、麻醉。

3. 经皮穿刺至静脉支，造影显示静脉主干及各分支。

4. 静脉造影后，由导管推注血管硬化剂（无水乙醇等）及栓塞剂（吸收性明胶海绵、PVA颗粒等），造影复查以明确所有曲张静脉和侧支分流完全阻断。

5. 拔除鞘管，妥善按压穿刺口并加压包扎。

【护理要点】

1. 保持呼吸道通畅，呕吐、咯血时头偏向一侧，及时清除口腔内的呕吐物、血液，并注意保持手术台面的无菌。

2. 随时注意手术的进程，在导管插入病变供血血管后要灌注或栓塞治疗前，及时将所需药物配制好。

3. 观察穿刺局部有无渗血、血肿、瘀斑。

4. 栓塞后，患者可出现疼痛、胸闷、大汗淋漓等不适。应做好患者的心理护理，及时根据医嘱给予吸氧、肌注镇痛剂等对症处理。

5. 感染与术中物品污染、栓塞范围过大有关，因此术中应严格无菌操作，术后根据患者情况用抗生素以预防感染。

6. 栓塞后综合征与肿瘤和组织坏死有关，可发生在血管栓塞术后的病例。主要表现为发热、局部疼痛，并伴随恶心、呕吐、腹胀、食欲下降等。应遵医嘱给予镇痛和对症处理。

（田书亚　席智源）

第四章 肿瘤血管疾病介入手术护理配合

第一节 肝脏肿瘤介入手术护理配合

肝脏是机体中负责代谢功能的器官之一,可以合成各种身体所需要的蛋白质,是我们常说用以分解体内有毒物质(药物、酒精、污染物等)的脏器。除此以外,它还拥有非常强的吞噬能力,从而起到对人体的免疫保护作用。但是肝脏亦是最容易发生肿瘤病变的部位之一,并且以恶性肿瘤居多,一般分为原发性(常见于肝细胞、胆管细胞等)和继发性(可扩散为胰腺癌、胃癌等)肿瘤。原发性肝肿瘤是指肿瘤本身来自肝脏,而不是从其他位置转移发展过来的。继发性肝肿瘤是指肿瘤是从其他位置扩散转移而来,这种转移行为一般发生在晚期,治疗比较困难。

【适应证】

1. CNLC Ⅰb、Ⅲa 和部分Ⅲb 期肝癌患者,肝功能 Child-Pugh A/B 级,PS 评分 0~2。

2. 不能或不愿接受手术治疗的 CNLC Ⅰb、Ⅰa 期肝癌患者。

3. 门静脉主干未完全阻塞,或虽完全阻塞但门静脉代偿性侧支血管丰富或通过门静脉支架植入可以复通门静脉血流的肝癌患者。

4. 肝动脉-门静脉分流造成门静脉高压出血的肝癌患者。

5. 肝癌切除术后,DSA 能早期发现残癌或复发灶,并给予 TACE 治疗。

【术前准备】

1. 患者准备 ①患者从候诊区经过身份识别进入术前准备间后,护士核对患者身份后主动与患者沟通,尽量减轻患者由于手术室陌生环境带来的紧张情绪。根据患者心理状态评分和患者理解情况进行针对性心理护理,尤其是对于老年患者,要尽量用简单易懂的语句进行安抚,排解紧张、焦虑等负性情绪。②充分利用信息化平台(如:微信、移动护理系统)做好手术当日患者生命体征、心理评估情况、皮肤情况、各种管路、药品及特殊情况的精准交接,手术室护士以此为基础对患者进行心理、疼痛、术中配合等的护理。③建立静脉通路,常规在术者对侧上肢静脉行留置针穿刺,选择粗直、弹性好、避开关节处的血管,提高置管成功率,避免反复静脉穿刺引起的血栓,预防 VTE 的发生。④将患者从术前准备间转运至手术间,根据穿刺部位协助患者平躺于手术床上,双上肢自然放于身体两侧(选择桡动脉入路患者需用臂托托起),双下肢稍分开并外展,告知患者不得随意翻身,以免坠床,并告知术中制动的重要性;有约束带的患者以插入 1 指为宜,避免约束过紧引起 VTE 的发生。对患者手术期间受压关节以及骨骼隆起处加用减压贴、棉垫等保护。⑤技师给患者佩戴铅帽、铅围脖等防护用品,做好患者防护。⑥将患者管路和心电监护仪线路妥善固定于手术床上,防止因 C 臂转动引起脱管。⑦严格进行手术安全核查,核对患者的姓名、科室、住院号、年龄、性别、治疗方式及部位、过敏史、术野皮肤准备情况等信息。⑧讲解术中可能会出现的感觉,使患者有一定的心理准备,如注射对比剂时可有温热感,造影时听到闭气指令后如何配合。

2. 药物准备 ①配制肝素盐水:5 000 U/1 000 mL 生理盐水。②利多卡因:1% 利多卡因注射液用作局部浸润麻醉,并可作为血管痉挛的解痉药。③非离子型对比剂:碘海醇、碘普罗胺注射液等。

④备齐各种应急药品:抗过敏药物(地塞米松、异丙嗪等)、心血管急救药物(硝酸甘油、肾上腺素、多巴胺、阿托品等)、镇静剂(地西泮)、降压药(硝苯地平、利喜定)。⑤栓塞剂:根据栓塞部位、病变性质的不同准备好栓塞剂,如吸收性明胶海绵颗粒、聚乙烯醇、碘油、微球等。⑥抗肿瘤药物:奥沙利铂、顺铂、洛铂、伊立替康、氟尿嘧啶、表柔比星、伊达比星、雷替曲塞、三氧化二砷等。⑦载药微球栓塞术,正确配置微球及化疗药:术前备齐用物,严格按照载药流程,正确配置微球与化疗药物。⑧止吐药物:盐酸托烷司琼、福沙匹坦双葡甲胺等。⑨镇痛药物:根据患者疼痛评分结果和医嘱备齐镇痛药物(曲马多、地佐辛、吗啡、氢吗啡酮),如有需要提前配置PCA镇痛装置,做到精准镇痛,达到无痛介入的目标。

　　3.器械准备　①介入治疗前,护士要根据治疗方式、穿刺部位,准备6F血管鞘、RH导管(或Yashiro导管、RLG导管、COBRA导管)、导丝、高压注射器、压力延长管、微导管等常规器械。②铺无菌治疗台,为防止交叉感染,可选用一次性介入手术包。一次性介入手术包包含:360 cm×160 cm手术大单一块、60 cm×50 cm手术巾一块、60 cm×50 cm双洞巾、60 cm×50 cm手术巾、100 cm×60 cm手术巾、13.5 cm×6.5 cm治疗碗、手术衣2件、纱布块8~15块、60 mL塑料杯3个、15 cm一次性刷子两把、6 cm一次性钳子一把、36 cm×26 cm×8.5 cm塑料盘一只、心电监护仪、微量泵、输液泵,同时备好吸引器、麻醉机、除颤仪等急救设备,保证功能完好、随时可用。

【手术步骤及护理配合】

见表3-4-1。

表3-4-1　肝脏肿瘤介入手术步骤及护理配合

手术步骤	护理配合
1.皮肤准备	(1)备好无菌介入器械台,按照规范并结合手术医生使用习惯将所用器械合理地摆放于无菌器械台上 (2)与手术医生共同进行安全核查 (3)协助手术医生穿手术衣、戴无菌手套 (4)告知患者皮肤消毒液温度低,做好心理准备 (5)嘱患者将病号服裤子脱至膝盖,上衣掀至肚脐,充分暴露手术区域,并用吉尔碘由内至外消毒手术部位皮肤,协助铺无菌孔巾
2.选择穿刺点,局部浸润麻醉,穿刺插管	协助医生抽取利多卡因,取导管、导丝等术中耗材
3.经导管行动脉造影	(1)严密监测并记录患者血压、心率、血氧饱和度、呼吸,在穿刺时、造影时、动脉化疗灌注和栓塞时等节点询问有无不适感,及时发现不良反应并给予对症处理 (2)保持患者静脉通路的通畅,非手术区域用棉被覆盖或使用升温毯,预防低体温,避免静脉血液滞留及高凝状态

续表 3-4-1

手术步骤	护理配合
4. 经导管进行化疗栓塞、灌注	(1)严密观察手术进程,及时提供微导管、1 mL、2 mL 注射器,三通旋塞等耗材,根据需要配制好所需药物。如有可洗脱微球栓塞治疗,需提前与手术医生再次核对所用微球直径和所载药品剂量 (2)随时监督手术人员及参观者遵守无菌操作原则,术中物品有污染或疑为污染均应立即更换 (3)及时评估和处理栓塞引发的急性肝区疼痛:①栓塞时用数字疼痛评分法(NRS)评估患者疼痛强度,告知手术医生和记录;②观察患者有无镇痛药物不良反应,及时根据医嘱给予对症处理,同时做好患者心理护理;③做好PCA 镇痛泵的护理,及时判断故障并排除 (4)为避免抗肿瘤药物引起的呕吐,告知患者在呕吐时头偏向一侧,及时清除口腔内的呕吐物 (5)手术全程实施精准人文护理,根据患者个人体质差异、对温度变化的敏感程度,注意将患者所用对比剂、冲洗液、药物温度维持在适宜范围,同时将手术室温度和湿度调整至适宜水平,避免体温波动过大 (6)载药微球栓塞术需要将微导管超选到肿瘤靶病灶血管,整个治疗过程时间较长,护士要根据患者耐受能力和身体状况给予情感支持和帮助
5. 整理治疗台、耗材毁形	使用剪刀、止血钳协助医生将导管、导丝等一次性使用物品毁形处理并做好登记
6. 穿刺点压迫止血、包扎	(1)为医生提供用于穿刺点压迫用的无菌纱布块和止血压迫装置 (2)再次与手术医生对患者进行安全核查并签名

【护理要点】

1. 从术前铺置无菌治疗台开始到手术中配置药品、提供耗材,一定要遵守无菌操作原则。

2. 提供耗材时,复述品牌和型号,经医生确认后方可打开;提供药品时,复述药名、剂量、用法,经医生确认后方可配药。

3. 由于介入手术多为局部麻醉,患者术中意识清醒,因此要做好心理护理,同时告知患者术中闭气技巧和身体保持不动,否则会影响造影效果。

4. 及时对栓塞导致的疼痛进行评估并及时告知手术医生处理。

5. 正确摆放体位,有约束带的患者以插入一指为宜;非手术区域用棉被覆盖,做好保暖,预防低体温,预防 VTE 的发生。

(陈　珂　张　浩　张慰争)

第二节　妇科肿瘤介入手术护理配合

妇科肿瘤是指发生在女性生殖器官的肿瘤,随着我国患癌总人数的不断攀升,妇科肿瘤患者的数量也不断增加。根据我国癌症中心的最新数据,仅子宫颈癌、子宫内膜腺癌、卵巢癌这三类妇科肿瘤,年发患者数已达 23.3 万,占女性患癌总人数的 27.2%(233 000/858 000),年死亡人数为

7.5 万,且子宫癌、宫颈癌的发病均呈上升趋势。介入手术作为一种微创技术,在妇科肿瘤的治疗中扮演着越来越重要的角色。在妇科肿瘤的治疗中,介入手术可以直接进行肿瘤细胞的破坏、化疗药物的输送,以及肿瘤血供的阻断等,不仅可以提高治疗效果,还能最大限度地减少对患者身体的伤害。随着研究的不断深入,它将为患者带来更多的福音。

【适应证】

1. 妇科恶性肿瘤的术前、放疗前辅助治疗。

2. 子宫颈癌、子宫内膜癌等引起的出血。

3. 妇科肿瘤引起的髂内动静脉瘘栓塞。

4. 妇科肿瘤术后下腔静脉滤器。

5. 妇科肿瘤术后压迫肾盂引流。

6. 姑息治疗。

【术前准备】

1. 患者准备　同肝脏肿瘤介入手术准备。

2. 药物准备　①配制肝素盐水:5 000 U/1 000 mL 生理盐水。②利多卡因:1% 利多卡因注射液用作局部浸润麻醉,并可作为血管痉挛的解痉药。③非离子型对比剂:碘海醇、碘普罗胺注射液等。④备齐各种应急药品:抗过敏药物(地塞米松、异丙嗪等)、心血管急救药物(硝酸甘油、肾上腺素、多巴胺、阿托品等)、镇静剂(地西泮)、降压药(硝苯地平、利喜定)。⑤栓塞剂:根据栓塞部位、病变性质的不同准备好栓塞剂,如吸收性明胶海绵颗粒、聚乙烯醇、碘油、微球等。⑥抗肿瘤药物:紫杉醇、卡铂、顺铂等。⑦载药微球栓塞术,正确配置微球及化疗药:术前备齐用物,严格按照载药流程,正确配置微球与化疗药物。⑧止吐药物:盐酸托烷司琼、福沙匹坦双葡甲胺等。⑨镇痛药物:根据患者疼痛评分结果和医嘱备齐镇痛药物(曲马多、地佐辛、吗啡、氢吗啡酮),如有需要提前配置 PCA 镇痛装置,做到精准镇痛,达到无痛介入的目标。

3. 器械准备　①介入治疗前,护士要根据治疗方式、穿刺部位,准备 6F 血管鞘、5F 或 6F 的 RUC 导管(或泰尔茂 COBRA 导管)、导丝、高压注射器、压力延长管、微导管等常规器械。②铺无菌治疗台,为防止交叉感染,可选用一次性介入手术包。一次性介入手术包包含:360 cm×160 cm 手术大单一块、60 cm×50 cm 手术巾一块、60 cm×50 cm 双洞巾、60 cm×50 cm 手术巾、100 cm×60 cm 手术巾、13.5 cm×6.5 cm 治疗碗、手术衣 2 件、纱布块 8~15 块、60 mL 塑料杯 3 个、15 cm 一次性刷子两把、6 cm 一次性钳子一把、36 cm×26 cm×8.5 cm 塑料盘一只、50 cm×50 cm 和 91 cm×74 cm 手术中单各一块、170 cm×120 cm 大包布一块。③连接好氧气、心电监护仪、微量泵、输液泵,同时备好吸引器、麻醉机、除颤仪等急救设备,保证功能完好、随时可用。

【手术步骤及护理配合】

见表 3-4-2。

表 3-4-2　妇科肿瘤介入手术步骤及护理配合

手术步骤	护理配合
1. 皮肤准备	(1) 备好无菌介入器械台,按照规范并结合手术医生使用习惯将所用器械合理地摆放于无菌器械台上 (2) 与手术医生共同进行安全核查 (3) 协助手术医生穿手术衣、戴无菌手套 (4) 告知患者皮肤消毒液温度低,做好心理准备 (5) 嘱患者将病号服裤子脱至膝盖,上衣掀至肚脐,充分暴露手术区域,并用吉尔碘由内至外消毒手术部位皮肤,协助铺无菌孔巾
2. 选择穿刺点,局部浸润麻醉,穿刺插管	协助医生抽取利多卡因,取导管、导丝等术中耗材
3. 经导管行动脉造影	(1) 严密监测并记录患者血压、心率、血氧饱和度、呼吸,在穿刺时、造影时、动脉化疗灌注和栓塞时等节点询问有无不适感,及时发现不良反应并给予对症处理 (2) 保持患者静脉通路的通畅,非手术区域用棉被覆盖或使用升温毯,预防低体温,避免静脉血液滞留及高凝状态
4. 经导管进行化疗栓塞、灌注	(1) 严密观察手术进程,及时提供微导管、1 mL、2 mL 注射器、三通旋塞等耗材,根据需要配制好所需药物。如有可洗脱微球栓塞治疗,需提前与手术医生再次核对所用微球直径和所载药品剂量 (2) 随时监督手术人员及参观者遵守无菌操作原则,术中物品有污染或疑为污染均应立即更换 (3) 及时评估和处理栓塞引发的急性肝区疼痛:①栓塞时用数字疼痛评分法(NRS)评估患者疼痛强度,告知手术医生和记录;②观察患者有无镇痛药物不良反应,及时根据医嘱给予对症处理,同时做好患者心理护理;③做好 PCA 镇痛泵的护理,及时判断故障并排除 (4) 为避免抗肿瘤药物引起的呕吐,告知患者在呕吐时头偏向一侧,及时清除口腔内的呕吐物 (5) 手术全程实施精准人文护理,根据患者个人体质差异、对温度变化的敏感程度,注意将患者所用对比剂、冲洗液、药物温度维持在适宜范围,同时将手术室温度和湿度调整至适宜水平,避免体温波动过大 (6) 载药微球栓塞术需要将微导管超选到肿瘤靶病灶血管,整个治疗过程时间较长,护士要根据患者耐受能力和身体状况给予情感支持和帮助
5. 整理治疗台、耗材毁形	使用剪刀、止血钳协助医生将导管、导丝等一次性使用物品毁形处理并做好登记
6. 穿刺点压迫止血、包扎	(1) 为医生提供用于穿刺点压迫用的无菌纱布块和止血压迫装置 (2) 再次与手术医生对患者进行安全核查并签名

【护理要点】

1. 从术前铺置无菌治疗台开始到手术中配置药品、提供耗材,一定要遵守无菌操作原则。

2. 提供耗材时,复述品牌和型号,经医生确认后方可打开;提供药品时,复述药名、剂量、用法,经医生确认后方可配药。

3. 由于介入手术多为局部麻醉,患者术中意识清醒,因此要做好心理护理,同时告知患者术中闭气技巧和身体保持不动,否则会影响造影效果。

4. 及时对栓塞导致的疼痛进行评估并及时告知手术医生处理。

5.正确摆放体位,有约束带的患者以插入一指为宜;非手术区域用棉被覆盖,做好保暖,预防低体温,预防 VTE 的发生。

(陈　珂　张　浩　张慰争)

第三节　肺部肿瘤介入手术护理配合

肺癌(lung cancer)是指发生于支气管黏膜上皮,亦称支气管肺癌,是呼吸系统最常见的恶性肿瘤,也是目前全球发病率和死亡率最高的肿瘤类型(分别占发病总数的 11.6% 和癌症死亡总数的18.4%)。其中非小细胞肺癌(non-small cell lung cancer, NSCLC)约占肺癌总数的 85%。近年来,世界上一些国家,特别是发达国家,肺癌发病率呈逐渐增高的趋势,尤其是女性肺癌发病率增高的幅度更为明显。

【适应证】

1.中晚期肺癌患者。

2.虽能手术,但是不愿手术或有手术禁忌证者。

3.术前需要局部化疗患者。

4.虽有胸内转移但不愿接受全身化疗患者。

【术前准备】

1.患者准备　同肝脏肿瘤介入手术准备。

2.药物准备　①配制肝素盐水:5 000 U/1 000 mL 生理盐水。②利多卡因:1% 利多卡因注射液用作局部浸润麻醉,并可作为血管痉挛的解痉药。③非离子型对比剂:碘海醇、碘普罗胺注射液等。④备齐各种应急药品:抗过敏药物(地塞米松、异丙嗪等)、心血管急救药物(硝酸甘油、肾上腺素、多巴胺、阿托品等)、镇静剂(地西泮)、降压药(硝苯地平、利喜定)。⑤栓塞剂:根据栓塞部位、病变性质的不同准备好栓塞剂,如吸收性明胶海绵颗粒、聚乙烯醇、碘油、微球等。⑥抗肿瘤药物:培美曲塞二钠、紫杉醇、吉西他滨、顺铂、卡铂、依托泊苷等。⑦载药微球栓塞术,正确配置微球及化疗药:术前备齐用物,严格按照载药流程,正确配置微球与化疗药物。⑧止吐药物:盐酸托烷司琼、福沙匹坦双葡甲胺等。⑨镇痛药物:根据患者疼痛评分结果和医嘱备齐镇痛药物(曲马多、地佐辛、吗啡、氢吗啡酮),如有需要提前配置 PCA 镇痛装置,做到精准镇痛,达到无痛介入的目标。

3.器械准备　①介入治疗前,护士要根据治疗方式、穿刺部位,准备 6F 血管鞘、COBRA 导管(或 RLG 导管、MIK 导管)、导丝、高压注射器、压力延长管、微导管等常规器械。②铺无菌治疗台,为防止交叉感染,可选用一次性介入手术包。一次性介入手术包包含:360 cm×160 cm 手术大单一块、60 cm×50 cm 手术巾一块、60 cm×50 cm 双洞巾、60 cm×50 cm 手术巾、100 cm×60 cm 手术巾、13.5 cm×6.5 cm 治疗碗、手术衣 2 件、纱布块 8~15 块、60 mL 塑料杯 3 个、15 cm 一次性刷子两把、6 cm 一次性钳子一把、36 cm×26 cm×8.5 cm 塑料盘一只、50 cm×50 cm 和 91 cm×74 cm 手术中单各一块、170 cm×120 cm 大包布一块。③连接好氧气、心电监护仪、微量泵、输液泵,同时备好吸引器、麻醉机、除颤仪等急救设备,保证功能完好、随时可用。

【手术步骤及护理配合】

见表 3-4-3。

表 3-4-3　肺脏肿瘤介入手术步骤及护理配合

手术步骤	护理配合
1. 皮肤准备	(1)备好无菌介入器械台,按照规范并结合手术医生使用习惯将所用器械合理地摆放于无菌器械台上 (2)与手术医生共同进行安全核查 (3)协助手术医生穿手术衣、戴无菌手套 (4)告知患者皮肤消毒液温度低,做好心理准备 (5)嘱患者将病号服裤子脱至膝盖,上衣掀至肚脐,充分暴露手术区域,并用吉尔碘由内至外消毒手术部位皮肤,协助铺无菌孔巾
2. 选择穿刺点,局部浸润麻醉,穿刺插管	协助医生抽取利多卡因,取导管、导丝等术中耗材
3. 经导管行动脉造影	(1)严密监测并记录患者血压、心率、血氧饱和度、呼吸,在穿刺时、造影时、动脉化疗灌注和栓塞时等节点询问有无不适感,及时发现不良反应并给予对症处理。由于化疗药物灌注时患者会出现刺激性咳嗽,嘱患者头偏向一次,SpO_2 低于95% 时,给予氧气吸入 (2)保持患者静脉通路的通畅,非手术区域用棉被覆盖或使用升温毯,预防低体温,避免静脉血液滞留及高凝状态
4. 经导管进行化疗栓塞、灌注	(1)严密观察手术进程,及时提供微导管、1 mL、2 mL 注射器、三通旋塞等耗材,根据需要配制好所需药物。如有可洗脱微球栓塞治疗,需提前与手术医生再次核对所用微球直径和所载药品剂量 (2)随时监督手术人员及参观者遵守无菌操作原则,术中物品有污染或疑为污染均应立即更换 (3)及时评估和处理栓塞引发的急性肝区疼痛:①栓塞时用数字疼痛评分法(NRS)评估患者疼痛强度,告知手术医生和记录;②观察患者有无镇痛药物不良反应,及时根据医嘱给予对症处理,同时做好患者心理护理;③做好 PCA 镇痛泵的护理,及时判断故障并排除 (4)为避免抗肿瘤药物引起的呕吐,告知患者在呕吐时头偏向一侧,及时清除口腔内的呕吐物 (5)手术全程实施精准人文护理,根据患者个人体质差异、对温度变化的敏感程度,注意将患者所用对比剂、冲洗液、药物温度维持在适宜范围,同时将手术室温度和湿度调整至适宜水平,避免体温波动过大 (6)载药微球栓塞术需要将微导管超选到肿瘤靶病灶血管,整个治疗过程时间较长,护士要根据患者耐受能力和身体状况给予情感支持和帮助
5. 整理治疗台、耗材毁形	使用剪刀、止血钳协助医生将导管、导丝等一次性使用物品毁形处理并做好登记
6. 穿刺点压迫止血、包扎	(1)为医生提供用于穿刺点压迫用的无菌纱布块和止血压迫装置 (2)再次与手术医生对患者进行安全核查并签名

【护理要点】

1. 从术前铺置无菌治疗台开始到手术中配置药品、提供耗材,一定要遵守无菌操作原则。

2. 提供耗材时,复述品牌和型号,经医生确认后方可打开;提供药品时,复述药名、剂量、用法,经医生确认后方可配药。

3. 由于介入手术多为局部麻醉,患者术中意识清醒,因此要做好心理护理,同时告知患者术中闭气技巧和身体保持不动,否则会影响造影效果。

4.及时对栓塞导致的疼痛进行评估并及时告知手术医生处理。

5.正确摆放体位,有约束带的患者以插入一指为宜;非手术区域用棉被覆盖,做好保暖,预防低体温,预防 VTE 的发生。

(陈　珂　张　浩　张慰争)

第四节　肾脏肿瘤介入治疗护理配合

肾癌(renal carcinoma)又称肾腺癌,是最常见的肾脏恶性肿瘤,占成人内脏肿瘤的 1%~3%,占肾脏恶性肿瘤的 85%。好发于 60~70 岁的老年男性,常伴有广泛转移,预后较差,平均 5 年生存率约 45%,发现时如已侵及肾静脉和肾周组织时,则降为 15%~20%。肾癌病理上分为透明细胞癌、乳头状癌和嫌色细胞癌 3 类,以透明细胞癌最常见。临床上常表现为腰痛、血尿、发热、乏力和体重减轻等症状。手术切除是肾癌的基本治疗方法。肾癌对放化疗及内分泌治疗均不敏感,但免疫治疗对肾癌有一定疗效,目前一些抗血管靶向治疗药物对肾癌有一定疗效。肾癌的介入治疗主要是经皮肾动脉栓塞,包括:①肾动脉主干栓塞,用于根治性肾切除术前准备;②超选择性肾动脉分支栓塞,用于需保肾患者;③肾动脉化疗栓塞,作为姑息治疗;④并发肾静脉和腔静脉癌栓的治疗。经皮动脉栓塞术可使肿瘤发生坏死,减少手术出血和肿瘤播散,增加二期切除的机会,还可以作为姑息性治疗控制进展并改善患者症状。

【适应证】

1.根治肾切除术术前准备。

2.无手术指征时姑息治疗。

3.需要保肾者术前超选择性栓塞。

【术前准备】

1.患者准备　同肝脏肿瘤介入手术准备。

2.药物准备　①配制肝素盐水:5 000 U/1 000 mL 生理盐水。②利多卡因:1% 利多卡因注射液用作局部浸润麻醉,并可作为血管痉挛的解痉药。③非离子型对比剂:碘海醇、碘普罗胺注射液等。④备齐各种应急药品:抗过敏药物(地塞米松、异丙嗪等)、心血管急救药物(硝酸甘油、肾上腺素、多巴胺、阿托品等)、镇静剂(地西泮)、降压药(硝苯地平、利喜定)。⑤栓塞剂:根据栓塞部位、病变性质的不同准备好栓塞剂,如吸收性明胶海绵颗粒、聚乙烯醇、碘油、微球等。⑥抗肿瘤药物:顺铂、氟尿嘧啶、丝裂霉素、阿霉素类药物等。⑦载药微球栓塞术,正确配置微球及化疗药:术前备齐用物,严格按照载药流程,正确配置微球与化疗药物。⑧止吐药物:盐酸托烷司琼、福沙匹坦双葡甲胺等。⑨镇痛药物:根据患者疼痛评分结果和医嘱备齐镇痛药物(曲马多、地佐辛、吗啡、氢吗啡酮),如有需要提前配置 PCA 镇痛装置,做到精准镇痛,达到无痛介入的目标。

3.器械准备　①介入治疗前,护士要根据治疗方式、穿刺部位,准备 6F 血管鞘、COBRA 导管(或 RLG 导管)、导丝、高压注射器、压力延长管、微导管等常规器械。②铺无菌治疗台,为防止交叉感染,可选用一次性介入手术包。一次性介入手术包含:360 cm×160 cm 手术大单一块、60 cm×50 cm 手术巾一块、60 cm×50 cm 双洞巾、60 cm×50 cm 手术巾、100 cm×60 cm 手术巾、13.5 cm×6.5 cm 治疗碗、手术衣 2 件、纱布块 8~15 块、60 mL 塑料杯 3 个、15 cm 一次性刷子两把、6 cm 一次性钳子一把、36 cm×26 cm×8.5 cm 塑料盘一只、50 cm×50 cm 和 91 cm×74 cm 手术中单各一块、170 cm×120 cm 大包布一块。③连接好氧气、心电监护仪、微量泵、输液泵,同时备好吸引器、麻醉

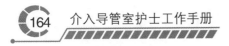

机、除颤仪等急救设备,保证功能完好、随时可用。

【手术步骤及护理配合】

见表3-4-4。

表3-4-4　肾脏肿瘤介入治疗步骤及护理配合

手术步骤	护理配合
1. 皮肤准备	(1)备好无菌介入器械台,按照规范并结合手术医生使用习惯将所用器械合理地摆放于无菌器械台上 (2)与手术医生共同进行安全核查 (3)协助手术医生穿手术衣、戴无菌手套 (4)告知患者皮肤消毒液温度低,做好心理准备 (5)嘱患者将病号服裤子脱至膝盖,上衣掀至肚脐,充分暴露手术区域,并用吉尔碘由内至外消毒手术部位皮肤,协助铺无菌孔巾
2. 选择穿刺点,局部浸润麻醉,穿刺插管	协助医生抽取利多卡因,取导管、导丝等术中耗材
3. 经导管行动脉造影	(1)严密监测并记录患者血压、心率、血氧饱和度、呼吸,在穿刺时、造影时、动脉化疗灌注和栓塞时等节点询问有无不适感,及时发现不良反应并给予对症处理 (2)保持患者静脉通路的通畅,非手术区域用棉被覆盖或使用升温毯,预防低体温,避免静脉血液滞留及高凝状态
4. 经导管进行化疗栓塞、灌注	(1)严密观察手术进程,及时提供微导管、1 mL、2 mL 注射器、三通旋塞等耗材,根据需要配制好所需药物。如有可洗脱微球栓塞治疗,需提前与手术医生再次核对所用微球直径和所载药品剂量 (2)随时监督手术人员及参观者遵守无菌操作原则,术中物品有污染或疑为污染均应立即更换 (3)及时评估和处理栓塞引发的急性肝区疼痛:①栓塞时用数字疼痛评分法(NRS)评估患者疼痛强度,告知手术医生和记录;②观察患者有无镇痛药物不良反应,及时根据医嘱给予对症处理,同时做好患者心理护理;③做好 PCA 镇痛泵的护理,及时判断故障并排除 (4)为避免抗肿瘤药物引起的呕吐,告知患者在呕吐时头偏向一侧,及时清除口腔内的呕吐物 (5)手术全程实施精准人文护理,根据患者个人体质差异、对温度变化的敏感程度,注意将患者所用对比剂、冲洗液、药物温度维持在适宜范围,同时将手术室温度和湿度调整至适宜水平,避免体温波动过大 (6)载药微球栓塞术需要将微导管超选到肿瘤靶病灶血管,整个治疗过程时间较长,护士要根据患者耐受能力和身体状况给予情感支持和帮助
5. 整理治疗台、耗材毁形	使用剪刀、止血钳协助医生将导管、导丝等一次性使用物品毁形处理并做好登记
6. 穿刺点压迫止血、包扎	(1)为医生提供用于穿刺点压迫用的无菌纱布块和止血压迫装置 (2)再次与手术医生对患者进行安全核查并签名

【护理要点】

1. 从术前铺置无菌治疗台开始到手术中配置药品、提供耗材,一定要遵守无菌操作原则。

2. 提供耗材时,复述品牌和型号,经医生确认后方可打开;提供药品时,复述药名、剂量、用法,经医生确认后方可配药。

3.由于介入手术多为局部麻醉,患者术中意识清醒,因此要做好心理护理,同时告知患者术中闭气技巧和身体保持不动,否则会影响造影效果。

4.及时对栓塞导致的疼痛进行评估并及时告知手术医生处理。

5.正确摆放体位,有约束带的患者以插入一指为宜;非手术区域用棉被覆盖,做好保暖,预防低体温,预防 VTE 的发生。

(陈　珂　张　浩　张慰争)

第五节　肿瘤射频消融术护理配合

射频消融(radiofrequency ablation,RFA)是当前世界上公认的杀伤肿瘤较多、损伤机体较轻的微创治疗方法。RFA 的原理是在彩超或 CT 引导下经皮穿刺进入肿瘤,金属射频针尖会发出高频的射频波,造成组织细胞离子震荡摩擦并产热,肿瘤组织对热的耐受能力较正常组织差,射频金属针尖部位的温度可达到 70 ~ 120 ℃,高温可以导致癌细胞变性、溶解、凝固性坏死甚至炭化,还能使肿瘤血管内血液凝固,坏死的组织类似于一个保护环,不仅可以阻断恶性肿瘤的供血,而且可以防止恶性肿瘤细胞随血液远处转移。

【适应证】

理论上所有实体瘤,只要能穿刺到位并满意灭活肿瘤,不影响周围组织器官,都可以实施射频消融治疗,目前临床应用较多的是肝癌和肺癌。

1.病变已不能切除,或患者拒绝切除术。

2.病灶直径<3 cm,数量<3 个,或直径<5 cm 的单发病灶。

3.血小板>$50×10^9$/L 且凝血酶原时间(PT)>50%。

4.无不可控制的腹水。

5.无门静脉癌栓和肝外转移。

【术前准备】

1.患者准备　①心理护理:进行积极有效的心理干预。部分肝癌患者有较长时间的肝癌病史和多次治疗经历,治疗过程中可能出现恶心呕吐、腹部剧烈疼痛、肝肾功能异常、发热等并发症,导致患者产生焦虑、抑郁等负性情绪。因此,要做好解释和心理疏导,向患者详细讲解热消融术的原理、优势、术中配合和术后注意事项及不良反应的处理等,同时认真倾听并解答患者疑虑。②询问患者有无药物过敏史,是否遵医嘱禁饮禁食,有无活动性义齿,活动性义齿及贵重物品交由家属保管。③建立静脉通路:为了便于 CT 扫描时检查床进出同时利于术中观察,一般选择下肢足背粗直且弹性好的静脉建立静脉通路。为保证术中迅速给药,建议选择22G 或 20G 留置针,针尾连接三通接头,接头一用于补充体液,接头二用于麻醉维持,接头三备用。④连接心电监护:绑好血压测量袖带(以可伸入一指为宜)、连接指脉氧及心电图线路,调试好心电监护仪。

2.药物准备　①生理盐水溶液 500 mL、碳酸氢钠注射液 250 mL、复方氯化钠注射液 2 000 mL、羟乙基淀粉注射液 1 000 mL。②全麻用药:镇痛药(舒芬太尼、瑞芬太尼、地佐辛、氟比洛芬酯)、镇静药(丙泊酚、七氟烷)、肌松药(苯磺顺阿曲库铵)、抗过敏药物(地塞米松、异丙嗪等)、心血管急救药(硝酸甘油、肾上腺素、多巴胺、阿托品等)、降压药(硝苯地平、利喜定)。③对比剂:如需术中行增强 CT 扫描,备用非离子型对比剂(碘海醇、碘克沙醇等)。④止血药(白眉蛇毒凝血酶1 kU)。

3.器械准备　①铺无菌治疗台,为防止交叉感染,可选用一次性介入手术包。②根据病灶大小选择合适的热消融治疗仪及消融针。③麻醉机、心电监护仪、氧气、微量泵、负压吸引器、除颤仪、喉罩、可视喉镜、气管插管、牙垫,调试各种设备,处于备用状态。

【手术步骤及护理配合】

见表3-4-5。

表3-4-5　肿瘤射频消融术步骤及护理配合

手术步骤	护理配合
1.根据肿瘤部位、大小、患者情况给予局部麻醉或全身麻醉	(1)协助手术医生完成手消毒、穿手术衣、戴无菌手套 (2)与手术医生、麻醉医生共同进行安全核查 (3)麻醉诱导:将麻醉诱导用药按顺序摆好,接到麻醉医生给药指示复述一遍后静脉给药,控制好给药速度 (4)体位摆放:①仰卧位。根据穿刺进针位置和角度协助患者脱去上衣取适当卧位于CT检查床,如果穿刺点靠近右侧腋中线甚至背部,则需将患者右臂上举使右手放至左肩后用约束带固定。②俯卧位。根据患者身高和体型提前在CT检查床患者胸腹腔两侧、会阴部、膝盖、脚趾处放置乳胶体位垫,防止发生压疮。协助麻醉医生在平车进行麻醉诱导、气管插管和导尿后,采用4人搬运法过床至CT检查床上,协助患者将头偏向一侧,务必检查患者双侧眼眶和男性患者阴茎,避免受压 (5)导尿和约束:为保证患者安全,麻醉成功后用约束带约束患者上肢,避开穿刺点,约束带以插入一指为宜,避免约束过紧引起VTE的发生 (6)粘贴电极板:行射频消融术患者,将射频电极贴平行粘贴于患者双大腿肌肉丰富处,注意从一侧开始缓慢贴于皮肤,检查并避免电极贴与皮肤之间产生气泡,粘贴牢固后用治疗巾将患者两腿隔开
2.CT引导下确定皮肤穿刺点和消融针进针角度和深度,消毒铺巾	穿刺点确定后,用吉尔碘消毒液消毒手术部位皮肤,并协助医生铺无菌孔巾
3.医生在超声或CT引导下将消融针经皮穿刺至病灶内并验证	将麻醉机置于CT机器旁非手术操作一侧,并将麻醉机气道螺纹管、心电监护仪线路、消融治疗仪线路理顺后用约束带固定于患者身体两侧。将CT检查床进入至穿刺点处,再次观察预留的各种管路和线路长度是否充足,在CT检查床进出时,观察患者各种管路有无脱落
4.连接消融针和消融设备	协助医生连接消融针与热消融治疗仪线路,将热消融治疗仪妥善放置于CT检查床方便操作一侧,以不影响医生手术操作为宜
5.进行消融治疗并用CT观察效果	(1)与麻醉医生、手术医生进行第二次安全核查 (2)术中严密监测患者ECG、NIBP和SpO_2(血压波动不超过患者基础血压的20%),如发现异常及时告知麻醉医生进行处理 (3)保持静脉通路通畅,根据患者尿液和出汗情况精准控制输液速度,大汗时加快输液速度,以补充身体丢失的水分及电解质 (4)消融刺激肝内胆管神经会导致心率减慢,当心率低于60次/min时应遵医嘱应用阿托品,并观察用药效果

续表 3-4-5

手术步骤	护理配合
6.穿刺点局部用无菌敷料粘贴	（1）用手指将无菌敷料在穿刺点按压 3～5 min 止血 （2）与麻醉医生、手术医生进行第三次安全核查并签名

【护理要点】

1.从术前铺置无菌治疗台开始到手术中配置药品、提供耗材,一定要遵守无菌操作原则。

2.麻醉诱导时,复述药名、剂量、用法、给药速度,经麻醉医生确认后方可给药。

3.正确摆放体位,约束带以插入一指为宜;非手术区域用棉被覆盖,做好保暖,预防低体温,预防 VTE 的发生。俯卧位患者,要再次确认患者眼眶、骨隆突处不要受压,避免压疮发生。

4.热消融会导致患者出汗较多,要及时观察电极板有无松动,同时适当加快静脉补液速度,及时补充血容量。

5.注意观察患者有无因消融产生的高温或低温而疼痛、躁动,以便及时发现并报告麻醉医生增加麻醉药物剂量。

（陈　珂　张　浩　张慰争）

第五章

非血管疾病介入手术护理配合

第一节　胆道系统梗阻介入手术护理配合

胆道恶性梗阻性疾病是由各种原发或继发性肝胆胰恶性肿瘤侵及胆道引起的以黄疸、胆汁淤积、肝功能损伤等为主要临床表现的一类疾病。解除胆道梗阻的常用手段有外科手术引流、经皮经肝胆道引流术(percutaneous transhepatic biliary drainage, PTBD)及内镜下逆行胰胆管造影(endoscopic retrograde cholangiopancreatography, ERCP)等。

临床上以肝总管与胆囊管汇合处为界点划分为高位和低位胆道梗阻,手术治疗仍为各类型的根治性方案,但可行外科根治性切除的患者不到20%,内科退黄治疗的有效率也只有7%左右。多数患者只能进行姑息性的治疗方案,退黄、改善肝功能、提高生活质量成为其首要目的。目前ERCP和PTBD两种介入手段均被不同的研究证明了有效性和安全性。急诊ERCP技术治疗急性梗阻性化脓性胆管炎(acute obstructive suppurative cholangitis, AOSC)快速地解除胆道梗阻,可实现对胆道的减压及引流,已成为急诊处理超高龄AOSC患者的金标准。

ERCP与PTBD的异同点:ERCP是经过人体自然腔道进行的,不会造成肝脏实质器官穿刺伤,能够更好地恢复胆汁生理引流状态。但因进行操作时原有胰腺疾病、胆管狭窄、胰管汇流异常等因素,特殊类型的十二指肠乳头及异常的胆管轴向容易使导丝和导管进入胰管不顺畅,反复进行该操作易造成乳头处的组织和胰胆管水肿痉挛,产生机械性的损伤;碘对比剂过量也可以导致胰管中的压力增高,产生化学性的损伤;肠内的细菌可以通过注射碘对比剂或操作内镜时进入胰胆管造成胆道感染。ERCP对医生的准入及资质有一定要求,术中准确地定位乳头、将导丝成功插入胆管、跨越狭窄胆管段,操作医师完成ERCP的数量也是影响ERCP手术成功的一个关键性因素。

ERCP分为诊断性ERCP及治疗性ERCP,作为侵入性操作,其并发症主要包括急性胰腺炎、胆管炎/脓毒血症、出血和肠穿孔,少见并发症包括低血压、低血氧、空气栓塞等。

PTBD也常作为ERCP失败后的替代手术方案。PTBD过程中顺利穿刺扩张胆管是手术成功的关键,扩张胆管的内径为>0.4 cm时手术成功率较高。PTBD常见的并发症是胆道感染,可能的原因有以下几点:肠道细菌逆行性感染、胆管处的引流管可能有继发性感染、血液循环带来的细菌造成感染。其途径穿刺具有一定的盲目性,较容易损伤肝实质及肝脏血管,造成出血,且术中定位不准确可能会提高术后支架移位风险。

一、内镜下逆行胰胆管造影

内镜下逆行胰胆管造影(endoscopic retrograde cholangiopancreatography, ERCP)是一种结合了内镜和X射线技术的诊断和治疗性操作。通过将十二指肠镜插入口腔、食管、胃、十二指肠,然后将内镜的前端插入到胆总管和胰管的开口处,注入碘对比剂,利用X射线透视观察胆管和胰管的形态,以诊断和治疗胰胆系统疾病。

【适应证】

1. 疑有胆管结石、肿瘤、炎症、寄生虫或梗阻性黄疸原因不明者。

2. 胆囊切除或胆管手术后胆系症状复发。

3. 临床怀疑胰腺肿瘤、胰腺囊肿、慢性胰腺炎或复发性胰腺炎缓解期。

4. 十二指肠乳头或壶腹部肿瘤或Oddis括约肌功能异常者。

5. 疑有胆总管囊肿等先天畸形及胰胆管合流异常者。

6. 原因不明上腹痛,怀疑胰胆疾病。

7. 胆胰病患者收集胆汁、胰液或Oddis括约肌测压。

8. 因胆系疾病需行内镜下治疗者。

【禁忌证】

1. 上消化道狭窄、梗阻,十二指肠镜不能达降部。

2. 有严重心肺功能不全及其他内镜检查禁忌者。

3. 非结石嵌顿性急性胰腺炎或慢性胰腺炎急性发作期。

4. 由于碘对比剂入胰胆管不同于注入静脉,故碘过敏者不是绝对禁忌,但要作好抢救准备。

5. 急性化脓性胆管炎、胆源性急性胰腺炎及胰腺囊肿,曾被认为是禁忌证。但由于近年来引流技术的发展,反而提倡。

【术前准备】

1. 患者准备　①完善相关检查:检查患者是否存在感染、贫血等情况,帮助医生制定治疗方案;评估患者的肝肾功能和凝血功能是否正常,判断患者是否适合进行ERCP手术;检查患者是否存在心律失常、心肌缺血等情况,以及是否存在肺部感染、肺部结节、肺部肿瘤等情况,帮助医生更好地为患者制定治疗方案。②评估患者状况:了解患者的过敏史、药物使用情况、既往病史等,以评估手术风险。③签署知情同意书:向患者及家属交代手术风险、术前的准备、术中配合事项,签署手术知情同意书。④禁饮、禁食:术前需禁饮、禁食6~8 h,以清空胃部,减少术中呕吐和误吸的风险。⑤个人物品准备:术前需去除身上金属物品,以防止X线下出现伪影而影响诊断。协助患者取下义齿,询问是否有松动牙齿,防止其滑入气道造成误吸。⑥术前用药:遵医嘱,患者可能需要接受术前用药,如盐酸消旋山莨菪碱10 mg,地西泮5 mg,盐酸哌替啶50 mg肌肉注射,或者静脉注射解痉灵等药物,以缓解患者紧张情绪或预防术中可能出现的痉挛等不良反应;在检查前15~20 min,患者需要口服一支表麻祛泡剂(如达克罗宁凝胶),以减少检查过程中可能产生的泡沫。⑦心理护理:术前患者可能会因为对ERCP手术的不了解而产生紧张、恐惧等情绪。护理人员应向患者详细介绍ERCP手术的特点、检查的目的及必要性、术中可能出现的不适反应等,从而消除患者的紧张情绪,使患者能够积极配合。

2. 护士准备　①信息核对:核对患者基本信息、查看手术交接单、知情同意书、术前一览表等,了解患者病情。依据术前一览表查看血、尿常规、凝血四项、感染性疾病筛查结果、抗菌药物皮试结果;依据手术交接单内容核对患者假体、体内植入物、影像学资料等其他内容。②评估生命体征:术前评估患者一般情况,包括心率、血压、呼吸、血氧饱和度、体温等。③手术室准备:确保手术室环境整洁、安静,温度、湿度适宜,为患者提供一个舒适的手术环境。④手术器械准备:检查手术所需的内镜、切开刀、导丝、取石网篮、扩张导管等器械是否齐全、完好,确保手术顺利进行。⑤药品准备:准备手术过程中可能需要的药品,如麻醉药、解痉药、止血药等,并确保药品在有效期内。

3. 用物准备

见表3-5-1。

表 3-5-1 ERCP 耗材和物品准备

耗材	数量	耗材	数量
吸引器	1 套	球囊扩张导管	若干根
氧气面罩	1 个	生物夹	若干根
监护仪	1 台	非离子对比剂	50 ~ 100 mL
麻醉机	1 台	达克罗宁凝胶	5 ~ l0 mL
内镜	1 台	山莨菪碱	10 mg
DSA	1 台	哌替啶	50 mg
导丝	若干根	地西泮	5 mg
支架	若干根	20 mL 注射器	5 个
取石网篮	若干根	5 mL 注射器	1 个
引流管	1 根	无菌手套	若干副

【手术步骤及护理配合】

见表 3-5-2。

表 3-5-2 ERCP 手术步骤及护理配合

手术步骤	护理配合
1. 全麻或局麻	配合麻醉医生给药、气管插管、连接麻醉机;配合术者给患者口含黏膜麻醉剂,吸氧,连接监护
2. 内镜检查	取侧俯卧位,妥善固定防止坠床;检查骨隆突处,增加棉质/海绵/凝胶/流体等体位垫进行减压预防或预防性敷料保护,避免术中压力性损伤;协助患者将牙垫咬好并固定,提前取出假牙,松动牙齿注意栓线固定。DSA 更改摄片方向为俯卧右侧头部选项,术中注意存图。连接主机、吸引器、十二指肠镜、电刀,协助术者将十二指肠镜经口依次通过食管、胃、进入十二指肠降段,找到十二指肠乳头
3. 术中操作配合	当术者将内镜插至十二指肠降部,旋拉内镜至十二指肠乳头处时,递送型号合适的三腔切开刀,通过操作者调节角度钮及抬钳器,选择性插入导丝,助手要掌握插入导丝的力度、频率及弓刀的方向,避免在原位、原点反复拉插,以免导致乳头黏膜水肿,从而增加插管的难度和延长操作时间。导丝插入成功后,在 X 线监视下缓慢推注提前稀释好的碘对比剂;判断胆总管是否有扩张、狭窄及其他病变;然后控制切开刀导丝方向在 11 点轴向,切开刀的前 1/3 处要位于乳头内,弓刀幅度从低到高,逐层切开乳头 根据病情,递送型号合适的取石球囊、扩张导管、取石网篮、支架、鼻胆管等。对于经反复乳头常规插管及采用乳头各种预切开插管法超 30 min 仍不成功者,建议中转行经皮胆管引流(PTCD)
4. 手术后配合	如需放置鼻胆引流管,在 X 线监视下放置合适部位并保持位置不变,逐步退出内镜,将鼻胆管末端用导尿管自鼻孔引出并固定,引流管接引流袋,保持通畅。配合麻醉医生给予苏醒期护理,妥善固定引流管,引流袋低于患者胆囊水平。监护生命体征,书写手术护理记录单。术中标本于半小时内固定,及时送检

【术后护理】

1. 术后一级护理 密切监测血压、心率等生命体征,给予抑酸、抑酶、保肝、抗感染及补液维持水电解质平衡等对症支持治疗,禁食、禁水 24 h,密切观察腹部症状及体征,术后第 1 天复查血淀粉酶,术后视情况于第 1～3 天及第 4～7 天至少分别查 1 次肝功能观察黄疸消退情况术后并发症的处理。

2. 胆道感染 出现腹痛、黄疸、发热,感染相关指标升高,若合并休克和精神症状,可诊断急性化脓性胆管炎。术后及时给予抗生素治疗并尽量保持充分引流。

3. 急性胰腺炎(至少需要符合以下 3 项标准中的 2 项) ①与急性胰腺炎相一致的腹痛症状;②血清淀粉和(或)脂肪酶≥正常值上限的 3 倍;③符合急性胰腺炎的影像学特征。早期液体复苏、动态评估病情发展,维持水、电解质平衡,脏器功能支持,积极防治局部及全身并发症,必要时行手术治疗。

4. 穿孔 有剧烈腹痛及明显的急性弥漫性腹膜炎表现,结合 X 线检查见到膈下游离气体,腹腔诊断性穿刺抽出含胃内容物的消化液。应持续胃肠减压,维持水、电解质和酸碱平衡,加强营养代谢支持,静脉应用抑酸剂,全身应用广谱抗生素。非手术治疗期间必须严密观察患者的症状和腹部体征的变化,如治疗 6～8 h 后病情无好转甚或加重,应及时手术治疗。

5. 胆道出血 术后出现右上腹痛、上消化道出血(黑便、呕血)或者黄疸,一部分患者会同时出现以上 3 种表现。使用黏膜下注射肾上腺素止血、电凝止血、金属夹夹闭止血及柱状球囊压迫止血等,止血困难者可以考虑采用置入金属全覆膜支架止血,上述无效者考虑行血管介入或者外科手术治疗。

6. 鼻胆管的术后管理 为预防鼻胆管的脱落,在鼻翼两侧使用胶布固定鼻胆管,避免因为患者咳嗽、翻身时发生鼻胆管脱落;保证引流通畅,避免引流管弯折,鼻导管连接无菌引流袋,引流袋需要低于床边,减少逆行感染机会。

【护理要点】

1. 术中护理要点 ①取(右高左低侧)俯卧位,头偏向右侧,双手放于身体两侧或右手放于胸右侧,消瘦患者注意骨隆突处(面部、耳廓、膝关节等)给予预防性保护措施,防止发生压力性损伤。②协助患者将牙垫咬好并固定,防止恶心、呕吐时牙垫脱出。告知患者尽量放松,用鼻深吸气,用嘴慢慢呼出。③嘱患者自觉有口水时任其自然流出,不要吞咽,否则易引起呛咳。告知患者操作过程中会有异物感、恶心等,但可耐受,禁忌屏气或向外吐出及自行拉出内镜,以免引起咽喉黏膜擦伤与消化道大出血等。检查过程中密切观察患者血压、心率及血氧饱和度,如发现异常情况及时报告术者。

2. 术后生命体征及生化指标监测 ①术后第一日复查血、尿淀粉酶。②术后胰腺炎发病率为 1%～6%,临床表现为左上腹痛、恶心、呕吐,血淀粉酶升高。与术中损伤胰管、胰管内压力过高有关。术后要注意倾听患者的主诉,观察腹痛情况,有无腹膜刺激征、血、尿淀粉酶升高。如仅有血清淀粉酶高于正常而无腹痛、呕吐及腹部压痛者诊断为高淀粉酶血症。经过禁食、应用抗生素和生长抑素等处理,一般在 3～5 d 可恢复。③术后应密切观察患者腹胀腹痛情况,有无腹膜刺激症状,如发现剧烈腹痛、腹胀、面色苍白、脉率及心率增快,血压下降提示肠穿孔应及时报告医生。④胆胰腺疾病合并糖尿病患者,ERCP 术后易发生低血糖(术后 10～20 h 为易发高峰),应加强巡视,密切观察病情变化,若出现心慌、头晕、饥饿感及时监测血糖,并给予相应措施。

3. 鼻胆引流管护理 妥善固定鼻胆管,在出鼻腔处用胶布做一记号,以便及时发现有无脱出。如怀疑导管有少许脱出,不宜强行往里输送导管,应再做一新记号,并保留旧记号,固定好导管,观察胆汁引流情况,并报告医生处理。保持鼻胆管引流通畅,引流管勿扭曲、折叠,以免影响引流液的排出。引流量>300 mL/d 时,一般无需冲洗鼻胆管,以免增加逆行感染的机会。

4. 关注引流液

(1)准确记录引流量、色泽、性状。胆汁引流液 1~2 d 内呈墨绿色或伴有少量絮状分泌物,一般 3~4 d 后可能转为棕黄色或浅黄色。如引流量少(50~200 mL/d),且色泽由淡黄色变为无色透明,则考虑导管可能置入胰管内。

(2)有以下几种情况可予适量抗生素冲洗或及时报告医生:①胆汁引流量<100 mL/d,且黏稠或絮状物较多;②胆汁引流量突然减少;③合并化脓性胆管炎,患者出现寒战、高热、黄疸加重、白细胞计数增高时。

(3)如需冲洗,冲洗时避免暴力抽吸,如无液体抽出,则怀疑鼻胆管堵塞或脱离引流部位,这时需及时处理,可行鼻胆管造影,必要时更换引流管。

二、经皮经肝胆道引流术

经皮经肝胆道引流术(percutaneous transhepatic biliary drainage,PTBD)是一种经皮经肝穿刺进入胆道系统,放置引流管以引流胆汁的介入性治疗方法。主要用于治疗胆道梗阻、胆石症、胆管炎、胆管肿瘤等疾病。该手术通过在影像学设备(如 X 线或 B 超)的引导下,经皮穿刺进入肝内胆管,并置入引流管,使得胆汁能够直接从胆管中引流出到体外,从而缓解黄疸症状,改善肝功能。手术的优点包括创伤小、恢复快、并发症相对较少,且可以在不开刀的情况下解决胆道梗阻问题,提高患者的生活质量。然而,尽管 PTBD 是一种相对安全的手术,但仍存在一定的风险和并发症,如胆道出血、感染、引流管脱落等,因此术后的监护和护理非常重要。

【适应证】

1. 无外科手术指征的恶性梗阻性黄疸,PTBD 及支架植入术可用于缓解患者继发于梗阻的临床症状,包括胆管炎、皮肤瘙痒、恶心及食欲减退等。

2. 降低血清胆红素水平,为后续化疗药物的应用创造条件。

3. 控制胆道感染、改善肝功能及机体状况,为外科切除肿瘤创造条件。

4. 除引流和支架植入外,经皮穿刺可为肿瘤活检、光动力治疗及近距离放疗等提供治疗通道。

5. 恶性胆道梗阻外科术后再次出现胆道梗阻。

6. 良性梗阻性黄疸,胆道引流的主要目的是缓解黄疸及胆道感染,为后续手术或取石等治疗做准备。

7. 胆瘘,可通过置管引流促进瘘口愈合。

【禁忌证】

1. 绝对禁忌证主要为无法纠正的严重凝血功能异常等。

2. 相对禁忌证包括凝血功能异常、对比剂过敏及大量腹水等。

3. 肝肾功能或全身衰竭者,以及不能配合穿刺者。

4. 肝内胆管内径小于 6 mm 和 4 mm,PTBD 成功率很低,应作为相对禁忌证。

【术前准备】

1. 患者准备　①患者评估:在进行 PTBD 手术之前,需要对患者进行全面的评估,包括病史收集、体格检查、实验室检查(如血常规、凝血功能、肝功能等)和影像学检查(如腹部超声、CT 或 MRI 等),以确定病变部位和程度,评估患者的手术耐受性和并发症风险。②心理准备:术前需要向患者及家属详细解释手术的目的、方法及术中配合注意事项,以减轻患者的紧张、恐惧和忧虑情绪,帮助患者以积极的心态接受治疗和护理。③饮食指导:术前应指导患者食用低脂、优质蛋白质、丰富维生素、易消化饮食,同时遵医嘱给予静脉营养支持和保肝药物治疗,以改善营养状况及肝功能,提高手术耐受力。④药物准备:患者需要停止使用可能影响手术的药物,如抗凝药、抗血小板药等,黄疸严重者或肝功能异常者术前注射维生素 K。具体需要根据患者的具体情况和医生的建议来决定。⑤其他准备:术前还需要进行呼吸功能锻炼,并教会患者掌握屏气方法,嘱患者穿刺过程中禁止咳嗽。术前禁食、禁水 6 h,病情危重的患者应备好心电监护和急救物品,以防止意外发生。

2. 护士准备　同"ERCP"。

3. 用物准备　见表 3-5-3。

表 3-5-3　PTBD 耗材和物品准备

耗材	数量	耗材	数量
吸引器	1 套	扩张导管	若干根
氧气面罩	1 个	造影导管	若干根
监护仪	1 台	加硬导丝	若干根
DSA	1 台	引流导管	1 根
导丝	若干根	非离子对比剂	50~100 mL
穿刺针	1 根	20 mL 注射器	5 个
微穿针	1 根	5 mL 注射器	1 个

【手术步骤及护理配合】

见表 3-5-4。

表 3-5-4　PTBD 手术步骤及护理配合

手术步骤	护理配合
1. 常规消毒皮肤,铺单	患者一般取仰卧位(如右胆管径路可适当调整为右前斜位),协助暴露穿刺点,穿刺区域进行消毒,范围覆盖整个肝脏的体表投影,配合术者铺无菌单。如使用超声引导,使用无菌保护套包裹探头备用
2. 局部麻醉	递麻醉药品,对穿刺点行局部麻醉(2% 利多卡因),麻醉深度以达壁腹膜为宜
3. 穿刺路径	选择肝内胆管扩张明显(>6 mm)且有一定长度(>3 cm)、无明显迂曲处为目标穿刺点,穿刺径路范围内无较大的血管,进针点不宜选择在近肝门的左、右肝管及肝总管。在行 PTBD 时穿刺针和欲穿胆管长轴的夹角控制在 60° 左右为宜,递穿刺针。注意:由于手术操作对胆道的机械刺激引起的胆心反射临床并不罕见,常见的操作有穿刺针直接穿刺到胆管壁上,刺激胆管,狭窄段僵硬,迂曲,导管、支架在狭窄段未充分扩张时强行通过或者球囊扩张速度过快;注射盐水及对比剂速度过快造成胆道过度充盈,张力增大。胆心反射的表现:术中患者有胸闷不适、血压下降、心率减慢至低于 50 次/min 或心率降低大于 20 次/min,一旦出现胆心反射立即提醒医生注意,必要时暂停手术,观察患者生命体征及有无面色苍白、大汗、疼痛、精神不振等症状,安慰患者并迅速给予吸氧、保持呼吸道通畅,给予阿托品 0.5~1.0 mg 静脉注射,血压下降明显时使用多巴胺、间羟胺等升压治疗,同时给予扩容补液治疗,对疼痛较剧者,遵医嘱用吗啡镇痛剂

续表 3-5-4

手术步骤	护理配合
4. 置入引流管	主要有 Seldinger 插管法和套管针法 Seldinger 法适用于胆管扩张较轻的患者,其操作方法在超声引导下将 18G 千叶针自探头导向槽插入至腹膜,在胆管显示最清晰且内径显示最大时嘱患者屏气后迅速突破胆管壁进入胆管内,在监视屏上确认针尖在所穿胆管内后拔出针芯,此时往往可见胆汁自针管内流出,如未见胆汁流出则接上注射器轻吸胆汁,如仍无胆汁则适当调整穿刺针深度直至胆汁流出。在见胆汁后即停并再次调节穿刺针使针尖位于胆管管腔中部或中上部,然后将导丝自穿刺针管内插入,同时在显示屏上密切观察导丝进入胆道的方向,导丝放置的理想位置是胆道梗阻处的稍上方。在导丝位置到位后拔去穿刺针,用刀尖在穿刺部位切一小口,在置入引流管时又有两种方法,一是将大一号的扩张管穿过导丝并顺其推进穿至胆管,扩张数秒钟后拔除,再将引流管按上述方法插入胆管内。另一种引流管置入法是采用带刚性扩张管的导管针直接穿过导丝插入胆管内。在置入引流管前应注意估算插入的深度,这也是保证置管顺利的关键 套管针法适用于胆管扩张明显的患者,在穿刺点局麻后用手术刀或刀片将该处皮肤及皮下组织切开,然后将套管针自探头穿刺导向槽插入至皮下组织,微调探头方向在胆管显示最清晰时嘱患者屏气后迅速穿入胆道,此时显示屏在胆管位置上可见针尖回声,拔出针芯见胆汁流出或用注射器抽吸出胆汁后即可拔去穿刺针,同时将导管顺胆道送入至梗阻处。根据病变选择内引流或内外引流导管
5. 手术后配合	置管后检查引流导管是否通畅。协助术者妥善固定管路于腹壁,避免脱出、打折、压迫皮肤等。监护生命体征,书写手术护理记录单

【术后护理】

1. 术后卧床 2~24 h,监测生命体征观察穿刺口有无渗出、患者疼痛和出血等异常情况,保持穿刺点周围皮肤干燥,准确观察和记录引流液颜色,性质和引流量。根据病情遵医嘱给予静脉营养和饮食指导(应给予低脂肪、清淡、易消化饮食)。使用三通连接引流袋并保持开放,接三通的目的是便于管道的冲洗及术后经引流管胆道造影等必要的特殊操作。

2. 介绍引流管置入后相关护理注意事项,具体包括避免引流管脱落、日常清洁洗澡、引流袋的合理固定等。

3. 由于呼吸运动的影响,引流管在肝内会随呼吸处于轻度的活动状态。意外的外力、暴力牵拉也有可能将引流管整个拉出或者导致引流管移位。因此,PTBD 术后引流管应妥善固定于穿刺口,并标识体外引流管长度。引流袋应安置于床旁,并保持其低于引流位置至少 30 cm。

4. 术后应密切监观患者腹部体征及血压,当发现患者血压下降或甲床、嘴唇变白时,应及时向医师报告,采取相应措施,必要时可行急诊血细胞分析监测血红蛋白变化。若存在胆道出血情况,可积极给予维生素 K、酚磺乙胺(止血敏)、氨甲苯酸(止血芳酸)、凝血酶等对症处理。

5. PTBD 术后较严重的并发症为胆汁漏及胆汁性腹膜炎。术中操作造成胆管损伤或者引流管放置位置欠佳、侧孔暴露,或者术后引流管的脱落都是胆汁漏的常见原因。临床上表现为腹痛、寒战、高热及腹膜刺激征,同时有可能出现胆汁引流量减少。当患者出现类似症状时,应该立即警惕是否发生胆汁漏、胆汁性腹膜炎,此时需要通过造影明确引流管位置,并且需要保持引流管通畅,应加强必要的警示教育,避免大幅度的翻身及活动,及时进行局部换药及更换敷贴和引流装置,密切关注患者腹部体征变化,第一时间采取必要处理措施。

【护理要点】

1. 术中胆心反射的识别与应对　手术操作对胆道的机械刺激会引起胆心反射,常见的操作原因有:穿刺针直接穿刺到胆管壁上,刺激胆管;狭窄段僵硬,迂曲,导管、支架在狭窄段未充分扩张时强行通过或者球囊扩张速度过快;注射盐水及对比剂速度过快造成胆道过度充盈,张力增大等。胆心反射表现为:术中患者有胸闷不适、血压下降、心率减慢至低于 50 次/min 或心率降低大于 20 次/min,一旦出现胆心反射立即提醒医生注意,必要时暂停手术,观察患者生命体征及有无面色苍白、大汗、疼痛、精神不振等症状,安慰患者并迅速给予吸氧、保持呼吸道通畅,给予阿托品 0.5 ~ 1.0 mg 静脉注射,血压下降明显时使用多巴胺、间羟胺等升压治疗,同时给予扩容补液治疗,对疼痛较剧烈者,遵医嘱用吗啡镇痛剂。如患者一般情况缓解,继续手术治疗否则转往病房观察。

2. 术后引流管即刻固定　①妥善固定引流管于穿刺口,胆道引流管用缝线或弹力胶布将其妥善固定于腹壁,并标识体外引流管长度,做好患者自我保护引流管的健康教育,如:从引流管侧上下床,翻身时动作不宜过大,避免将引流液管拉脱。②在引流管出皮肤处与皮肤间垫一条形棉垫让其弧形转弯,使皮内与皮外管成最大钝角,防止管道打折。对躁动及不合作的患者,应采取相应的防护措施(如约束带约束等),防止脱出。

3. 引流管护理　①保持引流管通畅,避免扭曲、折叠、受压和滑脱,定期从引流管的近端向远端挤捏,每天更换引流袋,保持引流管始终低于伤口,以防胆汁逆流。②术后 5 ~ 7 d 内,每日用 50 ~ 100 mL 生理盐水加入庆大霉素 16 万单位冲洗引流管 1 ~ 2 次,当胆汁从浑浊墨绿色变青黄色可隔日冲洗一次,冲洗压力要适当,不宜用力推,以防脓毒血症发生。③观察记录胆汁颜色、量,术后 7 d 引流管引出的胆汁呈墨绿色,平均每日 500 ~ 1 000 mL,7 ~ 14 d 引流量逐渐降至 300 ~ 500 mL,颜色转为清澈的黄色(感染性胆汁为墨绿色,胆道内出血胆汁呈血性暗红色)。如引流量过多易引起电解质紊乱,应进行夹管并遵医嘱给予补液。④定期更换引流管入口敷料,防止局部感染。⑤需长期携带引流管者,每隔三个月更换引流管。

(李梦思　魏　臻　韩　喆)

第二节　消化道梗阻介入手术

消化道狭窄或梗阻是消化系统最常见的并发症,根据疾病的性质分为良性狭窄或梗阻和恶性狭窄或梗阻,其中食管癌、胃癌、肠癌是比较常见的引起消化道狭窄或梗阻的病症。内支架成形术的主要目的是保持患者的消化道通畅,提高生活质量。目前,食管狭窄的介入治疗方法主要是食管狭窄球囊成形术和食管狭窄支架植入术,可解除食管狭窄,治疗合并症,改善患者生存质量,延长生命。1983 年 Frimberger 首先报道了采用金属支架治疗食管狭窄,1990 年 Domschke 应用自扩张式网织型金属支架成功治疗食管癌性梗阻,从而为食管狭窄提供了持续性扩张成形的治疗方法。由于胃、十二指肠特殊的组织和功能结构使之既不像血管内壁那样光滑顺畅,也不如食管、气管等其他非血管性管腔相对平直和固定,目前国内外应用于胃、十二指肠的内支架主要是"Z"型金属支架及网状金属支架两种。"Z"型支架主要由不锈钢丝和镍钛合金丝分节连接而成。其支撑力较强但柔顺性较差、间隙宽大,故一般仅适宜用覆膜支架,用于较平直且不影响胆道及胰腺开口的部位。网状金属支架由不锈钢丝、镍钛合金以及钽丝制成,不锈钢丝网状支架以多丝编制一端或两端呈芒刺状,其纵向顺应性及弛张力均较差,不适宜置入弯曲及蠕动多变的肠管,故较少使用。介入治疗能够达到减轻病症并促进胃肠功能的恢复。显著提高了患者的生存质量、避免外科手术带来的伤

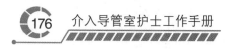

害,增多了可供患者选择的治疗方法。

【适应证】

1.食管良、恶性肿瘤引起的食管狭窄或食管气管瘘,已不可能手术者或拒绝手术者;化学性或放射性损伤引起的食管狭窄;手术后引起食管吻合口狭窄;纵隔肿瘤压迫食管引起吞咽困难者。

2.胃、十二指肠内支架植入术主要适用于无外科手术根治条件的恶性肿瘤浸润压迫引起的胃、十二指肠管腔狭窄或梗阻和胃肠吻合口及胃肠造瘘口肿瘤浸润复发的患者,也适用于部分良性的狭窄如手术后的胃、十二指肠吻合口瘢痕挛缩、炎性瘢痕性狭窄等。

3.恶性肿瘤浸润压迫引起结、直肠腔狭窄或阻塞,结肠、直肠瘘外科术后结、直肠吻合口狭窄等。外科手术中发现肿瘤无法切除,且造瘘改道条件差,可手术中放置支架的患者。

【术前准备】

1.患者准备　①术前完善相关实验室检查及影像学检查。②向患者及家属交代手术风险、术前的准备、术中配合事项,签署手术知情同意书。③术前禁食、水4~6 h,以免术中呕吐误入呼吸道。对于结肠、直肠支架植入患者术前纠正水、电解质及酸碱平衡紊乱,根据梗阻程度给予无渣饮食或禁食并持续胃肠减压。术前取下假牙或义齿。④术前当晚尽量保证充足睡眠。

2.护士准备　①术前访视:支架植入术基本上都是择期手术,所以术前一日导管室护士要到病房进行术前访视。复杂病例还要进行术前讨论,通过术前讨论了解手术方式及术中所需特殊物品、术后可能出现的并发症等。②核对患者基本信息、查看手术交接单、知情同意书、术前一览表等,了解患者病情。详细评估患者情况,包括心率、血压、呼吸、血氧饱和度、体温等。③依据术前一览表查看血、尿常规、凝血四项、感染性疾病筛查结果、抗菌药物皮试结果。④准备术中所用碘对比剂、器械、敷料及一切用物等。⑤准备术中药物:阿托品、山莨菪碱等,以减少口腔及气管内分泌物,便于操作和防止分泌物反流而呛入气管内。必要时术前遵医嘱使用抗生素及止血药。⑥心理支持:了解各个患者的不同思想情况,针对所表现的问题,给予个性化的护理措施。详细介绍手术原理、方法、手术的可靠性、各种安全措施及术中患者需要如何配合,向患者介绍术者的精湛技术和成功病例。此外,还教会患者运用分散注意力的方法及松弛疗法,以消除患者因恐惧手术导致的不良心理反应。

【手术步骤及护理配合】

见表3-5-5、3-5-6。

表3-5-5　食管梗阻患者介入治疗手术步骤与护理配合

手术步骤	护理配合
1.在DSA下送入导丝,头端通过狭窄部,并将导丝头端保留在胃内	患者取仰卧位,口部放一开口器,安抚好患者,消除术中可能出现的焦虑紧张、恐惧等不良情绪。确保负压吸引装置处于工作状态,及时清除口鼻腔溢出的分泌物和食管反流物,防止误吸入气管。连接心电监护仪,密切观察患者的生命体征变化
2.注入碘对比剂,确定导管位置	抽吸碘对比剂,推注碘对比剂
3.退出导管,换入超硬导丝	递送超硬导丝
4.沿超硬导丝送入球囊导管,在狭窄处行球囊扩张术。同时确定病变上下端的位置并做好标记。狭窄严重者可选择不同直径的球囊从小到大逐步扩张	递送球囊导管,配制稀释的碘对比剂以扩张球囊。观察有无食管破裂的表现,如剧烈疼痛、呕吐血性内容物、呼吸困难等

续表 3-5-5

手术步骤	护理配合
5. 扩张后沿导丝送入支架推进器,通过狭窄部直到遵医嘱选择合适的支架和支架推送器至远端,拔出扩张器,将支架导管送达引导鞘推送到确定的留置部位,固定推进器,引导鞘慢慢后撤,将支架准确地释放在狭窄部。支架的长度应大于狭窄段 4 cm 以上	遵医嘱选择合适的支架和支架推送器并递送
6. 保留导丝,支架自行膨胀,如膨胀不全,再沿导丝送入相应型号的球囊导管,在支架内扩张。其他类型的支架释放装置与支架配套,可直接送入释放	递送支架释放装置及球囊导管
7. 用球囊在支架内扩张 1 次,使支架紧贴食管壁	
8. 完成支架植入后,立即口服吞咽碘对比剂,观察支架扩张及食管通畅情况	清洁面部,护送回病室

表 3-5-6　胃肠梗阻患者介入治疗手术步骤与护理配合

手术步骤	护理配合
1. 在 DSA 下经口吞入超滑导丝并向下插入胃内	协助患者取仰卧位,进行心理护理,安抚好患者,消除术中可能出现的焦虑紧张、恐惧等不良情绪,连接心电监护仪,密切观察患者的生命体征变化
2. 沿导丝送入导管沿胃体大弯插至幽门部(对导丝不能插入者借助胃镜送入导丝,对完全梗阻使用胃镜仍不能将导丝送入者采用微波疏通法)	根据病情准备胃镜或微波治疗仪,递送合适导管
3. 经超滑导丝引入长交换导管,将软头硬导丝,插入长交换导管,再保留硬导丝,沿导丝缓慢撤出导管	递送交换导管和超硬导丝
4. 造影定位及预扩张,经硬导丝引入双腔导管至狭窄段,经导管外腔注入碘对比剂以显示狭窄情况,也可引入球囊扩张导管对狭窄段进行预扩张,并可根据球囊扩张时受压情况判断狭窄长度	观察有无胃肠壁损伤、破裂出血等并发症
5. 将长输送导鞘经硬导丝送过狭窄段(不少于 20～30 cm),退出鞘内扩张管,用推进管顺硬导丝将鞘管内支架推送至狭窄段,固定推进管后撤外鞘管使支架缓慢释放	递送合适的支架及支架输送系统
6. 支架植入后退出输送器,保留导丝,吞服碘对比剂,观察狭窄段成形及通畅情况,撤出导丝	递送碘对比剂局部清洁,护送回病室

【护理要点】

1. 饮食护理　支架植入后应密切观察消化道梗阻情况是否得到改善,支架是否畅通,食管支架植入 2 h 后给予温热流质饮食,忌过冷过热食物,忌食粗纤维、团块及黏糯性食物,以防食物团阻塞支架管腔,三天后进食半流质饮食,后逐渐恢复正常饮食,进食时应取坐位或半坐卧位,食物宜嚼碎,餐后多饮水以清洁残留在支架上的食物残渣,睡前 2 h 避免进食流质饮食,以免食物反流刺激呛咳、呕吐等,睡眠时宜取半卧位。胃肠支架植入术后禁食12 h,明确梗阻已解除者可进食流质,以后循序进食半流质、软食,宜少食多餐,忌食长纤维多渣食物,要求患者养成每天排便的习惯,并维持粪便松软,避免便秘。

2. 出血护理 术后少量出血属正常现象,数日后可自行停止,若出血量多,应立即报告医生,同时密切观察血压、脉搏的变化,遵医嘱给予止血药或输血等对症处理。

3. 疼痛护理 术后轻度疼痛无需特殊处理,疼痛较显著且不缓解时,应注意观察疼痛程度、部位、性质、持续时间,明确疼痛原因,警惕在球囊扩张时或支架扩张过程中,造成食管、胃肠道的破裂或穿孔,此时应嘱患者禁食、禁水,并报告医生。

4. 支架移位或脱落 与支架放置的位置有关,过高易向上移位表现为喉部异物感,向下移或滑脱多表现为吞咽困难重新出现,处理原则为调整位置重新放置。肠道支架下滑移位较多见,发现后取出支架重新放置。

5. 再狭窄 多数因为肿瘤的不断生长,向支架上下端及腔内生长覆盖支架口而造成支架的堵塞,I^{125}粒子支架与传统支架相比,可有效地抑制肿瘤组织的生长,延长支架的通畅。再狭窄发生后可经原有支架再套入支架。

6. 预防感染 密切观察患者的体温变化及血常规情况,食管支架后关注有无纵隔脓肿或食管气管瘘的发生。注意区分肿瘤吸收热与感染引起的发热必要时遵医嘱使用抗生素。

7. 随访 术后2个月内镜检查进行随访,若出现食管再狭窄、出血、不明原因的疼痛时应及时门诊随访。

(高 岚 王春雪)

第三节 输尿管支架植入术

尿路狭窄是指尿路(输尿管、尿道)任何部位发生管腔狭窄,使管道及尿道内阻力增加而产生的排尿障碍性疾病,严重时将导致肾积水、肾功能损害,甚至肾衰竭,临床上最常见的尿路狭窄有输尿管狭窄和尿道狭窄。急性输尿管梗阻疾病的治疗方法有多种,一般有外科开放性手术、膀胱镜下置入双J管及透析治疗。输尿管狭窄的微创治疗相比开放手术具有更小的创伤、手术时间短、术中出血量少、术后恢复快等优点逐渐被推广。目前在介入放射学领域也有了突破性的进展,经皮顺行双J管植入术通常适用于当逆行尿道支架术失败时。而且,顺行输尿管支架术在对特别是恶性梗阻的成功率高于逆行双J管支架术。现在经皮肾造瘘术(percutaneous nephrostomy,PCN)和顺行性输尿管内支架管植入术(anterograde ureteral stent implantation,AIUS),为急诊解除尿路梗阻及挽救肾功能提供了有效治疗手段,且对顽固性输尿管狭窄、恶性输尿管狭窄的治疗能取得较为满意的效果。在材料学的不断进步下,未来好的输尿管支架应该具有抗菌、塑形性好、不易移位、防止结晶沉积、留置时间长等优点。

【适应证】

1. 膀胱镜下插管失败和不宜开放性手术的泌尿系梗阻患者。

2. 外周肿瘤、瘢痕组织、变异的交叉血管对输尿管的压迫引起的泌尿系梗阻。

【术前准备】

1. 患者准备 ①术前完善相关实验室检查及影像学检查。②向患者及家属交代手术风险、术前的准备、术中配合事项,签署手术知情同意书。③术前禁食、水8 h,保证充足睡眠。④轻度水肿的患者应注意适当休息,严禁剧烈运动,对眼睑、面部水肿患者应抬高床头 20°~30°;双下肢水肿者,卧床时应抬高下肢 30°~45°,以利于血液循环,减轻浮肿;严重水肿者应绝对卧床休息,并经常改变体位,保持床铺整洁无皱褶,注意皮肤清洁,衣裤要柔软平整,预防压力性损伤(PI)发生。

2. 护士准备　①核对患者基本信息、查看手术交接单、知情同意书、术前一览表等,了解患者病情。详细评估患者情况,包括心率、血压、呼吸、血氧饱和度、体温等。②依据术前一览表查看血、尿常规、凝血四项、感染性疾病筛查结果、抗菌药物皮试结果。③根据医嘱准备术中用药,必要时术前遵医嘱使用抗生素。④准备术中所用碘对比剂、器械、敷料及一切用物等。

【手术步骤及护理配合】

见表 3-5-7。

表 3-5-7　输尿管梗阻患者介入治疗手术步骤与护理配合

手术步骤	护理配合
1. 常规消毒单侧或双侧肾区并铺无菌巾	协助患者俯卧位,安抚患者不良情绪
2. 在数字减影化血管机(DSA)下,明确穿刺点,选择腋后线第 12 肋下,穿刺方向为中下组肾盏	连接心电监护,密切关注,生命体征变化
3. 采取 Seldinger 穿刺技术,穿刺成功后撤出针芯,见尿液流出后经穿刺针推注碘对比剂,若肾盂压力较高或流出脓性尿液先抽吸部分尿液后再造影,脓液留做细菌学检查	根据需要准备穿刺针,并递送穿刺针;根据需要准备对比剂及注射器、标本容器,观察尿液的色、质、量
4. 扩张穿刺道引入造影导管行输尿管造影,以显示梗阻段的长度与形态,以便选择合适的输尿管支架	递送合适的造影导管
5. 必要时,使用 5~7 mm 的球囊导管扩张输尿管的狭窄段	递送合适的球囊导管
6. 经导丝送入输尿管支架系统,在合适位置打开支架,两端应分别位于肾盂与膀胱,再次造影,确保输尿管在位通畅,撤出导丝,妥善包扎	递送合适的输尿管支架,关注有无血尿,递送纱布,按压穿刺点 10~15 min,观察有无出血,护送回室

【护理要点】

1. 活动与休息　术后平卧休息 6~12 h,避免增加腹压的活动,如用力排便、打喷嚏、咳嗽等。

2. 饮食护理　术后 2 h 可进食半流质食物,并鼓励多饮水。出院后每日饮水量达 3 000~4 000 mL,24 h 尿量维持在 2 000~3 000 mL,每日动物蛋白和糖的摄入要适量,因摄入过多蛋白质会增加钙、草酸、尿酸 3 种形成结石的危险因素。不宜饮酒,酒会增加尿中草酸含量并引起尿浓缩。高尿酸患者不宜食用动物内脏和菜花、菠菜,少食苋菜、竹笋、豆腐,不饮茶或饮淡茶;高尿酸钙者应限制乳制品。如有肾功能不全的患者采用高质量优质蛋白饮食。

3. 出血护理　密切观察患者术后有无血尿,一般是由于损伤泌尿系黏膜所致,若发生严重血尿,则可能有肿瘤浸润及支架刺激的可能,术后加强尿液色质量的观察,通常 3 d 后血尿会减少。若突发鲜红色血尿或肾区及腹部剧烈疼痛、引流管中引流出鲜红色液体时,应及时报告医生进行相应的检查及处理。鼓励多饮水,以达到稀释尿液、冲洗尿路的目的。并向患者及家属解释出现血尿的相关原因,并消除其紧张焦虑的不良情绪。

4. 支架及引流管移位及堵塞　双 J 输尿管支架移位是临床比较严重的并发症,通常是患者活动度太大或术中置管不合理而致,指导患者术后勿提重物,不做四肢及腰部伸展动作,不做突然下蹲动作,防止支架及引流管移位。

5.尿路刺激征　是置管后较常见的并发症之一,多由支架刺激引起,患者自觉下腹不适、尿频、尿急等膀胱刺激征,向患者及家属做好解释说明工作,安抚患者情绪,减轻心理负担。

6.感染　临床表现为突发性持续性高热及腰痛等,感染多因感染的尿液逆流入血,同时支架对于人体是一种异物,对局部反复刺激,应密切关注体温变化,并避免引起腹压增高以免尿液反流,必要时遵医嘱使用抗生素。做好个人卫生及引流袋的更换,注意无菌操作。

7.输尿管破裂　如操作不慎,输尿管破裂较罕见,注意观察,若发生穿孔,在很短的时间内,用一根细导丝,通过 PCN 完成尿液引流和穿孔的修补。

8.结石在管壁的沉积　结晶尿成分沉积于支架内外表面,会导致支架功能的不良,因此,要定期进行超声检查。支架更换也应定期进行。建议膀胱通路的支架每三个月更换一次。若携管生活患者,双 J 管留置时间为 4 周左右。

（高　岚　王春雪）

第四节　穿刺活检介入手术

经皮穿刺活检术(percutaneous biopsy)是在影像设备引导下,穿刺针经皮穿刺脏器或组织获取细胞学或组织学材料,以明确病变病理学性质的一种介入微创诊疗技术。经皮穿刺活检术包括以下步骤:术前准确定位、选择最佳穿刺路径,术中在影像设备(超声、CT、MRI 等)引导下进行穿刺、活检取材,术后处理标本及处置并发症。

经皮穿刺活检术是一种有较长历史的获取组织进行病理学诊断的方法。随着各种医学影像导引活检技术的应用和推广,几乎可从人体的任何部位获取标本进行病理学诊断。随着不断发展的循证医学和肿瘤学,要求患者在接受任何治疗(手术、化疗或放疗)前,必须有明确的病理学诊断。因此,经皮穿刺活检术不仅在疾病诊断方面具有重要临床价值,而且在治疗方案选择、疗效评价、预后评估等方面也具有重要意义,同时也有助于临床,科研及教学的发展。

【适应证】

1.需要明确诊断的良恶性病变组织或器官。

2.待证实的转移性肿瘤。

3.疑为无切除指征的恶性肿瘤,但需明确病理类型以进行化疗、放疗或靶向药物治疗。

4.其他检查无法明确诊断时。

5.转移性肿瘤的分期和分类。

【术前准备】

1.患者准备　①术前完善相关实验室检查及影像学检查。②向患者及家属交代手术风险、术前的准备、术中配合事项,签署手术知情同意书。③术前禁食、水 4~6 h,保证充足睡眠。

2.护士准备　①核对患者基本信息、查看手术交接单、知情同意书、术前一览表等,了解患者病情。详细评估患者情况,包括心率、血压、呼吸、血氧饱和度、体温等。②依据术前一览表查看血、尿常规、凝血四项、感染性疾病筛查结果、抗菌药物皮试结果。③根据医嘱准备术中用药,必要时术前遵医嘱使用抗生素。④准备术中所用碘对比剂、器械、敷料及一切用物等。⑤指导患者术中正确的呼吸动作和穿刺时屏气的技巧,以便配合手术顺利进行。

【手术步骤及护理配合】

见表3-5-8。

表3-5-8　穿刺活检介入治疗手术步骤与护理配合

手术步骤	护理配合
1.B超或CT扫描后选择最佳穿刺点及穿刺路径,测出从穿刺点到病变的直线距离和角度,用标号笔标定体表穿刺点	协助患者取便于手术穿刺体位,贴体表定位标志,安抚不良情绪,连接心电监护,关注生命体征
2.皮肤常规消毒后用2%利多卡因局部麻醉	做好解释说明工作,取得患者理解
3.选择合适穿刺针,穿刺至皮下安全距离	递送合适的活检穿刺针
4.B超或CT扫描后明确并调整穿刺针至预定穿刺路径。胸腹腔病灶穿刺活检时,在患者平静状态呼吸气末迅速将针插入突破胸腹膜	指导患者正确呼吸及屏气配合
5.调整穿刺针,再次扫描确定针尖是否抵达病灶边缘或病灶内	密切关注患者生命体征变化,警惕出血、气胸等并发症的发生
6.再进行B超或CT扫描,核实穿刺针到位,进行抽吸或选择合适挡位切割获取标本,取得两条组织条,固定于10%甲醛溶液中	准备标本容器,疑似感染性病变,准备无菌培养器皿,及时送检病理科
7.标本取出后,在患者屏气状态下拔针,再次扫描确定有无出血、气胸、空气栓塞等并发症的发生	指导患者屏气,关注生命体征变化
8.压迫止血、妥善包扎伤口	患者无不适,护送患者回病室

【护理要点】

1.休息与活动　术后患者平卧休息2~24 h,保持呼吸平稳,禁用力咳嗽及剧烈活动等避免增加腹压,如活检器官血供丰富,如肝脏等需卧床休息24 h,以防术后出血。

2.饮食护理　术后2 h无不适反应,即可进食清淡易消化的半流质食物,胰腺穿刺术后因禁食24 h,如血、尿淀粉酶结果无异常可进食流质饮食,后逐渐过渡到半流质或普食。

3.出血护理　术后少量出血可使用止血药物进行止血,密切观察生命体征变化,若出现穿刺部位剧烈疼痛、心慌、出冷汗、血压下降、伤口出血等情况,警惕出血加重,应迅速建立两条静脉通路,遵医嘱静脉输注止血药物、血制品及扩充血容量等对症处理,积极配合抢救,必要时准备手术止血,做好术前准备。

4.疼痛护理　活检术后疼痛一般多为轻度疼痛,可通过心理疏导及听音乐等分散注意力的方式缓解疼痛,并密切观察患者疼痛的程度、部位、性质、持续时间等,必要时汇报医生,对于剧烈疼痛需排除异常情况后再遵医嘱使用止疼药,并关注用药后反应。

5.感染护理　保证术中的无菌操作,避免感染,关注患者的体温变化,关注活检穿刺周围有无血肿、脓肿的发生,必要时遵医嘱使用抗生素及营养支持的对症支持治疗。

（高　岚　王春雪）

第五节　放射性粒子植入术

放射性粒子植入治疗是近距离治疗的一种,通过影像引导将具有放射性的粒子源植入肿瘤体内,通过放射性核素持续释放射线对肿瘤细胞进行杀伤,达到治疗肿瘤的目的,此技术自 2001 年引入国内,经历 22 年的发展,无论是理论、技术、质量控制都有了突飞猛进的变化,已逐渐成为肿瘤治疗的有效手段之一。中国抗癌协会微创治疗专业委员会粒子护理学组 2013 年在广州成立,标志着粒子治疗护理学已向系统化、规范化、专业化发展。

【适应证与禁忌证】

（一）头颈部复发恶性肿瘤放射性粒子植入治疗

【适应证】

1. 头颈部复发恶性肿瘤,如鼻咽癌、喉癌、口腔癌等。

2. 肿瘤位置深,手术切除困难或切除后可能影响功能的患者。

3. 肿瘤对放疗或化疗反应不佳的患者。

4. 患者身体状况允许,能够耐受手术。

5. 患者有明确的肿瘤病理诊断和影像学定位。

【禁忌证】

1. 严重的心肺功能不全,不能耐受手术的患者。

2. 凝血功能障碍,如血小板减少症、凝血因子缺乏等。

3. 严重的感染,如败血症、严重的肺炎等。

4. 严重的肝肾功能不全。

5. 对放射性物质过敏的患者。

6. 妊娠期和哺乳期妇女。

（二）肺癌放射性粒子植入治疗

【适应证】

1. 非小细胞肺癌。①非手术适应证患者;②不能耐受手术和放化疗的患者;③拒绝手术和放化疗的患者;④手术后复发不能再次手术的患者;⑤放、化疗失败的患者;⑥无全身广泛转移患者;⑦KPS(Karnofsky performance status)评分>60 分,预期存活>6 个月;⑧肿瘤直径≤7 cm。

2. 对放、化疗不敏感或放、化疗后复发的小细胞肺癌可试用。

3. 肺转移瘤。①单侧肺病灶数目≤3 个;②如为双侧病灶,每侧肺病灶数目≤3 个,应分侧、分次治疗。

【禁忌证】

1. 恶病质。

2. 不能耐受经皮穿刺手术。

3. 严重心肺功能不全。

（三）肺部复发/转移癌粒子植入治疗

【适应证】

1. 不能耐受手术、外放疗或化疗者。

2. 拒绝手术、外放疗或化疗者。

3. 不能再次手术、外放疗或化疗者。

4. 经其他抗肿瘤治疗后病情进展者。

5. 经其他抗肿瘤治疗后有肿瘤残留者。

6. 实体病灶,肿瘤直径<7cm,肿瘤越小,局部控制率越高。

7. 转移性病灶较为孤立者:单侧肺病灶数量≤3 个,如为双侧病灶,每侧病灶数量≤3 个,且应分次治疗。

8. 粒子植入与外照射或其他抗肿瘤治疗相结合的综合治疗。

9. 功能状态评分(PS)≤2 分,预期生存期≥3 个月。

10. 局部有严重症状者,为达到姑息治疗目的,也可行粒子植入治疗。

【禁忌证】

1. 病灶周围感染性及放射性炎症没有得到很好控制者,穿刺部位皮肤感染、破溃。

2. 有严重出血倾向、血小板<50×10⁹/L 和凝血功能严重紊乱者(凝血酶原时间>18 s,凝血酶原活动度<40%)。抗凝治疗和(或)血小板药物应在粒子植入前停用 5～7 d。

3. 粒子植入病灶同侧恶性胸腔积液没有得到很好控制者。

4. 肿瘤侵犯的大血管、肿瘤部位有活动性出血。

5. 肝、肾、心、肺、脑等重要器官有严重合并症,无法在短期内纠正或改善者,严重全身感染、高热(>38.5 ℃),严重糖尿病者。

6. PS 评分>3 分、一般情况差、恶病质、不能耐受治疗者或预计患者寿命不能等待疗效出现。

(四)复发宫颈癌放射性粒子植入治疗

【适应证】

1. 复发宫颈癌,尤其是手术、放疗、化疗等传统治疗方法无效或不能耐受的患者。

2. 肿瘤位置深,手术切除困难或切除后可能影响功能的患者。

3. 肿瘤对放疗或化疗反应不佳的患者。

4. 患者身体状况允许,能够耐受手术。

5. 患者有明确的肿瘤病理诊断和影像学定位。

【禁忌证】

1. 严重的心肺功能不全,不能耐受手术的患者。

2. 凝血功能障碍,如血小板减少症、凝血因子缺乏等。

3. 严重的感染,如败血症、严重的肺炎等。

4. 严重的肝肾功能不全。

5. 对放射性物质过敏的患者。

6. 妊娠期和哺乳期妇女。

(五)盆腔复发直肠癌放射性粒子植入治疗

【适应证】

1. 无法手术治疗的局部复发病例　①外科评估不能达到 R0 切除患者。②患者不能耐受手术。③患者不接受手术治疗。

2. 无法行外放疗　①既往盆腔放疗史,无法足量放疗。②不耐受或不接受外放疗。

3. 外放疗后肿瘤残存　放射性粒子可作局部补量手段。

4. 化疗后肿瘤残存　放射性粒子可作为挽救性治疗手段。

5. 全身寡转移合并局部复发　可作为姑息性治疗。

6. 其他　存在合适的经皮穿刺路径。

【禁忌证】

1. 一般情况差,预计生存时间小于 3 个月。

2. 严重肝肾功能异常。

3. PLT 低或凝血功能差,穿刺出血风险高者。

4. 存在麻醉禁忌证。

5. 复发部位及预计穿刺部位合并活动性感染者。

6. 复发累及邻近膀胱、阴道,发生膀胱,阴道瘘风险较高者,为相对禁忌证。

(六)软组织肿瘤放射性粒子植入治疗

【适应证】

1. 肿瘤局部晚期无法手术或不愿接受手术者;肿瘤直径≤7 cm。

2. 术中肉眼或镜下残留。

3. 术后复发无法再次手术者。

4. 放疗后复发。

5. 转移性肿瘤或术后残留转移灶已失去手术机会者。

6. 局部进展期肿瘤与手术/外照射联合进行局部补量。

7. 局部进展期肿瘤难以控制,或已有远位转移但局部症状较重者,为达到姑息性治疗的目的,也可行放射性粒子植入治疗。

【禁忌证】

1. 一般情况差、恶病质或不能耐受放射性粒子植入治疗者。

2. 肿瘤局部存在活动性出血、并发严重感染、大范围溃疡、坏死者。

3. 皮肤淋巴结肿大者。

4. 估计患者预期寿命不超过 6 个月者。

【术前准备】

1. 患者准备

(1)常规检查:血常规、肝肾功能、心电图等,确保患者身体情况符合手术要求。如有必要,进行心脏彩超、胸部 CT 等更详细的检查。

(2)心理准备:了解手术过程,减轻紧张情绪。

(3)术前签署知情同意书。

(4)生活习惯调整:避免熬夜,保持充足的睡眠时间。注意合理饮食,适当进食富含优质蛋白、维生素等营养物质的食物。

(5)体位训练:根据粒子植入的部位,协助患者进行体位训练,增加耐受能力,需每天两次,每次 2 h,密切观察患者的耐受能力及舒适程度,及时调整。对于颜面部、颈肩部、胸部、腹股沟等存在病变的患者,应指导其进行仰卧位练习。对于椎体、会阴、直肠等病变,应指导患者进行俯卧位练习。练习应循序渐进,确保手术顺利进行。

(6)一般准备:①术前饮食,为了防止因麻醉或手术过程中呕吐引起窒息,术前禁食、禁水 6 h。②手术区皮肤备皮,皮肤准备时间为术前一日,局部皮肤剪去毛发或脱毛后洗澡,更换清洁病号服。③过敏试验,抗生素过敏试验。④膀胱准备,术前应排空膀胱,手术时间较长者术前应留置尿管。⑤衣物准备,术前去除内衣裤,仅着手术服,手术当日更换新床单。

　　(7)特殊准备:①鼻咽癌、舌癌患者术前配制漱口水清洁口腔,4 次/d。②肺部肿瘤伴咳嗽患者先给予止咳治疗,进行屏气训练。③腹腔肿瘤患者局部手术区皮肤备皮,手术当日禁食 6 h。④盆腔肿瘤患者留置尿管,局部备皮,手术当日禁食 6 h。⑤妇科肿瘤患者阴道准备,阴道塞 OB 栓。

　　2.护士准备　①手术室准备:术前 1 小时常规进行紫外线照射消毒。保持手术室环境清洁、安静,温、湿度适宜,光线适宜,便于操作。②设备检查:检查心电、血压、血氧饱和度监护仪等设备是否正常运行。

　　3.用物准备　见表 3-5-9。

表 3-5-9　放射性粒子植入术耗材和物品准备

耗材	数量	耗材	数量
粒子植入器械包	1 套	碘伏	1 瓶
粒子植入枪	1 个	2% 利多卡因	1 支
一次性穿刺针	若干	丁哌卡因	1 支
CT	1 台	吸收性明胶海绵	若干
粒子	若干	非离子对比剂	50 ~ 100 mL
负压吸引装置	1 台	20 mL 注射器	5 个
麻醉机	1 台	5 mL 注射器	1 个

【手术步骤及护理配合】

　　见表 3-5-10。

表 3-5-10　放射性粒子植入手术步骤及护理配合

手术步骤	护理配合
1.着装规范,戴口罩,手卫生;严格无菌操作;备齐所需用物	(1)药品准备聚维酮碘(碘伏)、0.9% 生理盐水、2% 利多卡因、丁哌卡因、5% 葡萄糖溶液、吸收性明胶海绵、止血药品、抢救药品 (2)仪器准备　心电血压监测仪、氧气吸入装置、负压吸引装置、麻醉机 (3)手术器械准备　粒子植入器械包、粒子植入枪、一次性穿刺针、粒子(需双人确认清点,并进行出库登记) (4)防护用品　铅眼镜、铅围脖、铅手套、铅衣、粒子巡检仪 (5)3D 打印模板处理　3D 打印模板后需要使用流动清水冲洗干净,放入清洁容器内,以万福金安消毒液浸泡 30 min 取出(注意将模板完全浸泡),使用前用无菌生理盐水冲洗模板,使用无菌纱布擦干后待用
2.评估环境是否安全、舒适,温度是否适宜	手术间温度 20 ~ 26 ℃,湿度 30% ~ 60%。注意保暖,必要时使用加温毯,保护患者隐私
3.患者入室	三方核查:护士规范交接及核对患者信息
4.密切观察生命体征及病情变化	(1)观察生命体征变化,局麻患者应注意患者心理感受,与患者多沟通交流,理解并安慰患者,减轻因疼痛或紧张带来的心理压力及生命体征的改变 (2)合理摆放手术体位,使用负压真空垫固定患者,防止坠床、皮肤压力性损伤及神经损伤,术前做好评估并记录,术中给予干预措施,术后再评估。发生术中难免压疮及时上报并给予处理措施

续表 3-5-10

手术步骤	护理配合
5.麻醉准备	根据患者疾病特点、手术部位及身体状况选择麻醉方式,包括局部麻醉、静脉复合麻醉、椎管内麻醉、全身麻醉等。建立静脉通路,保证流速,配合麻醉医生给药及给予相应的麻醉护理
6.体表标记穿刺点	体表放置标记网格后 CT 平扫,按照术前手术设计穿刺途径,标记体表穿刺点
7.常规消毒、铺巾	
8.穿刺路径	按照治疗计划的角度和深度,穿刺成功后,CT 复扫明确穿刺针位置,并适当调整
9.植入粒子	按照治疗计划在各层面和深度,粒子间距依据肿瘤的恶性程度和基因检测结果进行调整,植入计划所需 I^{125} 粒子,拔针。核对植入粒子数目,记录于护理记录单上。术中如需肿瘤局部注射化疗药物,做好化疗药物配置防护遵医嘱配置并交由医生注入病灶
10.手术后配合	CT 再次复扫,明确粒子数量及分布。具备条件的中心,可行 PET-CT 扫描,了解粒子辐射分布是否符合手术设计。如仍有病灶辐射冷区,可两周后,无并发症情况下行 II 期粒子植入术
11.术后整理	(1)协助医生进行包扎 (2)为患者穿好衣物,协助安全转至手术转运床 (3)为患者进行术后健康宣教 (4)术后手术间清洁整理

【护理要点】

1.术中放射防护　术中做好医务人员及患者的放射防护工作,术者穿铅衣,佩戴铅眼镜、铅围脖、铅手套。长柄镊子夹取粒子装枪,距离防护;快速植入粒子,时间防护;CT 扫描时术者不同室操作,植入时穿戴铅防护用品,屏障防护。术后清点剩余粒子,检测手术场所有无粒子遗漏,确认植入粒子数目,详细记录。

2.术中并发症的观察及护理

(1)化疗药物不良反应观察:患者出现瘙痒、红疹、恶心、呕吐等,应立即头偏一侧,吸氧,备吸引器,保持呼吸道通畅。根据需要遵医嘱给予地塞米松静脉推注,开放静脉,补液扩容,准备好抢救用品,如出现更严重反应,进行进一步抢救。

(2)生命体征变化:术中应密切观察患者生命体征变化,每隔 5 min 测量血压一次,患者因情绪紧张、手术伤口疼痛,常会出现血压升高、心率增快,给予患者心理疏导,减轻患者紧张情绪,必要时遵医嘱给予降压及减慢心率的药物。

(3)出血:术中穿刺误伤或无法避开血管均可导致出血,包括伤口小血管出血及深部较大血管出血,前者可行局部压迫止血,后者情况较为严重,应密切观察患者生命体征变化,监测血压、脉搏情况,观察患者的面色及穿刺部位,是否四肢发冷,是否出现休克症状,正确记录出血量并及时通知医师,开放静脉,遵医嘱给予止血药物,及时请外科或介入科医师会诊。

(4)疼痛:护士应根据患者情况给予不同的护理措施,如手术疼痛应适当增加麻醉用药。对于心理因素,应给予心理疏导,告知患者烦躁的情绪会加重疼痛,要正确认识。

(李梦思　魏　臻　韩　喆)

第六节　神经阻滞介入手术

神经阻滞是指在神经干、丛、节的周围局部注射麻醉药,阻滞其神经冲动传导,使所支配的区域产生麻醉作用。内脏神经和腹腔神经丛阻滞术又称为内脏神经和腹腔神经丛毁损术,用来治疗顽固性上腹部和背部疼痛,尤其是腹膜后恶性肿瘤及转移灶引起的顽固性疼痛。特别是针对镇痛药治疗无效者,镇痛效果确切。常用的神经阻滞有肋间、眶下、坐骨、指(趾)神经干阻滞,颈丛、臂丛神经阻滞,以及腰交感神经节阻滞等。

癌痛微创介入治疗的方法和技术主要包括外周神经阻滞剂神经毁损术、植入术脊髓给药系统、椎体成形术和神经调控技术。而周围神经阻滞/毁损术(Peripheral nerve block/mutilation,PNBs),包含腹腔和内脏神经阻滞/毁损术。根据疼痛的部位及神经支配选择相应神经进行阻滞治疗。内脏神经是交感神经的节前纤维,内脏大神经起自脊髓 $T_6 \sim T_9$,沿着椎体前表面下行,穿过膈肌脚,主要终于腹腔动脉根部的腹腔节,部分终于主动脉肾节和肾上腺髓质;腹腔神经丛位于 $T_{12} \sim L_1$ 腹主动脉上段前方,围绕腹主动脉和肠系膜动脉的根部,是人体最大的自主神经丛,丛内有一对腹腔神经节。腹腔神经丛的分支和主动脉分支相伴随,所以腹腔动脉是腹腔神经丛的标志。

【适应证】

1. 受腹腔神经丛支配的脏器病变的慢性顽固性疼痛,保守治疗效果差者,为改善患者的生存质量。

2. 腹膜后肿瘤局部侵犯腹腔神经丛引起的疼痛,为姑息治疗而采用,如胰腺癌、肾上腺恶性肿瘤,亦可应用于慢性胰腺炎、肝脏恶性肿瘤的姑息治疗。

3. 腹膜后转移性肿大淋巴结压迫造成的顽固性疼痛。

【术前准备】

1. 患者准备　①术前完善相关实验室检查及影像学检查,明确神经丛与血管内脏组织的解剖位置及关系,以减少对正常组织的损伤。②向患者及家属交代手术风险、术前的准备、术中配合事项,签署手术知情同意书。③术前禁食、水 4~6 h,保证充足睡眠。

2. 护士准备　①核对患者基本信息、查看手术交接单、知情同意书、术前一览表等,了解患者病情。详细评估者情况,包括心率、血压、呼吸、血氧饱和度、体温等。②依据术前一览表查看血、尿常规、凝血四项、感染性疾病筛查结果、抗菌药物皮试结果。③根据医嘱准备术中用药,如2%利多卡因,碘对比剂等,术前禁止使用镇静、镇痛药物,以免影响对神经阻滞疗效的判断。④准备术中所用对比剂、器械、敷料及一切用物等。⑤指导患者术中正确的呼吸动作和穿刺时屏气的技巧,以便配合手术顺利进行。⑥指导患者床上使用便盆和尿壶,以保证术后能绝对卧床休息。

【手术步骤及护理配合】

见表 3-5-11。

表 3-5-11　神经阻滞介入治疗手术步骤与护理配合

手术步骤	护理配合
1. CT 引导下确定穿刺部位,扫描范围从第 11 胸椎至第 2 腰椎水平,扫描层厚 5~10 mm,连续扫描	协助患者取手术体位,前腹壁进针采用仰卧位,脊柱旁进针采用俯卧位

续表 3-5-11

手术步骤	护理配合
2.选择腹腔干和肠系膜上动脉之间的层面为靶层面,选择能避开重要解剖结构、损伤最小的最短途径作为进针路线,标记穿刺点,模拟进针通道,设计进针方向和角度,测量最佳进针深度和允许最大进针深度,标记好穿刺点	安抚患者情绪,连接心电监护,关注生命体征,协助医生做好体表穿刺点的定位
3.做好皮肤消毒,铺手术台,注意麻醉至腹膜	协助铺手术无菌台面,递送麻醉药品
4.按模拟进针角度,分2~3步进针,直达靶点,再次CT扫描,证实穿刺针是否在满意的位置	递送合适的穿刺针,穿过腹膜时指导患者屏气配合手术
5.先进行阻滞试验,效果明显时,缓慢注射阻滞剂(无水乙醇∶利多卡因∶碘对比剂=6∶3∶1),边推边观察,总量为25~60 mL,用1 mL生理盐水冲洗针管,以防残留阻滞剂进入其他组织	配制阻滞剂并递送,关注患者血压脉搏等生命体征变化,如出现心慌、恶心等应停止注射,待平稳后继续
6.CT扫描确定阻滞剂在神经丛的分布,包扎伤口	患者无不适,护送患者回病室

【护理要点】

1.休息与活动　术后患者平卧休息2~4 h,保持呼吸平稳,禁用力咳嗽及剧烈活动等避免增加腹压。

2.饮食护理　术后2 h无不适反应,即可进食清淡易消化的半流质食物,后逐渐过渡到半流质或普食。

3.出血护理　术后少量出血可使用止血药物进行止血,密切观察生命体征变化,警惕出血加重,出现血尿患者多因后方入路穿刺过程中损伤肾脏所致。

4.疼痛护理　术后疼痛一般多为轻度疼痛,可通过心理疏导及听音乐等分散注意力的方式缓解疼痛,并密切观察患者疼痛的程度、部位、性质、持续时间等,必要时汇报医生,对于剧烈疼痛需排除是否因阻滞剂外渗所致,再遵医嘱使用止疼药,并关注用药后反应。

5.感染护理　保证术中的无菌操作,避免感染,关注患者的体温变化,腹膜炎的发生可能与阻滞剂误入腹腔或者穿刺过程中肠内容物外漏有关,减少阻滞剂误入腹腔,当穿刺经过肠道时,术前肠道清洁和术后常规应用抗生素加以预防。

6.并发症观察

(1)直立性低血压:发生率为10%~52%,由于交感神经破坏后,上腹部脏器血管扩张,血容量增加,导致回心血量减少,患者血压下降,同时会有心率增加,一般24 h内可缓解,术后嘱卧床休息为主,必要时加快输液速度或给予适量多巴胺滴注,指导患者起床活动时动作要缓慢,不可突然坐起或站立。

(2)腹泻:由于交感神经破坏后,副交感神经兴奋性增强,肠蠕动增加,出现腹泻,绝大多数数日内可自愈。

(3)瘫痪:由于穿刺过程中损伤血管及阻滞剂直接进入血管,引起血管痉挛导致脊髓缺血或者是穿刺过程中损伤腰交感神经或者腰丛神经,故应密切观察患者双下肢有无麻木及运动、感觉障碍等,并指导患者康复锻炼,可使用针灸、理疗、按摩等。

(4)单侧肢体麻痹:为背侧单侧进针损伤腰丛神经所致,准确无误地选择好靶区和选择前腹壁进针是预防的有效方法,患者回室后应注意对后方入针的患者听取其主诉,警惕肢体麻痹的发生。

(高　岚　王春雪)

第七节 三叉神经痛介入手术

三叉神经痛(Trigeminal neuralgia,TN)又称"痛性痉挛",是临床常见脑神经疾病。国际疼痛研究协会将三叉神经痛定义为在三叉神经分布区域突然发生的、阵发性、严重的、剧烈的刺痛,历时数秒至数分钟,疼痛呈周期性,间歇期无症状。按病因是否明确分为原发性 TN 和继发性 TN,对口腔颌面部的"扳机点"任何刺激均可诱发剧烈疼痛,多发生于中老年人,女性多见,以上颌支和下颌支为主,多发生于单侧,亦可双侧同时发病。

三叉神经消融术是利用 CT 或 C 型臂引导射频刀头至半月神经节,通过加热的方式使神经变性,阻断痛觉信号的传导,从而达到缓解疼痛的目的。1980 年,我国就已经开始使用射频治疗三叉神经痛,随着该技术的推广,技术本身不断改良,操作不断改良,也是目前最普遍采用的手术方法。有研究指出,三叉神经消融术治疗即刻有效率达 91.09%,十年有效均超过 50%。

【适应证】

1. 原发性三叉神经痛,经服止疼药效果不理想者或药物不良反应无法耐受者,影响日常生活及工作。

2. 年老体弱不能耐受开颅手术治疗的三叉神经痛患者。

3. 拒绝接受外科手术。

4. 开颅三叉神经血管减压术后或射频消融术后复发的患者。

5. γ 刀治疗效果不理想,疼痛未消除或减轻者。

【术前准备】

1. 患者准备 ①术前完善相关实验室检查及影像学检查。②向患者及家属交代手术风险、术前的准备、术中配合事项,签署手术知情同意书。③术前少量饮食,保证充足睡眠。

2. 护士准备 ①核对患者基本信息、查看手术交接单、知情同意书、术前一览表等,了解患者病情。详细评估患者情况,包括心率、血压、呼吸、血氧饱和度、体温等。②依据术前一览表查看血、尿常规、凝血四项、感染性疾病筛查结果、抗菌药物皮试结果。③根据医嘱准备术中用药,术前 1 h 预防性使用抗生素。④准备术中所用碘对比剂、器械、敷料及一切用物等。⑤指导患者床上使用便盆和尿壶,以保证术后能绝对卧床休息。

【手术步骤及护理配合】

见表 3-5-12。

表 3-5-12 三叉神经痛介入手术步骤及护理配合

手术步骤	护理配合
1. 确定进针点,于患者患侧标记嘴角水平线与眼裂外侧垂线的交点,方向为同侧瞳孔方向	协助患者取仰卧位,肩下垫薄垫,头部略后伸,连接心电监护,关注生命体征
2. 消毒皮肤,注意避免消毒液进入眼睛,可嘱患者闭眼,铺手术巾,取利多卡因局部麻醉	协助铺手术巾,递送麻醉剂
3. 取穿刺针,由进针点穿刺,CT 引导下,将穿刺针穿刺至靶点位置,如果穿刺针进入口腔,则更换新的穿刺针	递送合适的穿刺针

续表 3-5-12

手术步骤	护理配合
4.穿刺针在位时,则进行感觉和运动测试,最终明确针尖位置准确无误	遵医嘱调整频率,感觉测试时,调整频率为 50 Hz,电压一般在 0.1~0.5 V
5.开始时温度通常选择 60 ℃、持续 90 s,70 ℃、持续 90 s,各进行 1 次;75 ℃、持续 90 s、80 ℃、持续 90 s,各进行 2 次,若患者可耐受,可 85 ℃、持续 90 s,2 次	运动测试时,调整频率为 2 Hz,电压一般在 0.2~0.8 V,询问患者情况,关注生命体征,测试麻木区域,避免神经错毁、多毁情况
6.退出消融针,包扎伤口	患者无不适,护送回病室

【护理要点】

1.休息与活动　术后患者平卧休息 6 h,保持呼吸平稳,禁用力咳嗽及剧烈活动。

2.饮食护理　术后 2 h 评估患者有无咀嚼能力下降、吞咽困难等情况的出现,无特殊情况即可进食清淡易消化的半流质食物,后逐渐过渡到半流质或普食。

3.感觉障碍　术后 90% 以上的患者出现神经支配区域麻木或感觉减退,较难避免,术前应告知患者及家属,疼痛消失仅能在三叉神经支配区的感觉减退或消失时才能得到,安抚好患者情绪,做好疏导,取得理解和配合。

4.生命体征观察　密切关注患者生命体征变化,可有一过性血压升高,可遵医嘱使用降压药,维持血压稳定。

5.并发症观察

(1)眼部损害:以角膜反射减退为主,其发生率为 3%~7%,而明显的神经性麻痹发生率为 1%~5%,复视发生率为 0.3%~3%,角膜反射一旦消失,应立即佩戴眼罩,涂抹抗生素软膏,必要时缝合眼睑并嘱患者练习睁闭眼动作。

(2)三叉神经运动支损害:主要表现为咬肌或翼肌无力、咀嚼障碍,这种情况一般 6~9 周恢复,应指导患者发生上述反应后,给予流质、半流质、软食,保证食物正常摄入。

(3)带状疱疹:多见于毁损支分布区,约 1 周可治愈,做好皮肤护理,避免搔抓、严禁手撕。

(4)颈内动脉损伤:较为少见,但一旦发生十分凶险,需立即停止手术,密切观察出血情况,必要时做好手术止血的准备工作。

(5)脑脊液漏:很少见,多在腮部形成皮下积液,经穿刺抽吸、加压包扎一般可治愈,严格无菌原则,避免逆行引起颅内感染。

（高　岚　王春雪）

第八节　经皮椎体成形术

经皮椎体成形术(percutaneous vertebroplasty,PVP)是在影像学技术引导下经皮通过椎弓根或椎弓根外,向椎体内将聚甲基丙烯酸甲酯(polymethylmethacrylate,PMMA,骨水泥)注入病变椎体内,用来治疗骨质疏松、血管瘤、转移瘤、骨髓瘤、嗜酸性细胞肉芽肿等良恶性病变引起的压缩性骨折的一种介入技术,其主要作用是增加椎体强度和稳定性,防止塌陷,缓解疼痛等。具有微创、操作简便、安全性高、疗效确切、并发症少、疗程短、提高生活质量明显等诸多优点。

【适应证】

1. 骨质疏松症椎体压缩骨折　①一旦明确诊断为骨质疏松性椎体新鲜压缩骨折,无需等待保守治疗,可尽早行经皮椎体成形术(PVP);②骨质疏松椎体压缩骨折经保守治疗 6 周以上腰背痛仍明显者,经 MRI 及 CT 证实椎体骨折仍未愈合;③Schmorl 结节(椎体上下终板局限性塌陷导致椎间盘髓核脱入椎体内,边缘形成硬化,是慢性腰痛的常见原因),排除其他原因引起的胸腰背部疼痛。

2. 椎体转移瘤　①椎体转移性肿瘤引起局部难以忍受的疼痛、需以止痛剂维持者,或并有椎体病理性压缩骨折者;②无症状溶骨型椎体转移肿瘤者,可行经皮椎体成形术(PVP)治疗。

3. 椎体骨髓瘤　适应证选择原则同椎体转移性肿瘤。

4. 椎体血管瘤　适用于进展性椎体血管瘤,适应证选择原则同椎体转移性肿瘤。

【禁忌证】

1. 绝对禁忌证　①凝血功能障碍;②恶病质、全身衰竭。

2. 相对禁忌证　①骨折块或肿瘤组织突入椎管或椎间盘突出,导致脊髓及神经根受压,并产生相应临床表现者;②椎体后缘有明显骨破坏;③成骨性椎体骨转移;④严重椎体压缩骨折(椎体高度丢失超过 70% 者)。

【术前准备】

1. 患者准备　①身体评估:术前需进行 X 线和 CT 检查,评估椎体塌陷程度、椎体破坏的部位和范围,以及椎体皮质尤其是后壁的完整性情况。了解患者椎体需要做的目标,评估椎体的情况、完整性、破坏程度,尤其是椎体后缘的完整性。评估患者的生存期,若生存期较短,需进一步考虑手术的必要性。对患者体能状况进行评估,确保患者能够耐受手术。②心理护理:术前向患者及家属讲解手术目的、基本过程、优点,减轻患者的紧张和恐惧心理。请已做过同类手术的患者现身讲解术中感受、术后效果,帮助患者树立治疗信心,积极配合治疗。③术前训练:术前指导患者进行适当的肢体活动训练,以增加机体代谢、改善心肺功能、提高对手术的耐受。鼓励患者做深呼吸运动,预防术后肺部并发症的发生。针对椎体成形术需要患者俯卧位进行的特点,术前指导患者行俯卧位训练,从 10 min 开始,逐渐增加到 30 min 以上,2 ~ 3 次/d。④皮肤准备:手术前 1 天,患者需清洁全身,尤其是手术相关区域的皮肤,确保皮肤完整,无脓点及感染性创面。⑤疼痛护理:对疼痛剧烈、难以翻身俯卧的患者,术前可使用镇痛药物或联系麻醉科医生帮助术中止痛。⑥其他准备:术前晚睡眠欠佳者,可给予镇静药物帮助睡眠。术前 4 h 开始禁食,术晨嘱患者尽量排空大、小便。

2. 护士准备　①手术室准备:手术室需要保持清洁,空气流通,温度适宜。室温保持在 22 ~ 24 ℃,湿度保持在 50% ~ 60%。②设备检查:检查心电、血压、血氧饱和度监护仪等设备是否正常运行。③急救准备:护士需要准备好可能需要的急救设备和药物,以应对可能出现的紧急情况。

3. 用物准备　见表 3-5-13。

表 3-5-13　经皮椎体成形术耗材和物品准备

耗材	数量	耗材	数量
标尺	1 把	骨水泥注射器	若干
记号笔	1 个	2% 利多卡因	1 支
骨水泥	1 套	碘伏	1 瓶
DSA	1 台	地塞米松	1 mL

续表 3-5-13

器材	数量	器材	数量
骨穿刺针	若干	阿托品	1 mL
心电监护仪	1 台	20 mL 注射器	2 个
吸氧装置	1 套	5 mL 注射器	1 个

【手术步骤及护理配合】

见表 3-5-14。

表 3-5-14　经皮椎体成形术手术步骤及护理配合

手术步骤	护理配合
1. 评估	
(1)护士:需具有手术配合资质,熟悉手术器械及整个手术操作过程	
(2)患者:严密监测生命体征,评估生理、心理状况	1. 三方核查:护士规范交接及核对患者信息 2. 病情监测:评估患者病情、合作程度、带入药物及药物过敏史 3. 疼痛评估:术前评估患者疼痛情况,是否可以配合手术
(3)环境:评估环境是否安全、舒适,温度是否适宜	手术间温度控制在 20~26 ℃,湿度 30%~60%,注意保暖,保护患者隐私
2. 准备	
(1)护士:着装规范,戴口罩,手卫生;严格无菌操作;备齐所需用物	
(2)患者:术前积极采取有效措施	1. 术前实施心理护理,向患者解释手术过程及注意事项 2. 遵医嘱术前 30 min 预防性应用抗生素 3. 鼻导管吸氧、心电监护观察病情变化,建立静脉通路,适当补液,必要时给予止疼药物等对症处理
(3)环境:手术间调至合适温度,采取保护措施	
3. 实施	
(1)体位	应用俯卧位凝胶体位垫或使用软枕将患者胸部及髂脊部(双侧)进行适当抬高,使患者腹部保持悬空状态,保护受压部位
(2)常规消毒皮肤,铺单	协助患者取俯卧位,充分暴露穿刺部位,穿刺区域进行消毒,常规消毒皮肤,铺无菌单
(3)透视定位	透视定位责任节段,标识责任节段椎弓根在皮肤处的投影
(4)局部麻醉	用2%利多卡因在穿刺点皮肤向椎弓根方向做穿刺通道软组织全层浸润麻醉

续表3-5-14

手术步骤	护理配合
(5)穿刺路径	1. 在正位像确定椎弓根位置,在侧位像确定椎弓根倾斜度,穿刺针的方向通过透视进行调整,确保穿刺针针尖在侧位片上到达椎体后壁、正位片上进入椎弓根但未超过椎弓根内壁 2. 进一步穿刺,侧位片上穿刺针超过椎体后壁约0.5 cm时停止穿刺,用导针确认椎体前壁有无破损
(6)分次注射骨水泥	1. 证实穿刺针位置准确无误后,调配骨水泥,在黏稠阶段开始注射,2~3 min内将2.5~3.5 mL骨水泥注射完毕 2. 在X线引导下,分次注射骨水泥,根据透视显示骨水泥分布情况决定骨水泥注射量。透视下操作时,在侧位透视下注射骨水泥,务必掌握不能使骨水泥外漏,特别避免漏到椎管内,如发现出现外漏时,应立即停止注射 3. 在推注过程中询问患者有无憋喘、心慌及下肢活动、感觉异常,并监测生命体征变化 4. 注射完毕后为防骨水泥沿针道反流,旋转穿刺针,等2~3 min后再拔出穿刺针。拔出穿刺针时,先置入针芯将残留在穿刺针套管内的骨水泥推入椎体内,旋转穿刺针向后退,穿刺点局部压迫3~5 min后包扎术毕
(7)清点用物	关闭手术切口前清点手术台上所有用物,应与术前清点的所有用物数目一致,方能关闭切口
(8)切口处理	透视观察病变椎体高度及骨水泥在椎体内的渗透情况满意后,取10 mL罗哌卡因通过切口在其周围肌肉及皮下注射(减轻手术创伤引起的术后疼痛),递碘伏溶液纱布消毒手术周围皮肤,然后贴上手术敷贴
(9)术后整理	1. 协助医生进行包扎 2. 为患者穿好衣物,协助安全至手术转运床 3. 为患者进行术后健康宣教 4. 术后手术间清洁整理
4.评价	
(1)患者:安全、舒适	
(2)护士:手术配合精准、熟练,关爱患者	

【护理要点】

1. 体位准备　①协助患者俯卧于手术床上,腹部悬空避免受压,双上肢舒适置于头部上端两边让患者主动说出俯卧后有无不适的地方,及时给予调整,在不影响手术操作前提下尽量让患者体位舒适。②注意皮肤受压,骨突出部位给予相应保护。

2. 水泥推注时间　术中注意提醒医生骨水泥推注时间,从骨水泥开始调制到注射完成应在10~15 min内一次性完成,这样才能增加骨水泥承受的压力和延长骨水泥的使用寿命,才能使脊柱的稳定性保持更久。

3. 术中病情监测　术中严密观察患者的生命体征,特别是局部麻醉的患者,大都非常紧张、恐惧,容易出现血压升高、心率增快的现象,所以随时与患者保持正常交流,了解患者在手术医生操作时下肢感觉运动的变化,并对患者不了解的感觉和症状给予合理耐心的解释和心理疏导,以缓解患者紧张、恐惧情绪,尽量配合医生完成手术。

(李梦思　魏臻韩喆)

第九节　静脉输液港置入术

完全植入式静脉输液港(totally implantable venous-access ports,TIVAP)是一种可以完全植入人体内的静脉输液装置,主要由供穿刺的注射座和静脉导管系统组成,中心静脉导管经过颈内静脉、锁骨下静脉、腋静脉等途径植入,其尖端一般到达上腔静脉与右心房交界处,导管尾部与注射座相连。可用于输注各种药物、补液、营养支持治疗、输血、血样采集等。

常见的输液港包括胸壁输液港、上臂输液港及股静脉港。2021版INS指南认为:上臂入路可能是胸壁港不可行的一种替代选择;美国肿瘤护理学会(Oncology Nursing Society,ONS)2017年发布的通路装置实践护理指南同样也建议:手臂港可作为无法植入胸壁港患者的理想选择。按照手术入路选择,置港路径首选颈内静脉路径,因上腔静脉解剖的原因,右侧血管置管的难度低于左侧,可优先选择右侧颈内静脉或锁骨下静脉作为置管的路径。但是,如胸壁有感染、放疗或手术史的患者可选择上臂港。儿童的外周血管较细,且上臂皮下组织较少,可考虑颈外静脉置管。对于因肿瘤纵膈转移出现上腔静脉受压或胸壁皮肤的原因,无法经上腔静脉置输液港时,可考虑选择股静脉途径。

1.输液港的优点　①感染风险低:因其操作简单,且为皮下埋置式,从而降低了感染的风险。②方便患者:完全埋置于皮下,不影响日常生活,且拔除穿刺针后,可以进行洗澡、游泳等活动。③维护简单:治疗间歇期每4周维护一次即可,减少患者往返医院次数,并且节省支出。④保护静脉:减少静脉穿刺次数,避免多次静脉穿刺带来的痛苦。⑤功能用途多,可以输液,也可以完成采血、输血等,部分类型的输液港也可连接高压注射器。⑥使用时限长:放置时间可达十年以上,具体与输液导管的老化速度和患者个体体质有关。

2.输液港的缺点　①需要经过专业培训的医师并取得资质证的才能进行手术植入。②拆除时需要再进行一次手术。③价格比传统的CVC或PICC更昂贵。④每次穿刺时患者有轻微疼痛感。⑤输液港功能发生异常时纠正手段更复杂、困难。

3.输液港常见并发症及处理对策

(1)感染:①囊袋、切口感染:红、肿、热、痛,分泌物,无全身症状。处理对策:暂停使用PORT,清理创口,使用抗生素,每日更换敷料。②导管相关性感染:使用过程中患者出现高热、寒战、低血压等症状。处理对策:经PORT抗生素治疗,直至连续血培养两次呈阴性并无发热症状,若仍不稳定,建议手术取港。每次使用严格无菌操作,遵医嘱抗生素封管,注意置港禁忌证:菌血症、败血症。

(2)皮肤坏死:植入部位表皮坏死、溃烂。与囊袋建立太小、太薄及自身原因等有关。处理对策:切除坏死部分,扩大囊袋,重新缝合。

(3)港体翻转:港体在囊袋内翻转。处理对策:体外调整,注意翻转位置是否正确。建立适宜囊袋,患者宣教手术后勿剧烈活动。

(4)药液外渗:产生原因:蝶翼针未能完全进入输液座腔室内;导管破裂;穿刺隔损坏。处理对策:①重新插针、固定。选择适宜型号蝶翼针。②勿使用10 mL以下注射器,置港过程中避免利器损伤导管,缝合切口时避免损伤导管。③必须使用无损伤针,按标准插针,7 d更换。④PORT使用时推注10 mL生理盐水,注意观察PORT植入部位有无肿、痛现象,无异常再行输液,避免化疗药物等对患者造成伤害。

【适应证】

1.外周静脉条件差,需要长期输液治疗,需要反复进行血样采集。

2.需要多次输注有毒、刺激性高渗药物。

3.需要多次输注血液、细胞制品。

【禁忌证】

1.局部皮肤有破损、感染。

2.全身感染,如菌血症或脓毒血症等。

3.存在凝血功能障碍。

4.手术区域有肿瘤者,患者有上腔静脉压迫综合征。

5.合并其他基础疾患如慢性阻塞性肺病与心脏病等,不能耐受手术。

【术前准备】

1.患者准备　①完善术前检查:包括血常规、凝血酶原时间、传染病筛查(梅毒病毒、HIV、HBV、HCV)等实验室检查,以及立位 X 线胸片、血管超声检查、心电图等辅助检查。②专科护理评估:评估患者的全身状况,包括基本信息、近期服药史、导管途径情况、营养风险评估等。③局部皮肤状况评估:评估置港部位的皮肤和皮下组织状况,确保皮下组织厚度适宜。④心理护理:提供个体化心理疏导,增强患者对医护人员的信任感,取得患者及其家属的理解与配合。

2.护士准备　①环境和人员准备:TIVAP 的植入与取出应在 DSA 室中进行,遵循外科无菌操作原则,使用最大无菌屏障。②体位准备:根据穿刺静脉的不同,患者需采取相应的体位,如颈内静脉穿刺采用去枕仰卧位,头偏向穿刺点对侧等。③术中配合和病情观察:配合手术进程,监测和记录患者生命体征的变化,及时报告医生并配合用药。

3.用物准备　见表 3-5-15。

表 3-5-15　静脉输液港置入术耗材和物品准备

耗材	数量	耗材	数量
器械包	1 套	肝素	1 支
碘伏	1 瓶	2% 利多卡因	1 支
DSA	1 台	纱布	2 包
血管超声仪	1 台	缝针	1 套
心电监护仪	1 台	20 mL 注射器	2 个
吸氧装置	1 套	5 mL 注射器	1 个
输液港中心静脉导管及附件	1 套		

【手术步骤及护理配合】

见表 3-5-16。

表 3-5-16　静脉输液港置入术手术步骤及护理配合

手术步骤	护理配合
1. 评估	
(1)护士:需具有手术配合资质,熟悉手术器械及整个手术操作过程	
(2)患者:严密监测生命体征,评估生理、心理状况	1. 病史方面:家族和个人的出血倾向及既往有无中心静脉插管、血栓形成病史、是否服用过抗血小板药和抗凝药 2. 体格检查:患者的体质、胸壁皮下脂肪的厚度,局部穿刺点和囊袋位置的皮肤情况 3. 术前检查:血常规、凝血功能;如果血小板计数偏低,则可行血栓弹力图检测评估患者的凝血功能及血小板的活性功能
(3)环境:评估环境是否安全、舒适,温度是否适宜	手术间温、湿度适宜(温度控制在 20 ~ 26 ℃,湿度 30% ~ 60%),注意保暖,保护患者隐私
2. 准备	
(1)护士:着装规范,戴口罩,手卫生;严格无菌操作;备齐所需用物	
(2)患者:术前积极采取有效措施	1. 术前实施心理护理,向患者解释手术过程及注意事项 2. 心电监护观察病情变化,适当补液
(3)环境:手术间调至合适温度,采取保护措施	
3. 实施	
(1)入路选择	根据患者血管情况,选择穿刺入路静脉,主要包括颈内静脉、锁骨下静脉、手臂贵要静脉和头静脉等
(2)体位	根据穿刺部位选择合适且舒适的体位,如选择颈内静脉,取仰卧位,两肩胛骨中间放卷轴,头偏向对侧。选择手臂贵要静脉,则仰卧位手臂略外展
(3)常规消毒皮肤,铺单	充分暴露穿刺部位,穿刺区域进行消毒,常规消毒皮肤,铺无菌单
(4)穿刺定位	无菌消毒铺单前彩超定位,穿刺前定位,两次定位准确再穿刺
(5)局部麻醉	用 2% 利多卡因在穿刺点、皮下隧道、皮下囊袋局部浸润麻醉并试穿,探明位置、方向和深度
(6)穿刺切口	B 超引导,见回血后撤除注射器,送入导丝前应用拇指封堵穿刺针尾端,送入导丝 15 ~ 20 cm;撤除穿刺针,固定导丝;穿刺点作 0.5 cm 横向切口
(7)输送导管	确认导管鞘和扩张器连接稳固,进行预充后,沿导丝缓慢旋转推进送入血管,穿刺鞘外留≥2 cm;解除导管鞘和扩张器组件锁扣装置,同时移除导丝及扩张器,安全止血阀门自动关闭
(8)X 线定位	导管留置到位后术中摄 X 线片。导管尖端的理想位置:T_5 ~ T_7 水平(气管分叉下 2 个椎体内)
(9)囊袋制作	确认位置无误后,制作囊袋,切口宽约 2.0 ~ 2.5 cm,游离皮瓣,皮瓣厚度约 0.8 ~ 1.0 cm;钝性分离囊袋皮下组织,底部距切口 5 cm 左右,能容纳泵体的囊袋并植入输液港为宜

续表 3-5-16

手术步骤	护理配合
（10）建立隧道	从穿刺点到囊袋建立隧道、连接输液港港体及导管（推导管锁锁定）、对牵拉器适当塑形后将导管从囊袋处引出至穿刺点、将港体置入囊袋，再次肝素水冲洗确保管路通畅。用已连接好导管的隧道针建立囊袋切口至穿刺点间的皮下，隧道弧度尽量圆滑，避免导管扭曲，注意不要损伤导管鞘；将输液港导管经皮下隧道与输液港连接，并将输液港和周围组织缝合固定，避免注射座翻转
（11）调整导管	调整导管避免扭曲，以 90°将导管剪切至预先测量的长度；通过导管鞘止血阀将导管置入血管内；抓住导管鞘两边把手，同时向外和向上缓慢撕开，确保导管未从血管中移出；通过穿刺点小切口调整导管，避免扭曲，通过刻度确定最终导管进入血管内的长度
（12）确认血管通畅	用 20 mL 注射器抽吸有无回血，见回血后，确定通畅后，推注 20 mL 生理盐水确认位置正确且无堵塞、渗漏情况，5 mL 肝素盐水（100 U/mL）正压封管
（13）再次定位	摄 X 片确认导管位置
（14）缝合固定	严格无菌操作，清点、核对器械数目。缝合囊袋及静脉穿刺口，注意缝针不要挂伤导管及港体，逐层关闭切口。皮肤清理、所有切口缝合，贴敷料
（15）信息登记	将手术信息、导管植入长度和胸片导管位置等信息记录到植入式给药装置维护手册，便于后期维护
（16）术后整理	1. 协助医生进行包扎 2. 为患者穿好衣物，协助安全至手术转运床 3. 为患者进行术后健康宣教 4. 术后手术间清洁整理
4. 评价	
（1）患者：安全、舒适	
（2）护士：手术配合精准、熟练，关爱患者	

【护理要点】

1. 术中护理　首先，护士应注意观察患者的各项指标是否正常，并对患者进行指导，避免因说话、呼吸、咳嗽等因素影响手术效果。其次，应关注患者的心理变化，使其保持放松状态，并询问患者是否有呼吸困难、胸闷、疼痛等感觉，及时将情况反馈给手术医生，以便及时处理。

2. 术后护理　①应注意观察患者呼吸幅度和频率是否改变，告知患者术后 24 h 内可能会出现不同程度的疼痛，应及时服用止痛药物。②放置导管后 1～3 d 切口周围皮肤可能出现瘀斑，需 1～2 周会自行消失。③保持局部皮肤清洁干燥，观察输液港周围皮肤有无发红、肿胀、灼热感、疼痛等炎性反应。④一般不影响从事日常工作、运动等，但要避免使用同侧手臂提过重的物品、过度活动等。⑤避免重力撞击输液港部位，避免注射座移位翻转。沐浴过程中要注意保护穿刺部位。⑥治疗间歇期每 4 周要对输液港进行冲管、封管等维护一次，建议来医院进行维护。

（李梦思　魏　臻　韩　喆）

第四篇

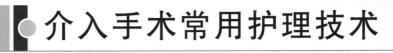介入手术常用护理技术

操作

第一节　外科手消毒

【目的】

清除或杀灭手表面暂居菌;减少常居菌;抑制手术过程中手表面微生物的生长;减少手部细菌的释放;防止病原微生物在医务人员和患者之间的传播;有效预防手术部位发生感染。

【操作前准备】

专用洗手池;非手触式水龙头;洗手液(非手触式出液器);揉搓用品(如软毛手刷);干手用品或设施;外科手卫生流程图;必要时备计时装置;清洁指甲的用品。

【操作步骤】

见表4-1-1。

表4-1-1　外科手消毒操作流程

手术步骤	护理配合
1. 评估	
(1)下列情况医务人员应洗手和/或使用手消毒剂进行卫生手消毒:①接触患者前;②清洁:无菌操作前,包括进行侵入性操作前;③暴露患者体液风险后,包括接触患者黏膜、破损皮肤或伤口、血液、体液、分泌物、排泄物、伤口敷料等之后;④接触患者后;⑤接触患者周围环境后,包括接触患者周围的医疗相关器械、用具等物体表面后 (2)下列情况应洗手:①当手部有血液或其他体液等肉眼可见的污染时;②可能接触艰难梭菌、肠道病毒等对速干手消毒剂不敏感的病原微生物时 (3)手部没有肉眼可见污染时,宜使用手消毒剂进行卫生手消毒 (4)下列情况时医务人员应先洗手,然后进行卫生手消毒:①接触传染病患者的血液、体液和分泌物,以及被传染性病原微生物污染的物品后;②直接为传染病患者进行检查、治疗、护理或处理传染患者污物之后	戴手套不能代替手卫生;摘手套后应进行手卫生 医务人员洗手方法见图4-1-1
2. 准备	
(1)医务人员更换手术服,戴口罩、帽子	

续表 4-1-1

手术步骤	护理配合
(2)洗手液、手消剂	(1)盛放洗手液的容器宜为一次性使用 (2)重复使用的洗手液容器应定期清洁与消毒 (3)洗手液发生浑浊或变色等变质情况时及时更换清洁,消毒容器 (4)卫生手消毒时首选速干手消毒剂,过敏人群可选用其他手消毒剂,针对某些对乙醇不敏感的肠道病毒感染时,应选择其他有效的手消毒剂
(3)外科手消毒流程图	见图 4-1-2
3.实施	原则: (1)先洗手,后消毒 (2)不同患者手术之间、手套破损或手被污染时、应重新进行外科手消毒
(1)洗手之前应先摘除手部饰物,修剪指甲,指甲长度不超过指尖	
(2)取适量的洗手液清洗双手、前臂和上臂下 1/3,并认真揉搓。清洁双手时,可使用清洁指甲用品清洁指甲下的污垢和使用揉搓用品清洁手部皮肤的皱褶处	认真揉搓双手至少 15 s,注意清洗双手所有皮肤,包括指背、指尖和指缝。具体揉搓步骤为(步骤不分先后): (1)掌心相对,手指并拢,相互揉搓 (2)掌心对手背沿指缝相互揉搓,交换进行 (3)掌心相对,双手交叉指缝相互揉搓 (4)弯曲手指使关节在另一手掌心旋转揉搓,交换进行 (5)右手握住左手大拇指旋转揉搓,交换进行 (6)将五个手指尖并拢放在另一手掌心旋转揉搓,交换进行
(3)流动水冲洗双手:前臂和上臂下 1/3	
(4)使用干手用品擦干双手:前臂和上臂下 1/3	擦干宜使用纸巾
(5)取适量的手消毒剂放置在左手掌上,将右手手指尖浸泡在手消毒剂中	手消毒剂的取液量,揉搓时间及使用方法遵循产品的使用说明
(6)将手消毒剂涂抹在右手,前臂直至上臂下 1/3,确保通过环形运动环绕前臂至上臂下 1/3,将手消毒剂完全覆盖皮肤区域,持续揉搓 10～15 s,直至消毒剂干燥	在流动水下从指尖向手肘单一方向冲净双手,前臂和上臂下 1/3,用经灭菌的布巾彻底擦干
(7)取适量的手消毒剂放置在右手掌上,在左手重复(5)(6)过程	

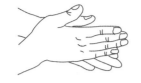
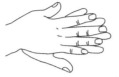
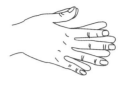

1.掌心相对，手指并拢相互揉搓　　2.掌心对手背沿指缝相互揉搓　　3.掌心相对，手指交叉指缝相互揉搓

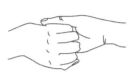
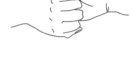
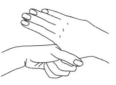
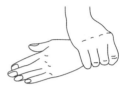

4.弯曲手指关节在掌心旋转揉搓　　5.大拇指在掌心旋转揉搓　　6.五指并拢，指尖在掌心旋转揉搓　　7.揉搓手腕，双手交换进行

图 4-1-1　医务人员洗手方法

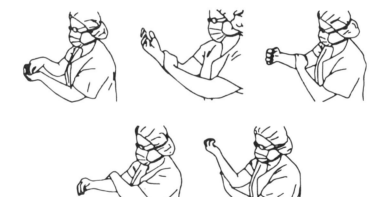

图 4-1-2　外科手消毒流程

【注意事项】

1.不得戴假指甲、装饰指甲,保持指甲和指甲周围组织的清洁。

2.在外科手消毒过程中应保持双手位于胸前并高于肘部,使水由手部流向肘部。

3.洗手与消毒可使用海绵、其他揉搓用品或双手相互揉搓。

4.术后摘除手套后,应用洗手液清洁双手。

5.用后的清洁指甲用品,揉搓用品如海绵、手刷等,放到指定的容器中。揉搓用品、清洁指甲用品应一人一用一消毒或者一次性使用。

（吴黎莉　马　燕　章盈盈）

第二节 铺无菌盘

【目的】

避免污染无菌物品、无菌区域及无菌伤口;保持绝对无菌;防止感染或交叉感染。在手术的所有时间里都需要严格的无菌操作技术。

【操作前准备】

口罩;帽子;无菌持物钳;治疗盘;方巾包。

【操作步骤】

见表4-1-2。

表4-1-2 铺无菌盘操作流程

手术步骤	护理配合
1. 评估	
(1)操作者掌握无菌操作技术	
(2)环境评估:无菌操作的环境清洁、宽敞,工作人员穿着规范,佩戴口罩、帽子	进行无菌操作时,必须明确无菌物品、无菌区和非无菌区的概念
2. 准备	
(1)环境准备	操作前半小时须停止清扫,减少人群走动,避免尘埃飞扬
(2)着装整洁;修剪指甲;戴口罩、帽子,七步洗手法	
(3)备齐用物	操作台清洁、干燥、平坦,物品布局合理
3. 实施	
(1)将清洁的治疗盘放于妥善处	
(2)查对:检查并核对物品的名称、灭菌日期、有效期、灭菌标识、检查有无潮湿、破损	注意查看化学指示带是否变色,如超过有效期或有潮湿、破损不可使用
(3)将方巾包拿在手上,在撕口处撕开无菌包装,用无菌持物钳取出一块治疗巾(保持内面无菌),妥善放在治疗盘内	1)取钳:打开盛放无菌持物钳的容器盖,手持无菌持物钳上1/3处,闭合钳端,将钳移至容器中央,垂直取出,关闭容器盖 2)使用:保持钳端向下,在腰部以上视线范围内活动,不可倒转向上,就地使用,到距离较远处取物时,应将持物钳和容器一起移至操作处 3)放钳:用后闭合钳端,打开容器盖,快速垂直放回容器,关闭容器盖 4)手不可触及容器盖内面。盖闭合时不可从盖孔中取、放无菌持物钳 5)取、放时,钳端不可触及容器口边缘,保持无菌持物钳的无菌状态 6)第一次开包使用时,记录打开日期、时间并签名。确保在灭菌有效期内使用,4 h内有效

续表 4-1-2

手术步骤	护理配合
(4)铺巾:双手拇指食指捏住上层无菌巾外面两角轻轻抖开,双折平铺于治疗盘上,将上层呈扇形折至对侧,开口边向外	手不可触及无菌巾内面,保持物品无菌
(5)放入无菌物品	
(6)覆盖:双手捏住扇形折叠层治疗巾外面,遮盖于物品上,对齐上下层边缘,将开口处向上翻折两次,两侧边缘分别向下折一次,露出治疗盘边缘	
(7)记录:注明铺盘日期及时间并签名。无菌巾避免潮湿,铺好的无菌盘尽早使用	第一次使用,应记录开启日期、时间并签名,24 h 内有效

【注意事项】

1. 严格遵守无菌技术原则。

2. 禁止使用不合格的无菌物品。

3. 取远处物品时,应连容器一起搬移到物品旁使用;无菌持物钳不能夹取未灭菌的物品,也不能夹取油纱布。

4. 使用无菌钳时不能低于腰部。

5. 使用无菌容器时,不可污染盖的内面、容器的边缘及内面。

6. 戴手套时注意未戴手套的手不可触及手套的外面,戴手套的手不可触及未戴手套的手或另一手套的内面。

7. 戴手套后发现有破损,应立即更换。

8. 铺无菌盘区域必须清洁,干燥;无菌治疗巾避免潮湿;非无菌物品不可触及无菌物品。

（吴黎莉　马　燕　章盈盈）

第三节　穿脱无菌手术衣

【目的】

手术人员穿无菌手术衣,戴无菌手套,是使在无菌的条件下为患者实施手术,避免手术部位的感染。

【操作前准备】

无菌手术衣 1 件;无菌手套 1 副;洗手液 1 瓶;黄色垃圾袋。

【操作步骤】

见表 4-1-3。

表 4-1-3　穿脱无菌手术衣操作流程

手术步骤	护理配合
1. 评估	
(1)巡回护士协助穿衣,掌握无菌手术衣穿衣技巧 (2)环境评估:手术间、四周有足够空间面向无菌区域 (3)检查无菌物品灭菌日期、失效期、灭菌标识;包装是否完整、干燥	
2. 准备	
操作者更换手术服,戴口罩、帽子	
外科手消毒	
3. 实施	
穿无菌手术衣 (1)外科手消毒后,双手提取手术衣衣领,身体前倾15°;远离胸前和其他人员,抖开手术衣,将手术衣向空中轻掷,顺势将双手伸入衣袖中,并向前平行伸展	穿手术衣时不要让手术衣触及地面或周围的人或物,一旦怀疑污染,立即更换
(2)由巡回护士协助拉衣领,并系上衣领带	巡回护士协助穿衣时,双手均不可触及手术衣的外面
(3)戴无菌手套后,解开前襟腰带,一端递给巡回护士,用无菌持物钳夹住后,将腰带绕过背后,使手术衣的外片遮盖上内片,系在前面	戴无菌手套方法: 1)打开包装,取出无菌手套,丢弃手套内包装纸 2)戴左手:右手持无菌手套反折部,对准手套五指,插入左手 3)戴手套的左手手指插入右手套的反折部内面,托住手套,对准手套五指插入右手 4)将手套反折部向上套住袖口
脱无菌手术衣 (1)助手协助解开术者身后所系的腰带及衣领带 (2)将手术衣自背部向前反折脱掉,小心使手套的腕口随之翻转于手上	
(3)先用右手将左手套扯至左手掌指部,再以左手指扯去右手手套,最后用右手指在左手掌部推下左手手套	全过程防止手部皮肤接触到手套的外面
脱下的手术衣和手套放至相应位置	

【注意事项】

1. 选择无粉手套。

2. 穿好手术衣戴好手套后,手术开始前将双手放在手术衣胸前的夹层里或双手互握置于胸前。双手不可触及非无菌区域。

3. 双手不能高举过肩,下垂于脐线以下或双手交叉放于腋下。

4. 戴好无菌手套后双手不要随意乱放,要置于胸前。

（吴黎莉　马　燕　章盈盈）

第四节　戴无菌手套

【目的】

减少医护人员被感染和减少医护人员将自己携带的微生物传递给患者,保持绝对无菌,防止感染或交叉感染。

【操作前准备】

无菌手套;洗手液;洗手装置。

【操作步骤】

见表4-1-4。

表4-1-4　戴无菌手套操作流程

手术步骤	护理配合
1. 评估	
(1)环境准备:环境清洁	
(2)操作者熟悉操作流程	
2. 准备	
(1)着装整洁,修剪指甲	取下手表
(2)操作者戴口罩、帽子	
(3)七步洗手法	
(4)用物准备及质量检查	选择适合操作者手掌大小的号码
3. 实施	
(1)打开包装,取无菌手套,弃掉手套内包装纸	
(2)戴左手:右手持无菌手套反折部,对准手套五指,插入左手	
(3)戴右手:戴手套的左手指插入右手套的反折部内面,托住手套,对准手套五指插入右手	
(4)将手套反折部向上套住袖口	
(5)检查调整:双手对合交叉检查有无漏气,并调整手套位置	
(6)脱手套:用戴着手套的手捏住另一手套腕部外面,翻转脱下,再将脱下手套的手伸入另一手套内,捏住内面边缘将手套向下翻转脱下	勿使手套外面(污染面)接触到皮肤

【注意事项】

1. 戴手套时,未戴手套的手不可触及手套外面。

2. 戴好手套的手应将翻边的手套口翻转过来压住袖口,不可将腕部裸露,手不可触及皮肤。

3. 戴好无菌手套后,双手不要随意乱放,要置于胸前。

4. 手套破损或污染,应立即更换无菌手套。

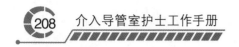

5.将脱下的手套弃置于黄色医疗垃圾袋内。

（吴黎莉　马　燕　章盈盈）

第五节　铺无菌手术台

【目的】

无菌手术台是专门应用于防止微生物污染的技术,执行无菌技术可减少、杜绝患者经治疗和医疗护理操作带来的影响,是保证介入手术顺利进行的前提。医疗护理工作者要熟记无菌制度,严格执行无菌操作。

【操作前准备】

用物准备:镊子罐或持物钳桶 1 个;器械包 1 个;无菌敷料包 1 个;500 mL 生理盐水 1 瓶;碘伏棉签 1 包;启瓶器 1 个。

【操作步骤】

见表 4-1-5。

表 4-1-5　铺无菌手术台操作流程

手术步骤	护理配合
1.评估	
(1)操作者掌握无菌操作技术	
(2)环境评估:无菌操作的环境清洁、宽敞,工作人员穿着规范,佩戴口罩、帽子	
2.准备	
(1)用物准备	用物准备齐全,按铺台顺序摆放到位
(2)环境准备:无菌操作环境应清洁、宽敞	操作前半小时须停止清扫,减少人群走动,避免尘埃飞扬
(3)着装整洁;修剪指甲;戴口罩、帽子,七步洗手法	
(4)铺无菌台前擦拭手术车	
3.实施	
(1)核查	查对无菌物品外包装,确保无破损、无潮湿,在有效使用期内,符合灭菌要求
(2)开启镊子罐和一把持物钳	标注开启日期和时间、失效日期和时间
(3)打开无菌器包外层,然后在手术车上打开无菌敷料包外层	
(4)手持无菌持物钳打开一侧桌巾,夹出灭菌指示条,到对侧打开另一侧桌巾	如为一次性介入包,省略夹出灭菌指示条步骤
(5)将敷料夹至右上角(按术者位置),按要求摆放	

续表 4-1-5

手术步骤	护理配合
(6)开启生理盐水瓶盖,按无菌操作取出碘伏棉签擦拭瓶口	
(7)生理盐水冲瓶口,倒至碗里;冲洗大、中、小碗、药杯并摆放好	
(8)加生理盐水至小碗、中碗、大碗内	
(9)按需备齐注射器、输液器、管球罩等一次性低值耗材无菌物品至无菌手术车上	查对无菌物品外包装;确保无破损、无潮湿;在有效使用期内
(10)遵医嘱给台上肝素盐水、硝酸甘油、维拉帕米等药品	
(11)按手术类型备齐高值耗材	

【注意事项】

1. 无菌手术车应保持干燥,避免潮湿污染,暂时不用要加无菌单覆盖。

2. 铺开的无菌手术车未使用可保留 12 h。

3. 必须确保无菌物品有效期内使用,开启后应标注开启日期。

4. 铺无菌手术车要严格执行无菌操作技术,不得跨越无菌区,无菌包布下垂需达到 30 cm 以上,避免四周下垂不均,灭菌指示条不符合要求不得使用。

5. 无菌手术台避免液体溢出浸湿,一旦被液体浸湿需加盖无菌单子覆盖,严重的及时更换。

6. 无菌镊子罐每 4 h 及时更换。

7. 医护人员执行严格的无菌操作,距手术台 30 cm 以上,避免污染手术区。

（吴黎莉　马　燕　章盈盈）

第六节　传递一次性无菌物品

【目的】

采用无菌技术传递一次性无菌物品,为手术提供方便,确保无菌效果。

【操作前准备】

用物准备:无菌器械台;无菌持物钳;一次性无菌物品。

操作人员准备:戴口罩、帽子;洗手。

【操作步骤】

见表 4-1-6。

表4-1-6　传递一次性无菌物品操作流程

手术步骤	护理配合
1.评估	
(1)操作环境是否符合要求	
(2)操作者掌握无菌操作技术	
2.准备	
(1)清洁干燥的器械台,用物准备完整	
(2)环境准备	避免人多走动
3.实施	
(1)将清洁干燥的器械台放置于合适位置	
(2)打开无菌持物钳	确保包装完整、无破损,查看化学指示带是否变色
(3)在持物钳上贴上开启的日期、时间、签名	
(4)按照无菌原则铺设无菌手术台	
(5)核对一次性无菌物品名称、型号、包装、有效期	
(6)传递一次性无菌物品 1)按包装说明撕开一次性无菌物品包装 2)用无菌持物钳夹取一次性无菌物品,置于无菌手术台内	1)开包装前再次核对名称、型号、包装、有效期 2)严格执行无菌操作,避免污染无菌持物钳
(7)高值、植入性耗材,将信息粘贴在手术记录单上	电子化病例系统省略该步骤
(8)整理用物	

【注意事项】

1.器械台必须清洁干燥,无菌手术台必须绝对无菌。

2.注意无菌操作,手和其他有菌物品不可触及一次性无菌物品。

3.注明开启无菌持物钳的日期、时间并签名,有效期不超过4 h。

4.打开一次性无菌物品前注意核对名称、型号、包装、有效期。

5.仔细阅读一次性无菌物品外包装说明。

（吴黎莉　马　燕　章盈盈）

第七节　介入手术皮肤消毒

【目的】

为介入手术的患者皮肤进行消毒,消灭切口及其周围皮肤上的细菌,防止由于消毒不到位,引起伤口感染或其他并发症。

消毒者为医生,以桡动脉和股动脉穿刺入路的消毒为参考。

【操作前准备】

1.物品准备　持物钳1把;不锈钢弯盘2个;纱布;纱球若干;0.5%碘伏消毒液1瓶。

2.操作者准备　着装符合要求,严格无菌操作。

【操作步骤】

见表4-1-7。

表4-1-7　介入手术皮肤消毒技术操作流程

手术步骤	护理配合
1.评估	
(1)操作者熟悉操作流程	护士掌握消毒范围和方法,督查医生规范消毒
(2)患者平卧手术台,医生选择合适的穿刺部位	
2.准备	
(1)操作者要按要求着装,洗手,戴口罩	
(2)用物准备齐全	
3.实施	
经由桡动脉入路消毒方法	
(1)外科手消毒后,用左手拿出灭菌碗盘,巡回护士倒0.5%碘伏至无菌弯盘内,湿润纱球	
(2)用0.5%碘伏纱球从桡动脉穿刺为中心向外环形消毒,下方消毒至手指尖;五个手指之间消毒到位,上方消毒到肘关节上1/3	由穿刺点向外消毒两遍以上
经由股动脉入路消毒方法	
(1)同桡动脉入路	共5个纱球倒上0.5%碘伏
(2)消毒顺序:第一个0.5%碘伏纱球消毒左侧腹股沟穿刺点到左侧范围,第二个0.5%碘伏纱球消毒右侧腹股沟穿刺点到右侧范围,第三个纱球消毒重复第一个纱球的消毒范围,第四个纱球消毒重复第二个纱球的消毒范围后再消毒会阴部,第五个纱球消毒会阴部	消毒方法:沿双侧腹股沟穿刺中心点放射性由内向外侧顺序消毒后,更换碘伏纱布再次循环消毒两遍以上,最后消毒会阴部两遍以上

【注意事项】

1.着装符合要求,严格无菌操作。

2.严格七步洗手法,手消毒符合外科手消毒规范。

3.0.5%的碘伏消毒两遍以上,涂擦均匀严密无遗漏,涂擦消毒溶液时应稍用力以便增加消毒剂渗透力,每遍涂擦范围不能超过上一遍。

4.股动脉穿刺消毒脐窝时先在脐窝中滴数滴消毒溶液,待消毒完后再擦净。

5.消毒范围符合要求,消毒彻底,从手术区中心消毒,由内向外消毒周围皮肤,先消毒干净部位再消毒污染部位(如会阴部)。

6.避免跨越无菌区。

7.棉球浸润碘伏适量,以免消毒液洒落,地面被污染。

8.除非毛发影响手术操作,不推荐术前常规去除患者毛发,相关医疗指南也指出,是否常规备皮对穿刺点感染率并无明显影响。

(吴黎莉　马　燕　章盈盈)

第八节 导尿技术

【目的】

1. 解除急性尿潴留。

2. 采集尿标本,作细菌培养。

3. 测定膀胱容量,压力及残余尿容量。

4. 盆腔手术前,排空膀胱,以避免手术中误伤。

5. 昏迷,尿失禁或会阴部有损伤时,留置尿管以保持局部干燥、清洁。

6. 泌尿系统疾病手术后,留置导尿可促进膀胱功能恢复及切口愈合。

7. 抢救休克及危重患者,正确记录尿量、尿比重,以观察肾功能情况。

【操作前准备】

1. 用物准备 ①导尿用物:口罩;帽子;免洗洗手液;一次性导尿包(男/女);一次性导尿管;污物袋;一次性无菌镊子;便盆(必要时)。②拔管用物:口罩;帽子;免洗洗手液;20 mL 针筒;污物袋;乳胶手套;纱布;便盆(必要时)。

2. 一次性导尿包包含物品 ①外阴消毒包:小托盘 1 个;中单 1 块;乳胶手套 1 付;碘伏棉球 1 包;尖头镊子 1 把;纱布 1 块。②导尿包:乳胶手套 1 副;洞巾 1 块;盖盘 1 个;引流袋 1 个;10 mL 生理盐水注射器 1 个;碘伏棉球 1 包;圆头镊子 1 把;尖头镊子 1 把;大托盘 1 个;包布 1 块。

【操作步骤】

见表4-1-8。

表4-1-8 导尿技术操作流程

手术步骤	护理配合
导尿	
1. 评估	
(1)护士:具有操作资质,熟悉操作流程	
(2)患者:评估生理、心理状况,对操作的认知程度	做好患者及家属的解释工作
(3)环境:评估环境是否安全、舒适,温度是否适宜	
2. 准备	
(1)护士:着装整洁,戴口罩、帽子,手卫生	
(2)患者:询问患者是否需要排大便	
3. 实施	
(1)自身准备:洗手	
(2)核对医嘱,在治疗室准备导尿物品	检查一次性物品的质量和有效期;根据情况选择合适的导尿管型号
(3)推治疗车至患者床边,免洗洗手液消毒双手	
(4)核对患者身份和医嘱,向患者及家属解释	

续表4-1-8

手术步骤	护理配合
(5)关闭门窗,拉上床帘,注意保护患者隐私	
(6)协助脱去对侧裤腿盖在近侧腿部,取屈膝仰卧位,两腿自然分开,充分暴露外阴	注意其余部位保暖
(7)在治疗车上打开导尿包,取出外阴消毒盘置于治疗车上	注意不要将外阴消毒包污染
(8)取出小中单垫于臀下	
(9)戴手套,撕开PVP棉球袋。将消毒盘放置于患者两腿之间,避免接触会阴部	
(10)消毒原则由上至下,由外向内(阴阜—对侧大阴唇—近侧大阴唇—对侧小阴唇—近侧小阴唇—尿道口直至肛门)每一个棉球只用一次,污染棉球及用过的镊子,手套放于消毒盘内置于污物袋内	
(11)免洗洗手液洗手,在患者两腿之间按无菌原则打开导尿包	
(12)用无菌镊子放入一次性导尿管并取出无菌手套	
(13)戴无菌手套,取无菌洞巾后退一步打开,竖向铺好,充分暴露尿道口	
(14)持注射器向导尿管水囊注水10 mL,检查水囊是否漏水后将水抽出备用	
(15)用无菌生理盐水润滑导尿管	
(16)检查引流袋质量,把引流袋与导尿管连接放于大弯盘内备用,取出PVP棉球放于弯盘	检查引流袋完整性;并将引流袋底部开关关闭
(17)以左手拇指、食指分开小阴唇向上提固定,暴露尿道口,右手持无菌镊夹取消毒棉球自上而下,由内向外消毒尿道口、对侧小阴唇、近侧小阴唇、尿道口	消毒后;左手固定不得松开
(18)将放导尿管的弯盘移至近会阴处,右手持无菌卵圆镊夹将导尿管插入尿道口4~6 cm,见尿后再插入5~7 cm	导尿做到动作轻柔
(19)插入后左手固定导尿管,不得松开。在导尿管水囊端口接注射器注入10~15 mL生理盐水,注水后轻轻拉导尿管遇阻力即可	根据需要留取尿标本
(20)将引流袋夹闭,从洞巾中穿出,尿管通过大腿上方,固定于床沿,防止管子受压扭曲	
(21)打开引流袋,观察尿液的色、性、量	
(22)移去用物(包括中单),脱手套。免洗洗手液洗手	
(23)协助患者穿裤,整理衣服、床单位,拉开床帘,整理用物,洗手	
(24)记录导尿的日期和时间、尿量、尿色、性状、患者主诉及宣教内容	
4.拔管	
(1)核对医嘱,核对身份,向患者解释,膀胱充盈有尿意时为最佳拔管时机	
(2)洗手,戴口罩,准备拔管用物	
(3)携用物至患者床边,免洗洗手液洗手,核对患者身份,拉床帘	

续表 4-1-8

手术步骤	护理配合
(4)戴手套,将气囊内水抽尽,取纱布动作轻柔地将导尿管拔出,用纱布包裹导尿管前端并顺势擦拭尿道口	
(5)脱手套,免洗洗手液洗手,整理床单位,宣教拔管后注意事项	
(6)规范处理用物,洗手,记录拔管后第一次排尿的时间及排尿情况	

【注意事项】

1. 注意防范导尿的常见操作风险:尿道黏膜损伤;尿路感染;虚脱;尿道出血;误入阴道。

2. 留置导尿期间应保持尿液引流通畅,避免导尿管及引流管扭曲,集尿袋应始终低于膀胱水平,避免接触地面或直接置于地上。

3. 导尿操作过程中反复拿取物品、跨越无菌区、破坏无菌环境等会增加感染的发生率。

4. 导尿做到动作轻柔,减少对尿道的刺激和黏膜损伤,防止细菌沿损伤组织入侵。

5. 不推荐在拔除导尿管前夹闭导尿管进行膀胱功能训练。

(吴黎莉　马　燕　章盈盈)

第九节　静脉注射技术

【目的】

1. 纠正体内失衡　输液能够补充水分和电解质,预防和纠正水,电解质及酸碱平衡紊乱。常用于治疗腹泻、剧烈呕吐、大手术等因素引起的脱水、酸碱失衡等情况。

2. 改善微循环　静脉输液能够为严重烧伤、大出血及休克患者增加微循环血量、改善微循环、维持血液及微循环灌注量、促进病情好转。

3. 供给营养　对于慢性消耗性疾病、胃肠道吸收障碍的患者,以及昏迷或存在口腔疾患等不能经口进食的患者。

4. 治疗疾病　常见可输注头孢呋辛钠、青霉素钠等抗生素以控制感染,输注阿昔洛韦注射液、注射用炎琥宁等解毒药物以抗病毒治疗,输注甘露醇注射液等脱水剂以降低颅内压等。

【操作前准备】

1. 用物准备　药物与液体;静脉输液标签;复合碘医用消毒棉签;一次性输液器;穿刺用静脉留置针;透明敷料;一次性压脉带;污物杯;利器盒;一次性乳胶手套;一次性口罩和帽子;治疗盘;污物袋;免洗洗手液。

2. 护士准备　仪表整洁;态度镇静;修剪指甲;七步洗手法;戴好口罩、帽子。

【操作步骤】

见表 4-1-9。

表 4-1-9　静脉注射技术操作流程

手术步骤	护理配合
1.评估	
(1)护士:具有操作资质,熟悉操作流程	
(2)患者:询问患者是否需要大、小便	
(3)环境:清洁	
2.准备	
(1)准备用物,检查一次性物品质量(是否在有效期、有无膨胀、外包装有无破损)	
(2)备齐用物至床边	
3.实施	
(1)标准化核对患者身份	姓名、病历号、询问过敏史 解释用药原因、药物名称、作用、不良反应 核对药物名称、剂量、给药途径、效期、检查药液质量
(2)挂液体排气	墨菲氏滴管的液面保持在 1/2 ~ 2/3
(3)选择静脉(首选前臂静脉),扎止血带(穿刺点上方10 ~ 15 cm处),握拳,连续消毒皮肤2次(以穿刺点为中心环形消毒,直径大于8 cm),准备无菌敷帖	
(4)将输液器与无针接头连接,去留置针针帽,第二次排气	注意液体不要外溅,针头离污物盒10 cm
(5)松针芯,穿刺进针	再次核对患者的姓名
(6)固定 以穿刺点为中心用无菌透明敷贴无张力粘贴和塑形,平整留置针延长管,U型固定	肝素帽要高于导管尖端,且与血管平行;敷贴上注明日期、时间及姓名;U型固定输液器
(7)输液	无气泡输入
(8)调节滴速	检查输液部位有无红肿热痛,输液通路是否通畅
(9)再次查对患者姓名	
(10)安置患者,宣教	输液期间有任何不适告诉护士 不要任意调节输液速度 告知患者护士会主动巡视,查看输液穿刺情况
(11)整理用物,处理污物,洗手	

【注意事项】

1.常见风险:发热反应,急性肺水肿,静脉炎等。

2.连续输液24 h以上必须更换输液器。

3.维持给药需记录在护理病情护理记录单上。

4.特殊药物记录(穿刺局部情况、滴速、患者反应)。

5.无针接头应选用消毒棉片多方位用力擦拭5 ~ 15 s。

6.消毒帽应一次性使用,使用过的消毒帽一旦取下就应该丢弃,不可再次与无针输液接头连接。

7.一般选择 10 mL 注射器或 10 mL 管径的冲洗器,采用脉冲式方法冲管。

8.外周静脉导管应间隔 24 h 冲封管 1 次,PICC 至少 1 周冲封管 1 次,输液港一般 4 周冲封管 1 次。

（吴黎莉　马　燕　章盈盈）

第十节　吸痰技术

【目的】

吸痰是通过合适的负压吸引方法将患者(尤其是气管切开、气管插管患者)呼吸道内潴留的分泌物吸出,维持呼吸道通畅,改善通气,防治感染的方法。

【操作前准备】

1.用物准备　负压吸引装置(备床边);吸氧装置(备床边);治疗盘;一次性治疗碗(已经倒好外用生理盐水);听诊器;一次性吸痰管;治疗车;黄色垃圾袋;免洗洗手液;必要时纸巾(备床边)。

2.护士准备　着装整洁、发型符合规范。

【操作步骤及护理配合】

见表 4-1-10。

表 4-1-10　吸痰技术操作流程

手术步骤	护理配合
1.评估	
(1)护士:掌握操作技能,态度沉稳大方	
(2)患者:呼吸状态,痰鸣音,呼吸音(如患者不宜翻身,可仅于前胸 6 个部位进行肺部听诊),进食或鼻饲情况	吸痰的指征:直接观察到气管导管内有分泌物,肺部听诊可闻及痰鸣音,呼吸频率过快,血氧饱和度下降等
(3)指脉搏氧饱和度;心率及节律(如有监测)	
2.准备	
(1)洗手(免洗洗手液)	
(2)如在治疗室准备用物,携用物至患者床边	选择合适的吸痰管型号
(3)向患者(清醒)或家属(昏迷患者)解释吸痰的必要性和重要性,吸痰过程中可能引起的不适	保护隐私,拉床帘
(4)安置患者合适体位(如病情许可,需抬高床头 30°)	
3.实施	
(1)开动吸引器,检查功能状态	打开负压至最大→反折负压皮管→查看指针是否上升→松开负压皮管→指针是否归零 如无指针的负压装置则检查有无负压即可
(2)将压力调节至吸痰需要的负压	
(3)打开吸痰管外包装,暴露末端,取出手套	

续表 4-1-10

手术步骤	护理配合
(4)戴上手套(右手)	可将手套包装纸置于右侧肩颈部
(5)右手保持无菌,取出吸痰管 将吸痰管的连接头与负压吸引管相连	
(6)试吸(检查吸痰管是否通畅;再次确认负压是否在有效范围)	
(7)无负压时插入鼻咽部、口咽部,再保持负压左右旋转向上提拉吸痰管	吸痰时动作轻柔,吸痰顺序遵循先鼻后口腔 对于痰液较多的患者可以停止片刻再重复以上操作
(8)吸痰后 第1步:立即给予氧气吸入 第2步:同时观察患者的反应 第3步:冲洗吸痰管及负压皮管	1.注意观察患者面色;呼吸及吸出物的色、质和量等 2.若痰液没清除干净,持续高流量吸氧状态下 1~2 min 后或根据患者情况,可再行吸引
(9)吸痰结束时 将治疗碗内剩余生理盐水全部吸入负压瓶内(冲洗负压皮管) 分离吸痰管;将手套反转脱去并包住用过的吸痰管 负压皮管盖上帽子;关闭吸引器;整理负压皮管 去除手套包装纸;用纸巾清理口鼻周围痰液	
(10)洗手(免洗洗手液),安置患者,调整体位,拉开床帘	
(11)用物处理 手套及吸痰管,治疗碗按一次性物品处理(放入黄色垃圾袋) 吸出液应及时倾倒入污物间水池(不应超过瓶的2/3) 负压瓶;负压皮管及吸痰用的外用生理盐水每天更换1次 治疗车、治疗盘、听诊器擦拭清洁后归位	1.清醒患者鼓励深呼吸及有效咳嗽 2.病情许可者,加强翻身,拍背 3.异常情况及时报告
(12)洗手,记录 吸痰前后呼吸音改变 呼吸型态变化 分泌物清除状况 痰液的量、颜色、性状及有无异味 患者反应	

【注意事项】

1.选择合适的吸痰时间:非紧急情况下,患者进食时及进食后半小时内不建议吸痰,必要时应暂停管饲,必要时胃肠减压,预防误吸。

2.确定吸痰管插入的深度的方法:吸痰管深度接近气管导管的长度(约 15 cm),患者出现咳嗽反射,气管导管通畅的情况下吸引管已经无法再深入,有肺叶切除的患者可参考外科医生的建议。

3.吸痰的压力(能根据提供的负压装置进行负压换算):如 100~120 mmHg(或 0.013~0.016 MPa),最大不超过 200 mmHg(或 0.026 MPa)。

4. 吸痰时每次吸引时间不宜超过 15 s。

5. 每次吸痰最多不超过 4 次。

6. 吸痰过程中密切监测心率、呼吸及血氧饱和度、面色等情况,避免患者缺氧,吸痰时如患者出现氧饱和度下降或呼吸困难立即停止吸引,进行相应处理。

（吴黎莉　马　燕　章盈盈）

第一节　桡动脉包扎

【目的】

桡动脉包扎适用于经桡动脉入路行介入检查和治疗、动脉血压监测等患者在撤除导管后,局部加压止血、保护穿刺部位、防止伤口污染及减轻疼痛等。

【操作前准备】

1. 患者准备　衣着宽松,衣袖便于卷起,如厕,安静休息。保持静脉输液顺畅。

2. 操作者准备　规范着装,戴好口罩、帽子,手卫生,规范患者身份及安全核查,核对医嘱,备齐用物,备好抢救用药及抢救用物,如阿托品、多巴胺、加压补液装置等。

3. 用物准备

(1)治疗车上层:弹力绷带(常用 5～7 cm 宽卷轴弹力绷带)或桡动脉加压止血器、无菌纱布、无菌手套、治疗巾、快速手消液。

(2)治疗车下层:医疗/生活垃圾桶。

【操作步骤及护理配合】

见表4-2-1。

表4-2-1　桡动脉包扎操作流程

操作步骤	护理配合
1.评估	
(1)操作者:有操作资质,熟悉操作流程	
(2)患者:评估病情、意识状况、危险因素、对操作的认知程度;桡动脉穿刺部位及情况,穿刺侧手臂情况	1)危险因素:女性和高龄是桡动脉介入诊疗术后桡动脉闭塞发生的独立危险因素。吸烟、高脂血症、糖尿病患者,更易发生血管相关并发症。桡动脉内径、动脉鞘管类型和型号、既往经桡动脉手术史、术中肝素用量、术后压迫止血压力、术后压迫止血时间等因素与术后术肢并发症相关 2)评估穿刺部位:桡动脉/远端桡动脉 3)穿刺部位:有无出血、血肿、疼痛;周围皮肤情况:有无青紫、皮温升高、张力性水泡等 4)穿刺侧手臂:有无肿胀、手指有无麻木;桡动脉搏动情况
(3)环境:安全、舒适,温度适宜	

续表 4-2-1

操作步骤	护理配合
2.准备	
(1)操作者:规范着装、戴口罩、帽子,手卫生;备齐用物至床旁	
(2)患者:如厕,取舒适坐位或卧位	
(3)环境:安静整洁,适宜温、湿度	
3.实施	
(1)查对:患者身份和安全核查	核对患者姓名、住院号和医嘱
(2)解释:操作过程及注意事项	
(3)体位:取舒适坐位或卧位,挽起穿刺侧衣袖暴露上肢,治疗巾垫于手臂下方	
(4)桡动脉包扎和远端桡动脉包扎:采用弹力绷带包扎或止血器压迫包扎 1)桡动脉弹力绷带环形包扎:伤口先用无菌纱布覆盖,拔出动脉鞘管后,绷带做环形包扎 2)桡动脉止血器压迫包扎:以旋压式桡动脉止血器为例,加压扎紧止血带—调整旋钮力度并压迫出血点—拔除鞘管 3)远端桡动脉弹力绷带包扎:先将对折3次的纱布置于穿刺点上,纱布长轴平行于远端桡动脉走形,拔出动脉鞘后,用弹力绷带缠绕3~5圈固定,或采用8字形包扎法缠绕4~5圈固定 4)远端桡动脉止血器压迫包扎:可使用去掉塑胶板的泰尔茂桡动脉止血器进行压迫止血,使用远端桡动脉止血 SafeGuard 或 PreludeSync 进行压迫止血	1)桡动脉包扎: ①环形包扎法:绷带重叠缠绕3~5圈,每圈完全覆盖前一圈。在包扎起始时,绷带头端斜行放置,绕第一圈后,将绷带头端折回一角,在绕第二圈时将其压住 ②止血器以气囊式和旋压式为主,使用止血器可有效缩短术后压迫止血时间。最佳止血状态为调整旋钮至穿刺点不出血且穿刺点远端可扪及桡动脉搏动 2)远端桡动脉包扎:8字形包扎法 在远端桡动脉穿刺处,按"8"字路径将绷带自上而下,交叉缠绕,每周遮盖上一周的1/3~1/2 3)穿刺侧前臂血肿的包扎:采取螺旋形包扎法或螺旋反折包扎法 ①螺旋形包扎法:先环形缠绕数圈,然后使绷带螺旋向上,每周遮盖上一周的1/3~1/2 ②螺旋反折包扎法:在螺旋形基础上每周反折呈等腰三角形,每次反折处应对齐,使之成一直线 4)操作注意事项:做好充分解释,取得患者信任,消除紧张情绪;注意观察患者病情变化,倾听主诉并关注患者需求;包扎应松紧适宜,若包扎后患者手指和上肢青紫,则包扎过紧,静脉回流障碍,应适当松解绷带;若出现局部渗血,可能压迫力度不够或未压准穿刺点,应重新调整压迫包扎
(5)协助整理患者衣物、进行健康教育	桡动脉包扎后即鼓励患者患肢做静力收缩训练或非牵连关节的活动(如手指操),以减少术后疼痛及麻木,2 h内不宜屈腕。若病情允许可进行如厕、擦脸、进食等简单生活活动(第一天应避免使用穿刺侧上肢),但避免手腕部过度活动 指导患者不可随意松解绷带或止血器,以免引起出血、血肿、假性动脉瘤等并发症,如有不适随时告知医护人员 解除制动1周内应避免穿刺侧肢体剧烈活动,以防穿刺部位出血
(6)整理用物、脱手套、手卫生、规范记录	

续表 4-2-1

操作步骤	护理配合
4.评价	
(1)患者:安全、舒适	
(2)操作者:操作方法正确、熟练,关爱患者	

【注意事项】

1.弹力绷带加压包扎和桡动脉止血器压迫止血是目前临床最常见的桡动脉穿刺后压迫止血方法。两者的压迫与减压时间尚缺乏统一规范,亟待进一步研究。护理人员可参照相应止血器说明书并结合患者出血、凝血情况调节减压程度。

2.桡动脉穿刺后,环形包扎法推荐于 6 h 后解除。使用加压止血器时,推荐首次减压时间控制在 2 h 内,严密监测下可将首次减压时间缩短至术后 30 min,持续 6 h 后可完全解除压迫。

3.拔除桡动脉鞘后 1 h 内出血发生率最高,应密切观察记录。穿刺部位出血时,应立即手动按压穿刺点上方 1 cm 处,用手指施加恒定压力直到止血,并及时重新加压包扎。如有血肿,用绷带包扎血肿部位或血压计袖带充气压迫治疗。若出血不止,应立即报告医生。

4.桡动脉穿刺后应加强穿刺部位及术侧肢体的观察评估,尽早发现并及时处理出血、血肿、假性动脉瘤等并发症。

5.局部压迫时应确保压迫血管穿刺点,并评估穿刺点周围皮肤张力、有无血肿、穿刺侧肢体有无肿胀、桡动脉搏动、感觉、肢体末端皮肤颜色和温度的变化;观察穿刺侧手指活动度。疑似发生假性动脉瘤时,应立即报告,症状可能包括搏动性肿块、可听见的杂音、疼痛、循环障碍。

6.桡动脉穿刺点出血或桡动脉及其分支出血可导致前臂肿胀,一旦发现尽快予弹力绷带缠绕前臂以加压止血,必要时停用低分子量肝素。

7.解除绷带或止血带后,若手部出现轻度水肿,可指导患者抬高患肢;并在 24 h 内严密观察皮温、色泽及桡动脉搏动情况;72 h 内避免在患肢输液和测量血压。

(温红梅　甘婉瑜　许娇阳)

第二节　股动脉包扎

【目的】

股动脉包扎适用于经股动脉入路行介入检查和治疗等患者在撤除导管后,局部加压止血、保护穿刺部位、防止伤口污染及减轻疼痛等。

【操作前准备】

1.患者准备　衣着宽松,如厕,安静休息。

2.操作者准备　双人核对医嘱,规范着装,戴好口罩、帽子,手卫生,备齐用物,备抢救药品用物,如阿托品、多巴胺、加压补液装置等。

3.用物准备　①治疗车上层:无菌纱布、无菌敷贴、无菌手套、治疗巾、快速手消液,按需备用弹力绷带(常用 10 cm 宽卷轴弹力绷带)/3M 加压固定绷带、止血敷料、血管缝合器、注射器、股动脉止血器等。②治疗车下层:医疗/生活垃圾桶。

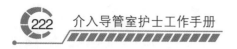

【操作步骤及护理配合】

见表 4-2-2。

表 4-2-2　股动脉包扎操作流程

操作步骤	护理配合
1. 评估	
(1)操作者:有资质,熟悉操作流程	
(2)患者:评估病情、生命体征、意识状态、对操作的认知程度;股动脉穿刺部位情况,穿刺侧足背动脉搏动情况	观察穿刺部位有无出血、血肿、疼痛,穿刺部位周围皮肤情况、双下肢足背动脉搏动情况、末梢血运情况等
(3)环境:评估环境是否安全、舒适,温度是否适宜	
2. 准备	
(1)操作者:规范着装、戴口罩、帽子,手卫生;备齐用物至床旁	
(2)患者:如厕,取舒适卧位	
(3)环境:安静整洁,适宜温、湿度,备屏风或者隔帘,保护患者隐私	
3. 实施	
(1)查对:核对患者身份	核对患者姓名、住院号
(2)解释:操作过程及注意事项	
(3)体位:取舒适卧位,协助患者褪下裤子,暴露穿刺部位,臀下垫治疗巾	
(4)包扎 1)采用人工压迫止血法或止血敷料辅助人工压迫止血法。压迫穿刺点20～30 min,若穿刺点无活动性出血,可采用8字形加压包扎/十字形加压包扎,常规使用1 kg沙袋(或盐袋)压迫局部穿刺点4～6 h,并保持穿刺侧肢体保持伸直状态16～24 h后正常活动 2)使用股动脉机械压迫装置。主要包括:气压装置、C形夹压迫器、动脉压迫止血器等 3)采用血管闭合装置:穿刺道栓塞类、血管缝合类、血管缝钉类、穿刺道临时封堵类	1)人工压迫止血 ①8字形包扎:拔除股动脉鞘后,徒手压迫至穿刺点无血液渗出,以1.5 cm×3 cm的纱布折叠块覆盖穿刺点,再以其为中心覆盖5～8 cm厚(根据患者体型决定)纱布后,用一卷弹力绷带环绕患者大腿及腰部行8字形并保持压迫局部垂直受力加压包扎 ②十字形包扎:拔除股动脉鞘后,徒手压迫至穿刺点无血液渗出,以1.5 cm×3 cm的纱布折叠块覆盖穿刺点,再以其为中心覆盖5～8 cm厚(根据患者体型决定)纱布后,用2条加压固定胶带十字形固定 注意事项:1)冠状动脉造影术后可即刻拔除股动脉鞘管。冠状动脉介入治疗者,予常规监测ACT≤180 s或APTT降到正常值的1.5～2.5倍范围内时拔除股动脉鞘管。术中使用比伐芦定者需停药2 h方可拔管 2)股动脉机械压迫装置操作步骤(以YM～GU动脉压迫止血器为例):首先将血管鞘适度外撤,确认股动脉穿刺点及鞘管进入股动脉的方向,覆盖1～2块无菌纱布,将压迫止血器椭圆形压板压紧血管穿刺点,用十字胶带固定,按顺时针方向旋转螺旋手柄6至8周(螺旋手柄每旋转1周,压板的上下距离变化为4 mm)后拔除血管鞘。通过透明基座观察穿刺点有无出血,酌情加压,以能触到足背动脉搏动为宜。6～8 h后,逆时针旋转螺旋手柄至完全松解,撤除十字固定胶带,患者即可简单下床活动

续表 4-2-2

操作步骤	护理配合
	3）目前使用血管闭合装置以 Perclose ProGlide（Abbott）为主要代表,使用较为广泛。装置应用前,先经血管鞘行股动脉血管造影,以确定是否适合应用。该装置止血成功率较高,并发症较轻,对于穿刺点过高,压迫困难者可减少腹膜后出血风险。大量的抗凝药物亦不影响止血效果,明显减少卧床时间。但费用较高,操作较复杂,初学者不易在短时间内掌握。穿刺点血管局部条件、观察喷血的好坏、缝线牵拉的力度和经验是操作成功的关键 4）注意事项:拔除股动脉鞘管及压迫止血过程中,应关注患者感受,给予必要心理支持;密切观察患者生命体征、面色等变化,若出现迷走反射等不良反应,应遵医嘱及时对症处理;股动脉包扎后,应密切观察双下肢皮肤色泽、温度、足背动脉搏动情况及有无肿胀、疼痛
（5）整理用物、脱手套、手卫生	
（6）协助整理患者衣物、健康教育	1）指导患者保持穿刺侧肢体伸直至拔管后 6 h,可平移勿弯曲,对侧肢体可弯曲,以减轻背部疼痛等不适。可做足部伸屈活动,按摩下肢比目鱼肌、腓肠肌及足踝关节活动,每 3~4 h 按摩 1 次,10 min/次 2）告知患者穿刺点出血的症状、预防出血措施、压迫止血的原理和限制活动的目的。异常情况及时告知医护人员 3）嘱患者进低脂、高纤维素饮食,保持大便通畅,避免腹内压增高。如频繁咳嗽及用力排便时应按压穿刺部位,以防局部张力过高导致出血
（7）手卫生、记录	
4.评价	
（1）患者:安全、舒适	
（2）操作者:操作方法正确、熟练,关爱患者	

【注意事项】

1. 股动脉管径较粗,搏动易触及,故便于操作且成功率高。但因股动脉位置较深,血管粗大且血流较快,因此易出现出血、血肿、血栓形成、假性动脉瘤等并发症。

2. 股动脉出血事件的发生率与穿刺技术明显相关。如穿透股动脉后壁则压迫止血效果不佳,且股动脉处软组织结构疏松可存留大量血液,易延误诊断,甚至发生失血性休克。

3. 局部血肿的发生与多次穿刺、血压过高、脉压过大、加压包扎压迫部位不准确等因素有关。当出血量>200 mL 时,血红蛋白可明显下降,同时出现穿刺点肿胀、皮下淤斑、大腿变粗等症状。予重新加压包扎 24 h 可达止血目的。必要时予输血处理。

4. 腹膜后血肿是最严重的出血并发症之一。一旦确诊应立即输血、扩容,并行手术修补或置入覆膜支架覆盖出血点予紧急止血。

5. 假性动脉瘤是股动脉穿刺的另一严重并发症。在 24~48 h 内发现者可在超声定位或配合听诊进行局部压迫,压迫治疗有效率可达 75% 左右。超过 48 h 后发现者则压迫效果不佳,常需外科手术或其他治疗。

6. 关于股动脉穿刺点包扎后卧床与活动的时间要求,多数还是参照传统护理规范。建议保持穿刺侧下肢伸直或制动状态 6 h,卧床休息 24 h。

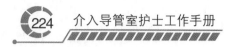

7.更换敷料时应观察并触诊穿刺点周围,检查有无血肿形成,血肿有无搏动感,必要时行超声检查。

（温红梅　甘婉瑜　许娇阳）

第三节　其他穿刺部位包扎

临床实践中双侧桡动脉、尺动脉、肱动脉和股动脉均可作为介入治疗入路。目前,桡动脉(含远端桡动脉)和股动脉是行 PCI 最常用的手术入路。有时也可选择尺动脉、肱动脉实施 PCI 治疗。

1.尺动脉入路　与桡动脉相比,尺动脉走行直且变异少,且具有血管并发症少,术后不需制动,不适感轻等优势。《中国经皮冠状动脉介入治疗指南(2016)》将桡动脉和尺动脉入路均列为Ⅰ类推荐,证据级别为 A 级。尺动脉途径也可以作为介入治疗的首选路径。但由于其走行位置较深,不易触及,目前临床应用尚不普遍。尺动脉穿刺后的压迫止血措施要点同桡动脉。

2.肱动脉入路　肱动脉入路由于并发症多,不易止血等缺点,目前已很少使用。肱动脉入路禁忌证与桡、尺动脉类同。肱动脉穿刺时,穿刺点应选择在肘关节上 2 cm 处,操作过程要求定位准确,以免误伤正中神经。

肱动脉拔管后的穿刺点压迫技术同桡动脉,特别注意的是:压迫时需把肱动脉向后压迫到肱骨头的骨平台上,才能达到止血效果。穿刺点用力徒手压迫时,则至少需要 10 min 以上,并不时触诊桡动脉搏动,以确定远端存在搏动性血流。并采用弹力绷带加压包扎 4~6 h 后拆除绷带。减压、松解绷带间期同桡动脉。

（温红梅　甘婉瑜　许娇阳）

第一节　电除颤技术

【目的】

消除室性颤动、恢复窦性心律。

【操作前准备】

1. 操作者准备　仪表端庄、佩戴胸卡、衣帽整齐。

2. 用物准备　①治疗车上层:除颤仪 1 台、导电膏 1 瓶、电极片 7 个(其中 2 个备用)、弯盘 2 个、干纱布 2 块、酒精纱布 2 块、快速手消毒液 1 瓶。②治疗车下层:医疗/生活垃圾桶。

【操作步骤及护理配合】

见表 4-3-1。

表 4-3-1　电除颤技术操作流程

操作步骤	护理配合
1. 评估	
(1)护士:需具有操作资格,熟悉操作流程	
(2)患者:评估患者意识、病情	心电图或心电示波有室颤波,确定除颤指征
(3)环境:评估环境是否安全	
2. 准备	
(1)护士:衣帽整齐	
(2)用物:除颤器一台、导电膏一瓶、除颤电极片(7 个)、弯盘、内置干纱布 2 块、酒精纱布 2 块。摆放合理,便于操作	检查及调试除颤仪;除颤仪摆放合理,便于操作
3. 实施	

续表 4-3-1

操作步骤	护理配合
(1)评估患者意识、病情,心电图或心电示波是否有室颤波,确定除颤指征 (2)将用物推至患者床旁,使患者平卧于硬板床 (3)暴露前胸,确定患者除颤部位无潮湿、无敷料,将除颤电极板及患者胸部均匀涂抹导电膏 (4)打开除颤器电源,设置到非同步位置"除颤",调节除颤器能量至所需读数,开始充电 (5)将一个电极板置于患者右锁骨下胸骨右缘,另一电极板置于左腋中线第五肋间,用较大压力使胸壁与电极板紧密接触 (6)充电至所需能量360 J(单相波)或100~200 J(双相波)后,再次观察心电示波,确实需要除颤时。嘱无关人员离开患者和病床,两手拇指同时按压手柄放电按钮进行除颤 (7)除颤后立即进行心肺复苏(5个循环),并遵医嘱应用复苏药;再次评估,如无效可再次进行电除颤 (8)放电完毕后,观察心电监护仪评估患者,心律转为窦性时,除颤成功 (9)将患者身上的导电膏擦拭干净,取舒适卧位,整理床单位 (10)清洁电极板。消毒后归位 (11)整理用物,规范洗手,记录	(1)操作中能随时观察患者的心电监护和病情变化情况 (2)除颤指征掌握正确,充电量正确 (3)除颤前确定患者除颤部位无潮湿、无敷料;如患者带有植入性起搏器,应注意避开起搏器部位至少10 cm (4)电极板位置正确,用后处理及时,并用酒精擦拭消毒 (5)除颤时电极板避开电极片及导联线操作者身体不能与患者接触,不能与金属类物品接触 (6)操作熟练、手法正确、规范,过程安全
4.评价	
操作方法正确	

【注意事项】

1.迅速对目击下心搏骤停的患者实施电除颤。

2.除颤前确定患者除颤部位无潮湿、无敷料,如带有植入性起搏器,应注意避开起搏器部位至少10 cm。

3.除颤前确定周围人员无直接或间接接触患者。

4.除颤时,电极板必须紧贴患者皮肤,不留空隙,以防皮肤灼伤。

5.除颤仪的保养:①清洁前必需关掉电源;②及时充电,以备急用;③用干净的软布擦拭机器,禁用腐蚀性物质;④每次用完需擦净电极板上的导电膏。

(田书亚 席智源)

第二节 单人徒手心肺复苏术

【目的】

1.恢复猝死患者的自主循环、呼吸和意识。

2.抢救突然意外死亡的患者。

【操作前准备】

1.操作者准备 仪表端庄、佩戴胸卡、衣帽整齐。

2.用物准备 ①治疗车上层放置手消液、治疗盘、一次性人工呼吸膜、弯盘、纱布、手电筒、抢救记录卡、血压计、听诊器;另备表、笔、脚踏垫。②治疗车下层:医疗/生活垃圾桶。

【操作步骤及护理配合】

  见表4-3-2。

表4-3-2 单人徒手心肺复苏操作流程

操作步骤	护理配合
1.评估	
(1)护士:需具有操作资格,熟悉操作流程	
(2)环境:评估环境是否安全	
2.准备	
(1)护士:仪表端庄,衣帽整齐,动作迅速	
(2)用物:摆放合理,便于操作,纱布2块、弯盘2个、听诊器、手电筒、简易呼吸器和一次性无菌麻醉面罩、60 mL注射器一具,必要时备四头带、储氧袋、吸氧装置	检查简易呼吸器各部件是否完好、麻醉面罩充气并连接
3.实施	
(1)环境评估,判断,启动急救系统 ①环境评估,口述:周围环境安全 ②判断意识:轻拍患者肩部并大声呼唤患者:"××,××,你怎么了?"确认意识丧失,告知"患者无意识"。立即呼救:启动EMSS系统 ③颈动脉搏动、呼吸:用右手的中指和食指从气管正中环状软骨划向近侧1.5~2.0 cm至胸锁乳突肌前缘凹陷处,同时检查呼吸:扫视患者口鼻、胸廓有无起伏。不能确认有颈动脉搏动、呼吸,告知"颈动脉无搏动、无呼吸" ④立即抢救,记录抢救时间	看患者有无反应,判断意识是否丧失:术者食指和中指指尖触及患者气管正中部(相当于喉结部位)旁开两指,至胸锁乳突肌前缘凹陷处(时间为10 s)
(2)复苏体位:将患者去枕平卧于硬板床或地上,摆正体位、躯体成一直线,解开衣领、腰带,暴露胸部	
(3)胸外按压 ①定位:胸骨中段、下段1/3交界处,或两乳头连线中点 ②方法:操作者一手掌根部紧贴按压部位,另一手重叠其上,指指交叉,手指离开胸壁,双臂伸直并与患者胸部呈垂直方向,用上半身重量及肩臂肌力量向下用力按压,力量均匀、有节律 ③深度:按压时胸骨下陷,成人5~6 cm ④频率:频率100~120次/min ⑤比例:按压和放松时间1:1,胸廓完全回弹,按压与呼吸比30:2	30次按压时间为15~18 s
(4)清理呼吸道:检查颈椎,口述:患者颈部无损伤,将患者头偏向一侧,清除口鼻咽污物,检查有无活动性义齿	注意速度要快

续表 4-3-2

操作步骤	护理配合
(5)开放气道 ①颈部无外伤采用仰头抬颏法使患者口张开 ②颈部有外伤者采用双手托下颌法	仰头抬颏法:左手小鱼际置于患者的前额,向后方施加压力,右手中指、食指向上向前托起下颚,下颌角与耳垂连线应与床面垂直
(6)建立人工呼吸:用简易呼吸气囊:操作者站立患者右侧肩部或头部,将连接好的简易呼吸器面罩完全覆盖患者的口鼻,一手以"EC"法固定面罩,一手挤压球囊(每次送气量 500 ~ 600 mL),每次送气时间为 1 s 以上,观察患者胸部复原后,紧接着做第二次,频率:10 ~ 12 次/min	简易呼吸器连接氧气,氧流量 8 ~ 10 L/min
(7)有效指征判断:5 个循环后,判断自主呼吸及大动脉搏动是否恢复,瞳孔有无缩小,光反射是否恢复,口唇、肤色、甲床有无转红润,口述:颈动脉搏动恢复,自主呼吸恢复;瞳孔由大缩小,对光反射恢复;面色、口唇、甲床由紫绀变红润;收缩压 60 mmHg 以上;记录时间	心肺复苏有效指征:心音及大动脉搏动恢复;收缩压≥60 mmHg,口唇、肤色、甲床转红润;瞳孔缩小、对光反射恢复;自主呼吸恢复
(8)复苏后体位,观察 ①安置患者平卧头偏一侧,用纱布擦拭其口鼻周围,穿好衣服,盖好被子 口述:继续有效的高级生命支持及综合的心搏骤停后治疗 ②整理用物,洗手记录	关心、体贴患者 用物处理符合要求
4.评价	
操作方法正确	

【注意事项】

1. 按压应确保足够的速度及深度,尽可能减少中断胸外按压,每次胸外按压后要让胸廓充分的回弹,以保证心脏得到充分的血液回流。胸外按压时肩、肘、腕在一条直线上,并与患者身体长轴垂直。按压时,手掌掌根不能离开胸壁。

2. 成人用 1 ~ 2 L 的简易呼吸器,1 L 简易呼吸器挤压 1/2 ~ 2/3,2 L 简易呼吸器挤压 1/3,人工通气时避免过度通气。

3. 复苏有效指征:可触及大动脉搏动、自主呼吸恢复、瞳孔由大变小等。

(田书亚　席智源)

第四章 仪器及设备的使用

第一节 临时起搏器使用

临时心脏起搏是一种非永久性植入起搏电极导线的临时性或暂时性人工心脏起搏术。起搏电极导线放置时间通常为2周以内,起搏器均置于患者体外,待达到诊断、治疗和预防目的后随即将起搏电极导线撤出,如仍需继续起搏治疗则需要考虑置入永久性心脏起搏器。

【适应证】

1. 治疗性起搏(非急性心肌梗死相关的心动过缓) ①症状性窦性心动过缓,二度或三度房室传导阻滞,随着病程的演变或病因的去除可能恢复正常节律的疾病,尤其是急性心肌梗死、急性心肌炎。②药物、电解质紊乱等引起的窦性心动过缓、窦性停搏、三度房室传导阻滞。③心脏手术后的三度房室传导阻滞,为术中损伤、牵拉、水肿与压迫房室传导组织所致。④射频消融、介入性检查所致的二度或三度房室传导阻滞。⑤药物治疗无效或不宜用药物/电复律治疗的快速心律失常,给予起搏或超速起搏终止心律失常,达到治疗目的。如心动过缓诱发或药物诱发的尖端扭转性室性心动过速;反复发作的持续性室性心动过速及室上性心动过速、房性心动过速、房扑等。⑥植入永久性起搏器之前,反复发作Adams-Stokes综合征者的过渡性治疗。⑦需要更换永久性起搏器的起搏依赖的患者。

2. 治疗性起搏(急性心肌梗死相关的心动过缓) ①心脏停搏。②急性前壁心肌梗死伴完全性房室传导阻滞,二度I型房室传导阻滞或新近发生的双束支阻滞。③急性下壁心肌梗死伴有症状性二度或三度房室传导阻滞、严重窦性心动过缓、窦性停搏、窦房传导阻滞应用药物治疗无效者。④药物治疗无效的顽固性异位快速心律失常,通过心房或心室超速起搏以终止室速或室上性心动过速。

3. 急诊和重症 ①对于尖端扭转型室性心动过速(torsade de pointes,TdP)患者可以采取药物治疗提高心律,但对于老年人合并心衰或心肌缺血药物可能引起心衰加重或引发其他心律失常。②利用临时起搏器提高基础频率缩短QT间期。③床旁临时起搏器植入可以就地抢救为后续病因治疗赢得时间。

4. 诊断及研究性起搏 ①心脏血管介入性导管检查或治疗时的保护性临时起搏措施。②快速心律失常、阵发性房颤疑有窦房结功能障碍。在应用药物或电复律治疗时有顾虑者给予临时起搏保护。③心动过缓或虽无心动过缓但心电图有双束支阻滞、不完全三分支阻滞,将要接受全身麻醉及大手术者。④在进行某些较大的外科手术时,可选用临时起搏,以防术中和术后发生严重的传导阻滞或心脏骤停威胁患者生命。⑤对曾有心搏骤停、高度房室传导阻滞、心动过缓病史的患者,在术前和术中为保证手术和麻醉安全,可考虑给予临时起搏保护。⑥主动脉瓣成形术中,瓣膜释放过程中超速抑制心室有效泵血。

【手术用物】

①5F或6F静脉鞘(外鞘,鞘芯,导引钢丝,穿刺针);②临时起搏电极;③临时起搏脉冲发生器

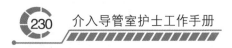

（确保电量充足,连接导线安全）;④心电监护仪;⑤心脏除颤器;⑥抢救用品及器材备用。

【手术流程和护理配合】

见表4-4-1。

表4-4-1 临时起搏器使用操作流程

手术步骤	护理配合
据选择穿刺部位的不同进行不同部位的皮肤准备	1. 股静脉:双侧腹股沟及会阴部备皮并清洁皮肤 2. 颈内静脉及锁骨下静脉:颈胸部及其侧的腋窝部备皮并清洁皮肤
准备用物	1. 5F或6F静脉鞘:内含外鞘,鞘芯,导引钢丝,穿刺针 2. 临时起搏电极:临时起搏电极导管一般以6F为宜 3. 临时起搏脉冲发生器:检查电池,确保电量充足,确认连接导线的安全 4. 心电监护仪 5. 心脏除颤器
术前准备	向患者做大致的手术过程介绍,消除紧张心理并争取患者的合作。建立静脉通路 连接心电监护仪观察患者心电图变化 拆卸静脉鞘与临时起搏电极于台上并保持无菌
穿刺后将起搏器电极放置于右心室心尖部、右心房中部	密切观察患者意识状态、面色、脉搏、呼吸、血压及心电图示波变化情况,并及时报告手术医生,根据医嘱准确地进行术中治疗或抢救,多与患者交流沟通、询问患者有无不适以转移患者注意力,消除紧张情绪,有助于手术及时完成
调整起搏器,确定起搏器可以带动心脏起搏	积极配合手术者进行起搏测试,准确报告测试参数。检查电极稳定性,嘱患者深呼吸或咳嗽,监测心电图,看有无无效起搏及膈肌刺激现象。将有效起搏心电图打印一份,连同电极导管条形码粘贴单一起存放于患者病历中备查

【并发症】

见表4-4-2。

表4-4-2 临时起搏器并发症原因及临床表现

并发症	原因及临床表现
下肢深静脉血栓	若采用股静脉穿刺,患者需要卧床以防止临时起搏电极脱位。卧床后血液流动的速度相对缓慢,尤其是老年患者血液黏稠度高,易出现下肢深静脉血栓
血胸、气胸、气栓及神经损伤	锁骨下静脉穿刺不当导致
感染	临时起搏治疗属于有创性操作,电极又直接置入心脏,有些患者需要较长时间地保留临时起搏电极,比较容易引起感染,发生感染应立即拔除,如果患者不能脱离临时起搏器,应从其他静脉途径重新置入
电极脱位	临时起搏电极置放在右室心尖部或右房中部,若患者翻身或坐起易导致电极脱位
心肌穿孔	由于在放置时张力过大,可造成心肌穿孔
电极折断或电极与起搏器连接处松脱	由于临时起搏器地来回挪动、牵拉或由于在安装时没有拧紧,可出现导线被折断、电极松脱而导致不能进行正常起搏治疗
心律失常	由于起搏器的感知功能和起搏功能的异常而致室速、室颤及心室停搏

【围手术期护理】

见表 4-4-3。

表 4-4-3　临时起搏器围手术期护理

一般情况及生命体征	观察患者意识状态和体温、呼吸、心率、血压等的变化,如体温持续升高或穿刺局部皮肤红肿应考虑有感染的可能;如出现胸痛、呼吸困难、发绀、血压下降等症状时,应考虑心脏有无穿孔、心包填塞征或肺栓塞可能;或出现肌肉抽动、膈肌跳动等均应立即报告医师,尽快明确诊断及时处理
起搏器护理	1. 经常观察临时起搏的工作状况如电池电量是否充足、感知功能是否良好等 2. 要随时准备备用电池,更换电池时要有医师在场,寻找患者自主心律较快的时候更换。如有起搏依赖现象,应先将起搏频率逐渐减慢,观察患者的自主心律能否出现,再迅速更换,或用其他临时起搏器替代后再行更换 3. 经常检查起搏器与电极的连续处是否松脱,最好将起搏器放在不易碰到的地方 4. 若发现临时起搏电极脱位,如果没有护套的保护,不可向血管内再次送入电极
穿刺部位护理	1. 穿刺部位每日更换敷料,防止感染 2. 注意穿刺部位有无出血及血肿,尤其是正在服用抗凝剂的患者 3. 为避免电极脱位,要绝对卧床,对采用锁骨下静脉或颈内静脉的患者,可将床头适当抬高 4. 对采用股静脉穿刺者,每 2 h 要做下肢的被动按摩以防止下肢深静脉血栓的形成。并指导患者被穿刺的下肢膝关节以下可做适当的运动。应经常检查患者的下肢是否有肿胀、疼痛等现象。一旦出现下肢深静脉的血栓,则应抬高下肢,不可再做按摩 5. 临时起搏电极拔除后,需要指压 20 min 左右,再以无菌敷料盖之,砂袋压迫 4 h 即可。若无特殊情况,24 h 后可下床活动
心理护理	向患者及家属讲明有关临时起搏器的常识,以消除恐惧,取得患者合作

(杨启航　朱　丽)

第二节　血管内超声使用

血管内超声(intravascular ultrasound,IVUS)是有创性的导管技术和无创性的超声技术相结合的有创断层成像系统,应用于冠脉介入治疗中以诊断血管病变的一种新的诊断技术。血管内超声呈现的是血管横切面的图像及血管长轴切面影像,可以弥补冠脉造影的不足,准确观察血管腔的形态及血管结构,测量血管狭窄程度,分析斑块的性质,从而更好地指导经皮冠状动脉介入治疗(percutaneous coronary intervention,PCI),被称为诊断冠心病的"新的金标准"。

【工作原理】

血管内超声仪器主要由 3 个部件组成:IVUS 超声导管,导管回撤系统和超声主机。根据超声导管晶体换能器的结构不同分为两种:机械旋转型和电子相控阵型。当电流通过超声导管上的超声传感器时,压电晶体产生形变而发射超声信号,超声信号遇到声阻抗不同的血管组织时会产生反射和散射,反射回来的超声信号碰击压电晶体时产生电信号,电信号传递到图像处理系统。根据往返时间和在介质中的传播速度得到目标点的位置,以不同的灰阶显示回波信号的强弱,生成冠脉血管横截面超声图像,匀速回撤超声导管,形成了 IVUS 超声图像序列。

冠状动脉内超声导管的直径一般为 3~5F(1.0~1.5 mm),探头的频率一般为 20~30 MHz。外周血管内超声导管的直径较冠状动脉内超声粗而频率低。由于组织的性质不同,其对超声的吸收和反射不同,不同组织之间存在声学界面,因此可以根据接收到的超声信号的强弱以不同灰阶的形式在显示屏上显示图像,并据此判断病变的性质。超声导管的空间分辨力和对比度分辨力决定了血管内超声的图像质量。超声压电换能器频率越高、波长越短、分辨率越好、穿透力越差,但由于血细胞散射噪声使得血管腔内和血管壁的界面对比度减少,区分血管腔内和血管壁困难,实际图像质量差,所以一般的血管内超声换能器频率为 20~40 MHz。正常血管的 IVUS 图像是超声导管位于血管中央,周围依次为血管管腔及血流、致密回声的内膜、低回声的中膜和高致密回声的外膜。

【适应证】

1.诊断评估冠脉病变　①造影显示不清晰/模糊(比如:夹层、血栓、钙化结节)。②评估左主干狭窄、复杂分叉病变 ACS 的疑似犯罪病变。

2.PCI 术中指导和优化　①急性冠脉综合症。②左主干冠状动脉病变。③双支架分叉病变。④可降解支架植入。⑤肾功能不全患者。

3.确认支架失效机理　①再狭窄。②支架内血栓。

【禁忌证】

理论上 IVUS 没有绝对禁忌证,但是当血管非常钙化、扭曲,IVUS 导管难以通过,或者冠状动脉造影已经提供足够的信息,就无必要进行 IVUS 检查,此种情况可以被认为是相对禁忌证。

【手术用物】

见表 4-4-4。

表 4-4-4　IVUS 常规物品及药品准备

物品	数量	药品	数量
6F 桡/股动脉鞘	1	盐酸利多卡因注射液(5 mL:0.1 g)	1
超滑导丝	1	肝素注射液(2 mL:12 500 U)	2
交换导丝 260 cm	1	硝酸甘油注射液(1 mL:5 mg)	1
导引导管	1	0.9% 氯化钠注射液(500 mL)	3
Y 型连接器套装	1	对比剂	1
压力换能器	1		
环柄注射器	1		
导引导丝	1		
超声导管套装	1		

【操作流程】

见表 4-4-5。

表 4-4-5　IVUS 操作流程

手术步骤	护理配合
术前准备	术前应常规肝素化。如无禁忌证,在图像获取前需在冠状动脉内注射硝酸甘油 100 ~ 200 μg,避免导管诱发的冠状动脉痉挛,并真实反映冠状动脉直径
导管准备	机械旋转型导管需在体外用生理盐水预先冲洗,排除保护鞘内气泡。相控阵型超声导管无需排除空气,但在送入冠状动脉前需要去除导管周围的环晕伪像
图像调整	记录影像前可通过调整景深和增益来适应不同血管的管腔直径,并调整图像信号的清晰度,但要注意过度增加增益会增加血液的噪点,减低图像的分辨率
导管回撤	在可能的情况下,送入导管至病变远端参考血管 10 mm 以外后开始回撤。尽量采取自动回撤,以获得病变长度和斑块体积等更多的信息。常用的自动回撤速度为 0.5 ~ 1.0 mm/s。部分特殊病变可手动回撤,以仔细观察病变
图像分析	自动回撤系统经过计算机图像重建技术处理后,可获得以动脉管腔为中心的长轴图像,有利于分析病变的长度及分布状况。而短轴影像可以观察冠状动脉的横截面,能够更加仔细地分析冠状动脉的管壁结构及病变状况

【注意事项】

1. 由于 IVUS 是精密仪器,在操作过程中应动作轻柔,非正常、暴力操作均可损坏马达或导管,影响使用。

2. 超声导管与马达,马达与底盘皆应固定妥当,否则将无法 PULLBACK。

3. 由于目前常规使用的 IVUS 都是机械系统,需特别注意超声导管的排气,需事先于体外进行检测。如果体外排气不充分,将导致超声影像无法准确成像。此外,严禁在体内排气,容易引起严重的气栓并发症。

4. 严禁未关机下,直接拔插电源,易引起机器损坏。

5. 注意定期储存数据,内存满的情况下,新数据会覆盖老数据。

【并发症】

见表 4-4-6。

表 4-4-6　IVUS 相关并发症

并发症	原因及临床表现	处理措施
冠状动脉痉挛	推送或回撤 IVUS 过于粗暴 患者出现胸闷、胸痛	停止操作,经导管注射扩血管药物(硝酸甘油)
冠状动脉急性夹层	暴力操作,导丝进入夹层	撤出导管,植入支架
急性闭塞一过性冠状动脉缺血	检查血管过细或严重狭窄	撤出导管,如果是严重狭窄,先处理狭窄

（杨启航　朱　丽）

第三节　光学相干断层成像仪使用

　　光学相干断层成像(optical coherence tomography,OCT)是一种新的高分辨率断层成像模式,继IVUS后出现的一种新的冠状动脉内成像技术,在评价易损斑块和指导支架植入,尤其是在急性冠状动脉综合征(acute coronary syndrome,ACS)等冠心病诊疗领域日益受到关注。在欧洲心脏病协会(ESC)/欧洲心胸外科协会(EACTS)2014年的心肌再血管化指南中,将OCT对优化经皮冠状动脉介入治疗(percutaneouy coronary intervention,PCI)的推荐等级提升到与IVUS等同的Ⅱ$_a$类。

　　OCT与IVUS的成像特点比较见表4-4-7。

表4-4-7　OCT与IVUS的成像特点比较

项目	IVUS	OCT		
		时域OCT	频域OCT(C7～XR)	ILUMIEN/ILUMEIN OPTIS系统
成像原理	声波	近红外光	近红外光	近红外光
轴向分辨率/μm	100～150	15～20	12～15	12～15
横向分辨率/μm	150～300	40	20	20
帧速(fps)	30	20	100	150
透射深度/mm	4.0～5.0	1.0～2.0	1.0～2.0	1.0～2.0
扫描范围/mm	5～10	5	10	10
回撤速度/(mm/s)	0.5～2.0	1.0～3.0	10.0～25.0	15.0～36.0
阻断血流	不需要	需要	不需要	不需要
结合FFR	无	无	无	有
3D重建	能	不能	能	能
	(后台处理)		(后台处理)	(后台实时处理)

　　注:OCT:光学相干断层成像;IVUS:血管内超声。

【工作原理及构成】

　　OCT技术是一种应用近红外光干涉的成像技术,其原理是通过记录不同深度生物组织的反射光,由计算机构建出易于识别的血管图像。第三代频域OCT系统采用频域成像技术使成像速度提高达10倍,横向分辨率和图像质量更高,使其在冠心病介入诊疗领域迅速推广。最新一代ILUMEIN和ILUMEIN OPTIS系统成像速度更快,并整合血流储备分数(FFR)功能,同时具备形态学和功能学评估功能,扩展了OCT的应用指征。

　　成像系统的构成如下(图4-4-1、图4-4-2)。

　　1.组件构成　C7-XR OCT成像系统包括集成到移动推车中的以下组件:成像引擎、显示器、驱动马达和光学控制器(DOC)、隔离变压器、计算器、键盘和鼠标。

　　2.成像导管　C7 Dragonfly成像导管,工作长度为135 cm,外径2.7F,采用亲水涂层设计,操控性能好。在成像导管头端及距离头端20 mm处各有1个不透X光的专用标记物,用于定位和评估长度。光学透镜距离近端标志5 mm。

　　3.一体化的驱动电机和光学控制器(回撤装置)

Stop：紧急情况停止旋转/回撤/扫描。

Enable：进入扫描模式，在手动模式下第二次按开始扫描。

Live View：在待机和实时模式间切换。

Unload：卸载成像导管。

4. 更顺滑的过渡区　减少打折，导丝更容易从出口出去。

5. 专门的冲洗出口　减少血液进入。

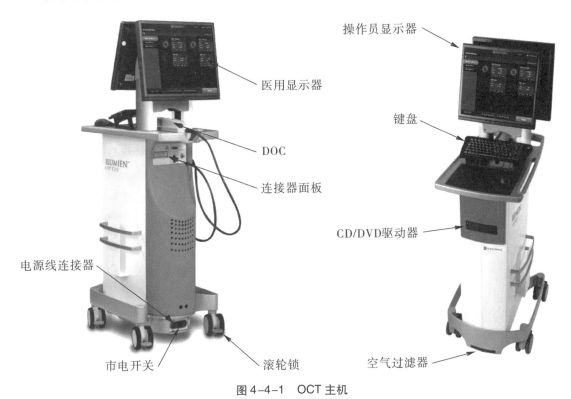

图 4-4-1　OCT 主机

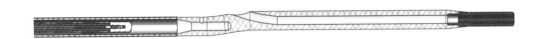

图 4-4-2　Dragonfly Optis 成像导管头端设计

【适应证】

1. OCT 在识别不稳定、易形成血栓和突然破裂而导致急性心血管事件的易损斑块时发挥作用。

2. 光学相干断层成像技术评估急性冠状动脉综合征（ACS）患者病变斑块的特征，包括自发性冠状动脉夹层和冠状动脉痉挛等。

3. 优化和指导 PCI 术，帮助术者选择最适宜的支架长度，以及支架释放位置。提供参考血管的管腔及直径大小，选择安全的后扩张球囊，以预防膨胀不全。

4. 新一代 FD-OCT 能够快速安全地完成对左主干病变（除冠状动脉开口部病变）的扫描，判断病变类型、评价管腔大小及支架植入后贴壁不良、边缘层及组织脱垂等。

5. 分叉病变是冠状动脉支架植入失败率较高的复杂病变之一,术前行 OCT 检查可准确测量主支及分支开口狭窄程度、病变长度、斑块分布及性质,有助于术者选择合适的介入器械及分支支架治疗策略。

6. OCT 检测钙化病变的敏感度(95%～96%)和特异度(97%)很高。术前钙化病变的准确检测对选择再血管化方式至关重要。

7. OCT 成像技术特点使得其在可吸收支架领域的应用优势进一步提高。最新一代 IVUMEIV OPTIS 系统扫描速度更快,能够精确地进行术前病变准备。联合腔内影像学技术和实时三维血管重建技术能够准确评价可吸收支架与边支血管的解剖位置,从而优化 PCI 过程指导精确置入可吸收支架。

【禁忌证】

1. 过敏反应:如果患者对 OCT 检查中使用的对比剂或其他药物存在过敏反应,应避免进行 OCT 检查。

2. 无法耐受的心血管病情:对于患有严重心血管疾病或无法耐受介入性操作的患者,不适合进行冠脉内 OCT 检查。

3. 出血倾向:患有出血性疾病或存在出血倾向的患者,由于冠脉内 OCT 检查可能增加出血风险,应慎重考虑是否进行检查。

4. 严重心律失常:存在严重心律失常或心肌梗死等情况的患者,需要在病情稳定后才能考虑进行 OCT 检查。

5. 无法配合的患者:需要患者在检查过程中保持相对固定的位置和配合度,因此对于无法配合的患者(如意识障碍、焦虑等),不适合进行 OCT 检查。

6. 器械相关问题:对于有器械相关的禁忌证,如无法通过血管导管等情况,也不适合进行冠脉内 OCT 检查。

【手术用物】

见表 4-4-8。

表 4-4-8　OCT 手术用物

序号	耗材名称	规格型号	用途	数量
1	指引导管	6F 或 7F 不带侧孔	PCI 治疗通道	1
2	OCT 成像导管	C7 Dragonfly	OCT 成像	1
3	螺纹空针	2 mL 或 3 mL	推注对比剂	1
4	DOC 无菌套	18G	静脉输注药物	1
5	工作导丝	0.014 inch 导丝	建立通道	1
6	临时起搏导管	6F	急救耗材备用	1
7	压力换能器	根据医院实际	血流动力学监测	1
8	三联三通、环柄注射器	根据医院实际	造影显影	1

【手术步骤及护理配合】

见表 4-4-9。

表 4-4-9　OCT 手术步骤及护理配合

手术步骤	护理配合
准备成像导管	1. 轻柔地取出成像导管,打开并递送术者 2. 用湿纱布擦拭导管,激活亲水涂层更易通过病变 3. 用装有 3 mL 纯对比剂的注射器轻轻推注,有 3 滴对比剂从导管头端滴出(排清中心腔空气)保留注射器防止空气进入
启动 OCT 主机 输入患者信息	1. 连接电源,打开电源开关,点击启动按钮 2. 在"Select Patient"(选择患者)菜单中点击"Add new patient",输入患者信息,确认进入 3. 输入患者信息后,点击"New OCT Recording"(新的 OCT 病例)
连接成像导管	1. 打开成像导管保护帽,不要触摸里面的光纤头。成像导管的4个突起和DOC,4个凹槽对准,插入导管,顺时针旋转 1/8 圈 2. 在连接过程中 DOC 上的"Live View"模式灯和激光信号灯会亮,将 DOC 套在成像导管配套的无菌套中
测试图像	1. 在连接过程中屏幕上会显示进度条,先不要操作成像导管。成功连接后屏幕上会显示导管影像 2. 点击正下方"Live View",切换实时模式,两指轻轻捏住光镜 marker 位置,观察图像如图则导管完好。点击左下角"Auto-Calibration"可进行自动校准
成像导管穿进导丝	可兼容 PCI 0.014 inch 工作导丝,入口在成像导管蓝色头端,出口在光镜 Marker 的近端,即推注中心腔时对比剂流出的位置,进入导丝时,弯曲 30°,避免损伤光学透镜
设置 Pullback 参数 冲洗中心腔	确认对比剂充盈中心腔,形成液封,利用黏稠的对比剂阻止血液进入中心腔,造成信号衰减影响成像质量
Pullback 完成,查看分析图像,进行长度、狭窄面积等测量	配合术者要求进行相关操作,同时注意保存图像
成像导管断开	1. 手术结束,按"Unload"键,等待马达声音消失时,逆时针(与连接时相反)旋转 1/8 圈 2. 协助医生从无菌套取出 DOC,盖上黑色保护盖,放入原位 3. 关机(Shutdown),机器关机完毕再拔电源
图像导出	1. 鼠标右键点击图像,选择导出数据(标准格式的文件有:AVI、TIFF、DICOM、JPG等),可以在计算机上查看,播放速度是回撤速度 2. 使用闪光灯图标导出数据(包括测量编辑的结果,速度是回放速度)

【注意事项】

1. 操作成像导管时注意动作轻柔,用力过重容易折断光纤,指引导管打折或过度弯曲会损伤内部光纤,影响手术进行。

2. 调整导引导管口的方向,达到理想的血液清除效果。

3. 回撤前进行几次"冒烟"测试,用注射器经过导引导管推注对比剂评估血液清除效果,可以在回撤时得到理想的图像,避免多次回撤,减少对比剂的用量。

4. 所有的测量结果在左上角显示,点选 2 个点进行长度测量,在长轴上可以测量病变和所需支架长度。

5.成像导管断开,先按"UNLOAD"健,DOC 上的灯依次熄灭,只剩一个灯亮时,逆时针旋转 1/8 圈取下成像导管,切忌直接硬拔。

6.由成像系统或其他原因造成的图像畸变或相对真实解剖结构的差异称为 OCT 伪像。常见的 OCT 伪像有血液残留、错层伪像、气泡伪像、切线伪像、饱和伪像和导丝损坏等。

7.影响成像质量的常见因素如下。

(1)指引导管未同轴。

(2)推注对比剂速度缓慢或推注量不足。

(3)术者推注对比剂与图像采集不同步。

(4)成像导管内有血液或气泡残留。

(5)注对比剂中渗有血液。

(6)对比剂浓度过低。

(7)导丝或导管弯曲和折断。

(8)冠状动脉直径过大(直径>5.0 mm)和开口病变。

(9)严重弯曲钙化病变成像导丝易损坏,并且成像有像。

【并发症】

见表 4-4-10。

表 4-4-10　OCT 常见并发症

并发症	原因及临床表现	护理措施
冠脉血管痉挛	常见于冠脉远端,导管操作刺激所致	冠状动脉内给予硝酸甘油,护士密切注意患者的血压及心率,预先告知患者可能不适
心动过缓、心律失常	操作过程短时、人为阻断冠脉血流	护士应密切观察心率及心律的改变,可以遵医嘱预防性用药,当术中发生心动过缓可静脉注射阿托品,必要时可置入临时起搏器
心悸、胸痛	术中短暂心肌缺血	密切观察患者生命体征,预先告知患者可能发生不适情况,使用药物一过性反应,备好相关除颤仪等急救仪器和药品
冠脉气体栓塞	对比剂未充分充盈成像导管,少量空气注入冠脉引起远端血管血流阻断,造影排气未充分	观察患者临床表现、心电图、血流动力学变化嘱患者连续做咳嗽加速气体和对比剂排空

【围手术期护理】

见表 4-4-11。

表 4-4-11　OCT 围手术期护理流程

护理	观察处理要点
术前护理	1.取得患者及家属的同意并签字,询问有无药物过敏史 2.充分告知检查的目的、具体方法和可能出现的不适症状及注意事项,缓解患者焦虑积极配合治疗

续表4-4-11

护理	观察处理要点
术中配合	1. 保持静脉通路通畅,确保必需药品和耗材 2. 递送指引导管,工作导丝和成像导管等耗材 3. 详细记录术中用药情况,迅速准确执行医嘱 4. 密切观察心率、心律、血压、血流动力学和影像变化,及时发现异常并报告术者给予相应处置。出现血流动力学不稳定,应尽早识别并及时处理
术后处理	检查结束后配合术者回放记录,正确测量相关数据,术闭关闭测量主机,一次性耗材按医院规定处理销毁

(姚　亮　朱　丽)

第四节　血流储备分数测定仪使用

目前临床上诊断冠心病的"金标准"是冠状动脉造影(coronary artery angiography,CAG)。冠状动脉造影显示血管管腔的轮廓和相对于管腔的狭窄程度,可以明确冠状动脉有无狭窄、狭窄部位、程度、范围等,并据此指导进一步治疗措施。但是冠状动脉也存在一些自身缺陷,并不能直接评价病变斑块的性质和情况,且对结果评价在不同观察者间也存在差异性。

血管内超声(IVUS)的出现使得对病变组织学层面分析在临床成为可能并得到大规模的推广。然而血管内超声和冠状动脉造影都无法对冠状动脉病变生理功能作出评价。在处理中度和复杂形态病变时,冠状动脉生理功能的评价可以帮助术者制定有针对性的手术策略。

对于冠状动脉功能学的评价进行了许多的探索和研究,1993年荷兰学者Nico Pijls提出通过测定冠状动脉内压力推算冠状动脉血流的新的功能性指标——血流储备分数(flow fractional reserve,FFR)。经过长期临床研究,现成为国际公认的评价冠状动脉狭窄的重要性指标。

【工作原理】

冠状动脉系统通常被看作由两部分组成:一部分为直径为数毫米到400 μm的较大冠脉,又被称为"传导血管",另一组成部分为分支成树枝样的较小冠脉及直径<400 μm的小动脉和毛细血管,又被称为"阻力血管"。其对心肌血流灌注起到显著的控制作用。在生理状况下,中心静脉压力等于或几乎等于0,跨心肌阻力取决于大的冠脉阻力和微循环阻力,正常冠脉对跨心肌阻力的影响可以忽略不计,跨心肌阻力主要取决于微循环的功能状态,即心肌最大血流量主要取决于微循环的扩张能力。当大的冠状动脉存在明显病变时,因产生黏滞摩擦、层流、湍流和微涡流而增加冠脉阻力,使Pd降低致灌注压下降,进而降低心肌血流量。

1995年,Pijls等首次提出冠脉血流储备分数的概念。冠脉血流储备分数被定义为狭窄冠脉支配区域心肌最大血流量与理论上同一支冠脉无狭窄时处心肌所能获得的最大血流量的比值(图4-4-3),即$FFR=QS_{max}/QN_{max}=(pd-pv)/Rs \div (pa-pv)/Rn$。当使用某些药物(如腺苷),诱发最大充血状态,也就是使微循环阻力降到最低时,$Rs=Rn$,而由于Pv相对于Pa和Pd来说可疑忽略不计,因此,上述公式就被化简为$FFR=Pd/Pa$。理论上,冠脉血流储备分数,不受血流动力学因素(如血压、心率以及心肌收缩力等)的影响,可以用于多支血管病变且重复性较好,因此其在临床实践中得到广泛应用。相关仪器见图4-4-4、图4-4-5。

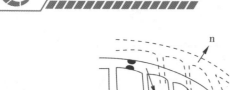

$$FFR = \frac{存在病变时血管的最大血流量}{正常状态下血管的最大血流量}$$

图4-4-3　冠脉血流储备分数

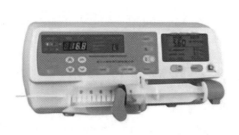

图4-4-4　大容量输液泵999 mL/h

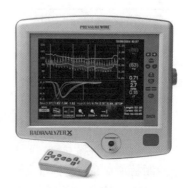

图4-4-5　FFR机器

【适应证】

1. 临界病变。

2. 多支血管病变策略选择。

3. 串联病变和弥漫性病变。

4. 左主干病变。

5. PCI术后评价。

【禁忌证】

1. 有引起心搏骤停、持续性室速、非致命性心肌梗死的病例,急性心肌梗死<5 d。

2. 二度及以上房室传导阻滞,或病态窦房结综合征(带有人工起搏器者除外)。

3. 已知或估计有支气管狭窄或支气管痉挛的肺部疾病的患者(例如哮喘)。

4. 已知对腺苷有超敏反应的患者。

5. 其他不耐受操作病例患者。

【手术用物】

见表4-4-12。

表4-4-12　血流储备分数测定仪相关器材

序号	耗材名称	规格型号	用途	数量
1	指引导管	6F	冠脉通路	1

续表4-4-12

序号	耗材名称	规格型号	用途	数量
2	压力导丝	PressureWire(压力/温度导丝) PrimeWire(压力导丝)	测试FFR数值	1
3	近端连接器	压力导丝配套	连接导丝	1
4	大号静脉留置针	18G	静脉输注药物	1
5	临时起搏导管	6F	急救耗材备用	1
6	压力换能器	根据医院实际	血流动力学监测	1
7	三联三通、环柄注射器	根据医院实际	造影显影	1

【手术流程和护理配合】

见表4-4-13。

见表4-4-13　FFR操作流程及护理配合

操作流程	护理配合
连接电源和信号线缆	1. 连接电源 2. 连接"AO IN","AO OUT","PRESSURE WIRE OUT"信号线缆 3. 打开电源开关
校零 选择"ZERO CATHLAB",按"ENTER"(按左右箭头给200 mmHg模拟信号,可以测试AO和PW输出功能)	1. 主动脉压校零 选择"CAL AO",按"ENTER",压力传感器位置和患者腋中线同高,和空气连通(通大气),多导生理仪校零,按"ENTER",关闭压力传感器 2. 压力导丝校零 (1)选择"CAL WIRE",把压力导丝和机器连接 (2)生理盐水充盈导丝套装,平放,按"ENTER" 3. 均衡主动脉压和压力导丝压力 (1)压力导丝进入导引导管,把紧按着头端3 cm(不透X线)的压力传感器(2 cm长,透X线)刚刚出导引导管口 (2)撤出导引针,拧紧Y阀,再次检查压力传感器位置,如果主动脉压和压力导丝压力相差在±9 mmHg,按住"EQUALIZE"键3 s,消除差值
记录血流储备分数(FFR)	1. 将压力感受器放到尽可能远的位置 2. 等待基准压力读数稳定 3. 撤出导引针,拧紧Y阀,按照导管室标准规程给硝酸甘油,然后实现最大充血状态 4. 按"REC"键开始记录,达到最大充血状态并完成测压时,按"STOP/VIEW"键停止记录,仪器会自动显示血流储备分数(FFR)最低值
完成测压后-验证AO和PressureWire压力是否相等	1. 回撤压力导丝,使导丝距头端3 cm处压力感受器刚好位于导引导管头端开口处外位置 2. 验证AO(Pa)和PressureWire(Pd)压力在该位置是否相等(<5 mmHg)

注:FFR仪器连接见图4-4-6、图4-4-7。

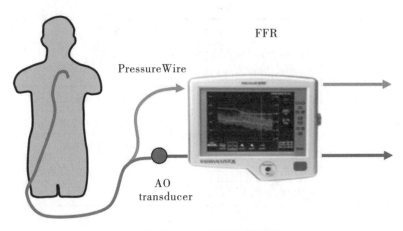

图 4-4-6　FFR 连接示意

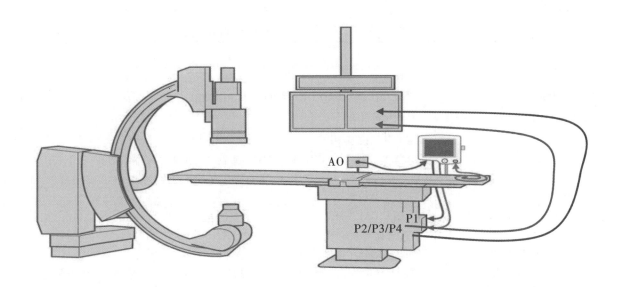

图 4-4-7　FFR 仪器设备连接

【血管扩张药物的使用】

FFR 值的测定,实际上是通过测定压力来反映血流量的改变。在实际检测过程中只需要测定狭窄病变远端的冠脉压力(Pd)和主动脉压(Pa)并获得两者的比值即可。

腺苷、罂粟碱和三磷酸腺苷(ATP)是 FFR 检测过程中常用的诱发最大充血反应的药物。其中以腺苷和 ATP 最为常用。

常用给药途径有两种,即静脉滴注(intravenous infusion,IV)和冠脉内推注(intracoronary bolus injection,IC)。腺苷给药途径的合理选用对于诱发最大充血反应具有重要影响。

1. 药物配置

(1)冠脉 ATP 的配制方法为:配制方法:ATP(2mL:20mg)。取 2 mL ATP(2 mL:20 mg)加入 500 mL 生理盐水配制成 40 μg/mL。

使用方法如下。左冠:常规 60 μg(1.5 mL);右冠:常规 40 μg(1mL);最大剂量:150 μg

(3.75 mL)。

（2）静脉 ATP 配制方法如下。药物：ATP（2 mL∶20mg）；配制成：1mg/mL；推注速度：140 μg/（kg·min）。快速公式：体重（kg）×8.4＝输注速度（mL/h）；最大推注速度：180 μg/（kg·min）。配制方法：4 mL ATP（2 mL∶20 mg）+36 mL 生理盐水（微量泵）；10 mL ATP（2 mL∶20 mg）+90 mL 生理盐水（输液泵）。

2. 冠脉推注注意事项　①注射腺苷前应注射硝酸甘油以减轻冠脉痉挛对 FFR 测定的影响。②不能选用带侧孔的指引导管，操作时要保持指引导管的同轴性，以保证药物的充分给予和主动脉压力的准确测定。③血流储备分数检测仪默认设置为测定三个心动周期的平均动脉压，但冠脉内推注时由于药物作用时间极短，需要变更为单个心动周期的压力测定以便更精确地捕捉 FFR 的最低值。④给药后应当尽可能迅速地开启压力监测，以避免遗漏最大充血反应时压力的记录。⑤对于左主干或右冠开口病变，指引导管很难准确到位，往往会导致药物无法足量进入冠状动脉而使测量失真。

3. 不良反应处理方法　①立即停药。②加强生命体征的监测。③备好各项抢救措施。④遵医嘱使用腺苷受体拮抗剂，若不能消除缺血反应，应使用硝酸酯类药物。

见表 4-4-14。

表 4-4-14　血管扩张药物的使用

药物	给药方法	剂量	峰值时间	持续时间	常见不良反应
腺苷	冠脉内注射	右冠：40~120 μg/次 左冠：60~600 μg/次	≤10 s	≤20 s	房室传导阻滞、心动过缓、窦性停搏，血压下降，胸闷，心悸
ATP	静脉输注	140~180 μg/（kg·min）	30~60 s	N/A	
硝普钠	冠脉内注射	100 μg	≤10 s	约30 s	

FFR 测量正常波形及临床操作技术路径见图 4-4-8、图 4-4-9。

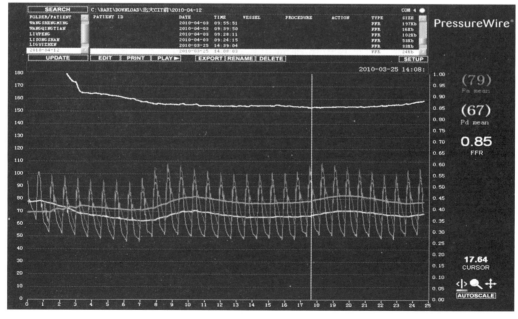

图 4-4-8　FFR 测量正常波形示意

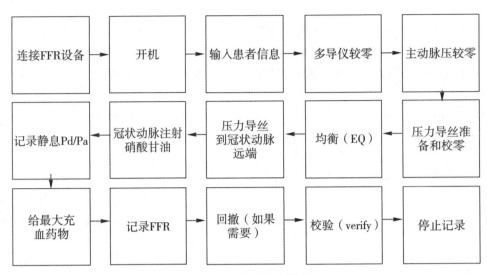

图4-4-9　技术路径流程

【注意事项】

1. 压力传感器要固定在床旁输液架上,和腋中线齐平。压力传感器和大气连通,管路充满生理盐水,排除气泡后多导生理仪先校零,然后 FFR 机器计算(CAL)主动脉压(AO),关闭压力传感器,FFR 和多导生理仪都可以显示 AO。

2. 多导生理仪校零(ZERO)。CATH 里按左箭头给 200 mmHg 模拟主动脉压,FFR 机器和多导生理仪都会有相同波形显示,相差不能超过+2 mmHg。

3. 压力导丝校零:导丝校零时,尾端先同 FFR 机器连接,导丝不取出塑料管,放平冲洗让塑料管充满盐水,排除气泡。最好用 50 mL 注射器冲洗,小注射器反复冲洗会进入气体,高度最好和腋中线持平。

4. EQ 技巧:导丝尾端连接电缆线,很难转动,可以先放入最容易进入的血管,EQ 然后可以断开尾端,再进入目标血管。

5. 建议用 6F(包括 6F)以下的导引导管,如果导引导管嵌顿,回撤导引导管离开冠脉口。

6. 测量 FFR 时压力感受器放到冠脉尽可能远端,防止遗漏隐藏病变。

7. 开口病变(RCA or LM)操作方法:①导引导管放置在冠脉开口。②压力导丝通过狭窄病变。③导引导管离开冠脉开口。④回撤压力导丝感受器到狭窄近端,不透光的 3 cm 头端留在狭窄处,进行 EQ(如果冠脉开口病变严重,可以在主动脉窦内 EQ)。⑤导引导管重新进入冠脉开口。⑥压力导丝放到血管远端。⑦静脉给药。⑧保持导丝位置不变,回撤导引导管离开冠脉开口。⑨监测导引导管波形,避免嵌顿。

【并发症】

见表4-4-15。

表4-4-15　FFR相关并发症原因及临床表现

并发症	原因及临床表现	护理措施
冠脉血管痉挛	常见于冠脉远端,导管操作刺激所致 窦性心动过缓、血压降低、出冷汗	冠状动脉内给予硝酸甘油,护士密切注意患者的血压及心率,避免发生低血压及心动过缓,预先告知患者可能不适
心动过缓、心律失常	使用血管活性药物所致 胸闷、心悸等 呼吸急促、困难	护士应密切观察心率及心律的改变,可以遵医嘱预防性用药,当术中发生心动过缓可静脉注射阿托品,必要时可置入临时起搏器
心悸、胸痛	术中短暂心肌缺血	预先告知患者可能发生不适情况,使用药物一过性反应,备好相关急救药品和器械
药物不良反应	术中用ATP或腺苷所致 面色潮红、呼吸急促、胸闷及血压下降	密切观察患者生命体征和主诉 已知房室传导阻滞患者尤为重视,遵医嘱备好急救药品

【围手术期护理】

见表4-4-16。

表4-4-16　FFR围手术期护理

护理	观察处理要点
术前护理	取得患者及家属的同意并签字,向患者交代术中可能出现的并发症,询问有无药物过敏史 向患者简要交代FFR检查的目的、具体方法和可能出现的不适症状,充分告知FFR检查必要性及注意事项,缓解患者紧张情绪积极配合手术
术中配合	推荐建立肘正中静脉通路,连接心电监护,备齐除颤仪、起搏器、递送指引导管、FFR导丝等耗材,稀释ATP注射液,根据患者体重给予泵入诱发心肌缺血 详细记录术中用药情况,迅速准确执行医嘱
	术中监测:密切观察心率、心律、血压、呼吸的变化,及时发现心律失常,报告术者给予相应处置。实时监测冠脉压力变化,发现压力异常应及时报告术者。出现血流动力学不稳定,应尽早识别并及时处理
术后处理	检查结束后配合术者回放记录,并同时口头报读FFR数值,术闭关闭FFR测量主机,一次性耗材按医院规定处理销毁

（姚　亮　朱　丽）

第五节　腔内激光设备使用

准分子激光消蚀术是一种应用波长308 nm的激光进行的血管内治疗,通过光化学效应、光热效应和光机械效用对于增生的动脉粥样硬化斑块、纤维组织进行消蚀治疗,能够明显减轻局部斑块负荷。

【适应证】

1. 急性的高负荷血栓(心肌梗死)。

2. 重度钙化。

3. 球囊难以通过或扩开的病变。

4. 支架膨胀不全。

5. 支架内再狭窄。

6. 开口病变。

7. 桥血管病变。

【禁忌证】

1. 病变位于无保护的左主干。

2. 病变位于极度扭曲(急弯)的血管近端或者内部。

3. 导丝无法通过的病变。

4. 病变位于分叉内(激光在推进时尽量避免分叉病变,分叉病变的远端可以使用)。

5. 患者不适合做搭桥手术。

6. 发现夹层,避免使用激光。激光会扩大夹层,加剧血管闭塞。

【手术用物】

1. 激光导丝

(1)尺寸:规格选择需要根据实际病变情况决定。

1)请参考表4-4-17狭窄性病变可以通过IVUS判断血管直径;

2)0.9 mm常用于开通难过性病变;

3)1.4 mm较多用于原发性病变的减容,或者开通;

4)1.7 mm,2.0 mm常用于静脉桥,或者支架内减容;

(2)选择:根据患者情况选择。根据各自(ELCA冠脉导管,以及Turbo~Elite外周导管)适应证选择患者(表4-4-17)。

表4-4-17 ELCA-冠脉用

导管规格/mm	推荐血管直径/mm	能量范围/(mJ/mm^2)	频率范围/Hz	推荐应用
0.9(x-80)	≥1.5	30~80	25~80	开通难过病变
1.4	≥2.2	30~60	25~40	常规减容、开通
1.7	≥2.5	30~60	25~40	SVG、支架内、减容
2.0	≥3.0	30~60	25~40	大直径

2. 生理盐水

(1)生理盐水(37 ℃)灌注。

(2)作用:①冲走对比剂;②冲走血液,减少能量损失;③冷却效应(血液本身也可冷却)。

(3)注意事项:①心功能差的患者,酌情减少盐水灌注;②较细血管,或者远端阻力较大,建议用压力注射器灌注。

【手术流程和观察要点】

见表4-4-18。

表 4-4-18　手术流程和观察要点

手术流程	1. 手术开始前,事先将设备推至靠近患者处
	2. 连接 220 V 电源
	3. 顺时针旋转钥匙开机,自动进入 5 min 预热
	4. 连接脚踏开关
	5. 等 5 min 预热结束,连接标定导管
	6. 校准标定导管:对准玻璃中心 2~3 cm,手不要抖,踩脚踏,直到"Cal OK"灯亮
	7. 设定能量和频率:起始较低,逐级上调
	8. 准备普通盐水(或者肝素盐水)以灌注
观察要点	严察心电监护,密切观察血压、脉搏及各项生命体征,注意有无心律失常,尤其是室颤、室扑,及时记录,报告压力曲线改变;术中抗凝药物的应用,术中股动脉穿刺成功后应用肝素 3 000 U 静脉注射,以后每小时追加 1 000 U 至手术完毕,以防血栓形成

【并发症】

见表 4-4-19。

表 4-4-19　相关并发症原因及临床表现

并发症	原因及临床表现	护理措施
夹层 (3%~5%)	在冠脉支架治疗中,需要球囊扩张使病变部位血管重塑形,塑形过程中,内膜的撕裂和内膜与中膜的分离对增加血管内径具有重要的作用,但严重的内膜撕裂及内膜与中膜分离在造影中就表现为冠状动脉夹层。直径小的夹层无临床症状,无缺血性心电图改变;直径大的夹层致患者出现心前区剧烈疼痛、大汗淋漓,严重则合并低血压、休克	造影结果提示夹层风险高的患者,手术医生使用球囊扩张病变部位时,护士应主动询问患者的主诉,严密观察意识及生命体征的变化,一旦造影发现夹层,配合医生迅速植入支架并使用止痛等药物
远端栓塞 (1%~2%)	远端栓塞支架内血栓形成主要与患者病情特点、术中操作有关、手术用药有关。一般发生在术后 2~4 h 内。临床表现为术后心前区仍有胸痛症状,心电图有明显的心肌缺血改变	术后要认真听取患者的主诉,严密观察生命体征和心电图的变化,急诊支架内血栓一旦发生,应配合做好溶栓、血栓抽吸,做好重新植入支架准备,并按医嘱用药
穿孔 (极少发生,0.5%)	冠状动脉穿孔是对比剂经明确的冠状动脉撕裂处流至血管外。冠状动脉穿孔是冠脉介入治疗中少见但非常严重的并发症,发现和处理不及时,常可危及患者生命。临床表现为恶心、胸闷、气促、心率增快,血压下降	一旦发生应配合医生持续低压力球囊扩张,遵医嘱使用鱼精蛋白中和肝素,同时准备好心包穿刺包

【围手术期的护理】

见表 4-4-20。

表 4-4-20　围手术期的护理

术前护理	1.物品准备　接到手术通知后,导管室护士立即备好 PCI 所需各种材料,备好心电监护仪、注射泵、临时起搏器、除颤器、氧气及吸引器;备好各抢救药品,抽吸好:阿托品、利多卡因、多巴胺,以备急用 2.患者准备　入导管室后,给氧 4~6 L/min,心电监护,左侧肢体建立静脉通道,协助患者排尿,必要时予留置尿管。由于在介入治疗中,患者采取的是局部麻醉,在整个过程中神志始终是清醒的,应对患者进行有效的心理疏导,分散其注意力
术中护理	1.密切观察心电图　术中严密观察心电图,行冠脉造影时,由于导管及对比剂刺激可引起心率改变,应根据具体情况及时对症处理,当心率少于 60 次/min,立即嘱患者咳嗽,以提高心率,必要时给予阿托品 0.5~1.0 mg 静注或安装临时起搏器,AMI 冠脉再通时可出现再灌注心律失常,如频发室早、室速,甚至室颤,应确保除颤器处于备用状态。如因导丝进入心室发生室性早搏、短阵室速多为一过性,不需特殊处理 2.术中压力变化的监测　AMI 时,部分患者还会出现频繁呕吐和疼痛、出汗等导致血容量不足、心律失常和右室心肌梗死等,会引起动脉压力改变。主动脉内球囊反搏为一种机械循环支持方法广泛应用于 AMI 的紧急救治中,可以明显降低心源性休克发生的概率,遏制心源性休克患者的病情的进展,改善心功能,降低 AMI 病死率。护理人员应密切观察病情变化,协助医生及时、果断尽早实施 IABP 治疗 3.密切观察患者反应　手术一般是在局麻下进行,患者始终处于清醒状态,因此术者之间尽量用专业术语交谈。护士密切观察患者各种反应,主动询问,一方面分散患者的注意力,另一方面也给患者予心理支持。使手术能顺利进行。术中随时可能出现各类危及生命的并发症,护理人员要能迅速反应,分工明确,有序开展急救,操作有条不紊积极投入到抢救工作中
术后护理	手术结束,对术中所用材料完成登记,物品器械归位,消毒

（杨启航　朱　丽）

第六节　冠脉内旋磨仪使用

随着社会发展及生活水平地不断提高,生活方式和饮食结构也发生了重要改变,人口老龄化日趋严重,冠状动脉粥样硬化性疾病的高发病率和不良预后及其相关并发症严重威胁了人们的生命健康和生活质量。经皮冠状动脉介入治疗(PCI)是冠心病最重要的治疗方法,对钙化病变的介入治疗依旧是 PCI 治疗手术的重点和难点之一,尤其是中重度钙化病变,球囊难以扩张或支架无法通过,是导致 PCI 手术成功率降低的重要因素,并且是支架贴壁不良以及支架内狭窄和晚期支架内血栓的重要危险因素。

经皮冠状动脉内旋磨术(percutaneous coronary rotational atherectomy,PTCRA)20 世纪 80 年代初进行研制及开发,是钙化病变介入治疗的重要介入手段。1988 年 Fourrier 等完成了世界上首例冠状动脉斑块旋磨术,目前在全球开展已超过 90 万例,美国旋磨术使用率达 2%,日本使用率在 2.8%,近几年我国旋磨术开展例数也在快速增长。

【工作原理】

冠状动脉内旋磨术是根据"差异性切割"或"选择性切割"的理论,采用呈橄榄型带有钻石颗粒旋磨头的导管在冠状动脉血管内用机器带动旋磨头以 135 000~18 000 r/min 的高转速,选择性的去除纤维化或钙化严重的动脉硬化斑块,而遇有弹性的血管组织,高速旋转的磨头会自动弹开,即旋磨头不切割有弹性的组织和正常冠状动脉。

临床资料证实旋磨后血管内腔明显扩大且其血管内壁光滑,内膜撕裂的发生概率明显低于单纯球囊扩张,在治疗中已经明确体会到旋磨术对冠状动脉血管中膜无损伤,对血管的牵张较小,弹性回缩率发生概率低。

【适应证】

1. 严重钙化病变,狭窄处可通过旋磨导丝　冠状动脉中重度钙化病变应用旋磨术的成功率明显高于单纯球囊扩张术,发生内膜撕裂等并发症概率明显降低。

2. 球囊无法扩张的病变　因病变僵硬、无顺应性,球囊高压力扩张仍无法扩张病变,甚至可以造成球囊破裂。

3. 冠状动脉开口处病变　球囊扩张成功率较低,再狭窄率高,使用旋磨术后成功率达95%。

4. 血管分叉处病变　分叉病变再球囊扩张时易将斑块挤到另一支血管开口处,利用旋磨术可将斑块旋磨去除后再进行球囊扩张,治疗效果明显提高。

5. 弥漫性长节段钙化病变　单纯球囊扩张效果不佳,支架置入较困难,利用旋磨术提高手术成功率。

6. 支架内再狭窄病变　血管内膜过度增生,普通球囊扩张不理想,使用旋磨去除内膜增生,增大血管管腔面积达到治疗目的。

【禁忌证】

1. 急性心肌梗死,明显富含血栓迹象。

2. 退行性大隐静脉桥病变。

3. 严重的成角病变(大于90°)。

4. 明显内膜撕裂病变,存在严重自发性螺旋夹层。

5. 其他旋磨导丝无法通过的闭塞病变。

6. 非绝对禁忌证:①无保护左主干病变。②开口病变。③严重左心功能不全(左心室射血分数LVEF<30%)。④弥漫病变(病变长度≥25 mm)。⑤成角病变:60°~90°成角病变。⑥慢性完全闭塞病变(CTO)。⑦球囊预扩后出现夹层的病变。

【机器设备】

Rotablator旋磨介入治疗仪主要由四部分组成,即Rotawire导丝、推进器、导管和控制台系统,控制台系统包括了操作控制台、脚踏板和压缩气体供应装置。

1. 主机　即操作控制台,是旋磨术所需的主要设备,以高压氮充气为动力驱动旋磨导管传递高转速。板面仪表分别显示旋磨压力、高低速旋磨转速、每次旋磨时间及累计旋磨总时。插孔分别与手术操作推进器中氮气管及转速光纤连接线。机器后插孔分别连接电源线、脚踏控制板、高压氮气输入泵管。

2. 脚踏控制板　术中由术者或护技人员在脚下控制启动和关闭,通过控制气压涡轮的启动与关闭来驱动旋磨导管头的旋转和停止。脚踏控制板右侧Dynaglide按钮控制低速旋转开关,当体外测试和手术结束退出旋磨导管时由手术人员控制使用,旋磨头以50 000~70 000 r/min低速将旋磨头经指引导管缓慢退出动脉血管。

3. 压缩气体装置　即罐装高压氮气瓶,这是旋磨治疗主机的驱动动力。主气瓶的压力在减压表上要至少大于6.25~6.89 MPa。因此满足一次正常旋磨手术的最少气体量为7 MPa。

4. 气压调节器(压力表)　为双表头减压阀,接口处与氮气瓶连接紧密。出口处与主机输入泵管连接,需用专用金属丝夹紧防止气体外漏和连接管脱落。

5. RotaLink™导管　包括旋磨头、螺旋驱动杆、鞘管、导管连接器,以及导管体。带有金刚石涂层的旋磨头是由表面覆盖精细金刚石微颗粒的锥形体构成。旋磨头高速旋转可将闭塞组织旋磨成细微颗粒,再由网状内皮系统将微粒携带到远端并清除。旋磨头由柔韧的旋转驱动杆驱动,驱动杆中心腔用于输送导丝。与导管连接端啮合的推进器连接端,使导管能够与推进器分离和再连接。

6. Rotablator 推进器　旋磨气体涡轮的支撑装置和导向装置,引导控制旋磨头伸缩的滑动部件。内部制动器可在旋磨时(Dynaglide™模式除外)牢牢固定导丝,防止在手术操作时导丝旋转和移动。推进器上方黑色旋钮科独立控制旋磨头端的伸缩和进退,操作 wireClip 扭转夹可操控导丝尖端移动。

【手术用物】

见表 4-4-21。

表 4-4-21　冠脉内旋磨手术相关用物

序号	耗材用物	规格型号	用途	数量
1	动脉鞘	6F、7F、8F	血管入路	1
2	指引导管	6F、7F、8F	PCI 手术耗材	1
3	旋磨导丝 RotaWire	Floppy Guide Wire Extra Support Guide Wire	通过钙化病变	1
4	微导管	6F	加强支撑通过	1
5	旋磨磨头	见图 4-4-10	快速旋磨装置	1
6	推进器	Rotalink 预装	支撑和导向装置	1
7	临时起搏导管	6F	急救耗材备用	1
8	压力换能器	根据医院实际	血流动力学监测	1
9	三联三通、环柄注射器	根据医院实际	造影显影	1
10	PCI 指引导丝	0.014 inch 工作导丝	通过病变	1
11	冠脉球囊	根据病变血管	扩张血管	1
12	压力泵	根据医院实际	扩张球囊	1
13	IABP 导管	30 cm、40 cm	急救装置	1

旋磨导丝类型见图 4-4-10。

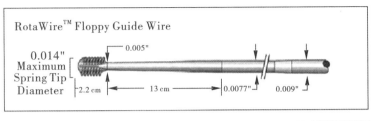

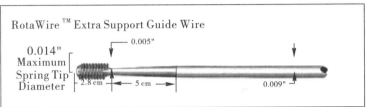

图 4-4-10　旋磨导丝类型

磨头型号选择见表4-4-22。

表 4-4-22　磨头型号选择

Rotablator 旋磨头尺寸	建议的指引导管内径 mm(inch)	导管法制尺寸
1.25 mm	1.524 mm(0.060 inch)	6F
1.5 mm	1.600 mm(0.063 inch)	6F
1.75 mm	1.854 mm(0.073 inch)	6/7F
2.00 mm	2.108 mm(0.083 inch)	8F
2.15 mm	2.261 mm(0.089 inch)	8F
2.25 mm	2.362 mm(0.093 inch)	9F
2.50 mm	2.591 mm(0.102 inch)	10F

注意:

1. 所选指引导管的内径至少应比在手术中使用的最大旋磨头的直径大 0.1 mm(0.004 inch)。

2. 对于法制尺寸的指引导管,因制造厂家的不同略有差异。

【手术流程和观察要点】

见表4-4-23。

表 4-4-23　手术流程和观察要点

手术流程	护理观察配合
通过冠状动脉造影结果获知患者钙化病变情况,明确旋磨治疗,操作前准备	1. 充分评估患者病情,掌握相关实验室检查结果和影像学资料(心脏彩超等) 2. 知晓患者病变部位和严重程度,针对病变血管和患者耐受手术程度作出预见性护理 3. 血管入路的充分评估,桡动脉置入 7F 薄壁鞘管,减轻患者的痛苦,同时提高手术效率 4. 与患者沟通,告知放松心情、平静呼吸。说明血管开通可能会引起短暂不适

续表 4-4-23

手术流程	护理观察配合
用物准备	PCI 术药品： 生理盐水,利多卡因,硝酸甘油,肝素,阿托品,维拉帕米 耗材和器械:桡动脉穿刺鞘,止血阀,造影钢丝,造影导管,三联三通,环柄注射器,压力换能器,Y 阀三件套,指引导管,260 cm 交换导丝 辅助用品:加压袋,机套,塑料布垫,洞巾,注射器(10 mL 及 1 mL)
旋磨专用设备及耗材准备	配合准备好氮气瓶、旋磨主机及脚踏板,并配合者选择旋磨术的导管材料:旋磨导丝、旋磨头及推进器。根据患者的血管病变情况和医生临时口头医嘱,选择合适直径的旋磨头,配合术者正确连接推进器是与旋磨导管
连接机器电源	接好脚踏板连线及氮气连接管,打开机器开关,旋磨指示为准备状态(板面上旋磨转速表右下角指示灯为绿色)
接好氮气瓶压力表	打开氮气瓶顶部大阀门即总开关,并确认气压瓶主表气压显示大于 7 MPa 后打开副气压表,调节减压阀到输出压力为 0.65 ~ 0.75 MPa
检查 Dynaglide 功能	踩下位于脚阀上的圆形转换键,主机上绿色指示灯闪亮,再次踩下圆形转换键绿灯则应该熄灭,意味着气瓶具有足够的压力
旋磨冲洗液的准备	常规在盐水中单纯加入肝素 10 ~ 20 U/mL,遵医嘱可同时加入硝酸甘油(4 μg/mL)和/或维拉帕米(10 μg/mL)。术中冲洗时可以在抗凝的同时减少血管的局部痉挛,降低无复流或者慢血流现象的发生。含"鸡尾酒"成分的盐水袋通过连接管连接到推进器手柄位置的盐水接口上,在盐水袋上应使用压力袋并保证 200 mmHg 的压力以提供足够速度的盐水冲洗
拆开已选定的旋磨导丝、旋磨头及推进器,保持无菌递于台上	术者或助手把推进器中气泵管及双色光缆转速连线递出,护士分别连接在旋磨主机不同插孔中,再将推进器中冲洗输液管接在已准备好的加压输液袋上,以便于旋磨时随时冲洗。加压盐水袋压力通常为 200 ~ 300 mmHg,以保证术中稳定灌注
将旋磨脚踏控制开关递与术者	置放于影像机器控制脚踏板的右侧(以防使用中误踩)。由术者控制体外试转,要在旋磨头放入指引导管前完成。转速调制 135 000 ~ 180 000 r/min,或遵医嘱调整转速
术中配合	1. 嘴读　旋磨开始后护士要随时读出旋磨转速及旋磨时间,术者需要随时明确旋磨速度及旋磨时间,每次旋磨周期大约 5 ~ 15 s 2. 眼看　护士需密切监测动脉压力变化,如遇压力突然升高(>150/100 mmHg)或降低(<90/50 mmHg)时立即与术者沟通,并随时准备配合医嘱进行相关药物的应用。术中心电图监测,旋磨中如有心动过缓、心律失常、ST 段升高或降低等出现时,要及时通知术者并准备好相应药物及临时起搏器 3. 耳听　护士需听患者的主诉、观察病情,有无胸闷、胸痛,及时与术者沟通,按医嘱用药,并安慰患者,做好心理护理。同时,需要仔细聆听旋磨声,若发出高转速或低转速的异常噪声,及时看机器的转速,并立即向术者汇报 4. 心理　护士应做好患者心理护理,减少患者恐惧紧张情绪,嘱其不要移动身体,保持平静呼吸
操作后的处理	旋磨结束后配合术者调整机器为低转速,并同时口头报读转速,将旋磨导管缓慢退出冠状动脉血管。关闭氮气瓶压力表和旋磨主机,一次性耗材医院规定处理销毁

【并发症】

多项临床研究显示,冠脉内旋磨术并发症发生率在 3% ~ 8% ,常见的并发症有冠脉痉挛、慢血流/无复流、冠脉夹层、磨头嵌顿、导丝断裂、穿孔等。见表 4-4-24。

表 4-4-24　相关并发症原因及临床表现

并发症	原因及临床表现	护理措施
冠脉血管痉挛	常见于冠脉远端,多因旋磨刺激所致	冠状动脉内给予硝酸甘油,必要时给予维拉帕米或地尔硫草。护士密切注意患者的血压及心率,避免发生低血压及心动过缓,减少旋磨时间,单次旋磨不宜过长,一般不可超出 30 s,超过 20 s 需给予术者提示
心动过缓	房室传导阻滞 窦房结传导功能影响	护士应密切观察心率及心律的改变,可以遵医嘱预防性用药,当术中发生心动过缓可静脉注射阿托品,必要时可预先置入临时起搏器
胸痛、心绞痛	旋磨术中短暂心肌缺血	术中遵医嘱使用止痛镇静剂,可使用安定或/和吗啡等,芬太尼组合剂通常可以缓解症状
慢血流/无复流现象	常见原因包括冠状动脉夹层、微循环栓塞、血小板激活聚集,血栓形成、远端冠状动脉痉挛、临床合并心功能不全、低血压等因素	应立即停止旋磨,等血流情况恢复之后继续旋磨,同时护士配合术者检查旋磨冲洗液是否维持高压冲刷(200 mmHg 以上)。若血流在短时间内无法恢复,则应协助术者配置相应药物,如冠脉内应用硝酸甘油、硝普钠,必要时可冠脉给予维拉帕米或欣维宁,在术者给药的同时护士需要配合密切注意患者的血压及心率,避免发生低血压及严重心动过缓
冠脉夹层	磨头选择过大、推进速度过快、导丝偏移等均可导致夹层发生	应停止旋磨,否则将导致夹层加重甚至导致血管壁破裂,夹层的处理方法同常规 PCI 一样,发生旋磨夹层后确保旋磨导丝保留于血管并位于真腔中,根据临床情况利用支架覆盖夹层处。一旦发生夹层护士应密切观察患者生命体征变化,重视主诉,提前做好用药和相关耗材的准备工作。如果不能置入支架,需转至心外科进行 CABG 治疗
磨头嵌顿	原因:①操作手法不正确;②单次旋磨时间过长;③旋磨头在病变中间停顿;④转速过低;⑤推送旋磨头用力过猛;⑥在已发生明显夹层的病变中进行旋磨,旋磨头离病变太近,推送旋磨头的力度未完全释放,在旋磨中启动旋磨时,旋磨头会突然弹进病变内而出现嵌顿(尤其 1.25 mm 旋磨头);⑦过度成角病变等	应配合术者及时有效处理,传递相关耗材。当这些方法都无法解决时,应立即寻求心外科帮助。为避免发生该严重并发症,可采取以下预防措施:①选取合适旋磨头;②提醒术者单次旋磨时间控制在 30 s 内;③手术过程中严密监测旋磨头转速并调至适当速度,如有异常及时提醒术者

续表 4-4-24

并发症	原因及临床表现	护理措施
导丝断裂	导丝断裂可能是由于旋磨时导丝头端显影段的线圈缠绕造成;或者在大于90°的成角病变行旋磨术时,磨头在成角处造成旋磨导丝损伤从而发生断裂;另外,导丝送至远端小血管或分支小血管内亦容易导致导丝断裂	旋磨导丝断裂通常很难从患者体内取出,护士应马上准备抓捕器,配合术者尝试从患者体内取出或在不影响血流动力学稳定的情况下利用支架抓压
冠脉穿孔	冠脉穿孔通常发生于以下情况:①病变严重成角(>90°);②旋磨头直径过大;③导丝偏移,偏心斑块;④不适当的旋磨手法(用力推送而非"缓进快出"轻柔操作磨头);⑤旋磨导丝放置在血管末梢旋磨时导致的末梢血管穿孔	应立即退出磨头,保留旋磨导丝,穿孔的处理同常规PCI时冠脉穿孔的处理方法相同。根据穿孔的程度和具体临床情况采取不同措施进行治疗:①轻度穿孔(例如:对比剂外渗)可以用球囊低压扩张贴在外渗处一段时间,观察外渗情况是否好转;②如果球囊扩张封堵后冠脉穿孔没有好转,需要植入带膜支架;并根据情况进行心包穿刺;③必要时球囊扩张封堵穿孔处,并立即寻求心外科帮助

【术中突发情况及处理】

见表 4-4-25。

表 4-4-25　术中突发情况及处理

症状	口服药	静脉用药	其他
血压升高	卡托普利、硝苯地平	硝酸甘油、乌拉地尔	—
血压降低	—	多巴胺	使用 IABP 机
心动过缓	—	阿托品	临时起搏
室性早搏	—	利多卡因	—
心包填塞	—	—	剑突下穿刺引流
心绞痛	硝酸甘油	硝酸甘油	皮下注射吗啡、哌替啶

【排除旋磨机器故障】

见表 4-4-26。

表 4-4-26　排除旋磨仪故障

故障	可能原因	处理方法
旋磨声音变调	可能为转速下降,可导致旋磨头嵌顿	当无粗糙旋磨音时,提示旋磨成功或磨头被纤维组织包裹,只能产热不能打磨钙化病变处,需要更换新旋磨头

续表 4-4-26

故障	可能原因	处理方法
脚踏无法切换高低速	与气压不足或连接不到位有关	检查确保所有连接无误,确保氮气瓶完全打开,减压阀输出气压 0.7 MPa
	减压阀输出至主机的压力过高(>0.8 MPa,主机自我保护)	可关闭电源、氮气瓶开关,等待减压阀气压下降至零或踩脚踏释放减压阀气体至气压为零,将减压阀开关旋松,重新开机开氮气,调节减压阀输出气至 0.7 MPa
转速无法调节	往往表现为转速无法达到 10 万转以上,可能与未调到高速挡有关	可切换至高速挡(即 dynaglide 熄灭)
转速无法调节(踩脚踏板,STALL 灯亮,磨头不转)	可能与旋磨头嵌顿、输出压不足、盐水未开、压力不足及 Y 阀旋转太紧有关	确保所有连接到位,连接口插紧,同时确保氮气瓶完全打开,输出压达到 0.7 MPa;打开盐水加压袋,旋松 Y 阀,若推进器损坏及时更换
术中推进器不工作	与磨头推进器连接脱开有关	应停止旋磨,退出体外然后重新连接

【注意事项】

1. 加装管理生理盐水的灌注装置,并将其与推进器上的灌注端口连接起来。使用 IV 级压力袋给盐水增压,以确保盐水在存在动脉压的情况下仍得以稳定灌注。建议使用的压力为 150 ~ 200 mmHg。流动的盐水对于冷却和润滑推进器工作部件至关重要,没有盐水灌注的情况下操作推进器可能对推进器造成永久性损伤。

2. 请勿以 Dynaglide™ 模式操作 Rotablator 推进器或操作导丝制动器失效按钮,除非可以运用 wireClip™ 扭拒装置牢牢夹紧导丝。在按下制动器失效按钮后,可用手指抓紧 wireClip 扭拒装置或将其完全插入连接口。在制动器失效或以 Dynaglide 模式操作 Rotablator 推进器时,如果不对导丝采取保护措施,可能造成导丝旋磨和扭结。

3. 磨头位于 RotaLink 导管的远端,能够高速旋转。请勿将身体的任何部位或衣服与之接触。与之接触可能引起人身伤害或衣物扭结。

4. 请勿将旋磨磨头推进至与导丝弹簧末端的接触点。此类接触可能会导致远端分离和末端栓塞。

5. 如果 Rotablator 推进器停止且主机上红色 STALL(停转)指示灯亮起,请拉回磨石并立即停止治疗。检查推进器与主机之间的连接是否正确。

6. 请勿通过推送导鞘来推送旋磨的磨头,以防造成导丝弯曲和血管穿孔或血管损伤。谨记使用推进器按钮推送旋磨磨头。

7. 当磨头处于旋磨状态时,一定要不停地推进或撤回磨头。当磨头处于旋磨状态时将之保留在同一位置可能会导致过多的组织被切除或对 Rotablator 系统造成损伤。

(杨启航　朱　丽)

第七节　主动脉内球囊反博的使用

主动脉内球囊反搏(intra-aortic balloon pump,IABP)是将特制的气囊导管插至主动脉内,通过控制系统与心动周期同步对气囊进行充气或放气,使舒张期冠状动脉血流量增大,收缩期收缩阻力降低,从而减少左室做功,增加心肌供氧,减少心肌耗氧,从而改善心功能的治疗方法。IABP是目前最常用的机械辅助循环方式之一。

【工作原理】

IABP由主动脉内反搏器和气囊导管组成。经皮穿刺股动脉或经股动脉切开后将气囊导管送至降主动脉内,其气囊尖端抵达主动脉弓降部。球囊导管与体外压力泵相连接,内部充入氦气,由设定的触发方式进行自动的程序控制,使球囊充气与排气限定在特定的时限内,从而达到治疗的目的。在心脏收缩期,主动脉瓣开放,主动脉内气囊排气,使主动脉压力下降心脏后负荷降低,心机耗氧量减少,从而使衰竭心脏的心输出量增加。在心脏舒张期,主动脉瓣关闭,主动脉内气囊充盈,使主动脉舒张压迅速增高,冠状动脉灌注压和血流量增高,同时,可促使缺血区侧支循环的开放,从而使缺血心肌灌注得到改善。

【适应证】

1. 医疗适应证　①顽固性左心衰竭;②心源性休克;③预休克综合症;④不稳定型心绞痛;⑤顽固型室性心律失常;⑥心梗后心绞痛或危及生命的心梗进展;⑦心脏挫伤。

2. 预防性支持　①冠状动脉造影术;②经皮冠状动脉血管成形术(PTCA);③溶栓疗法;④风险干预性治疗程序(即支架)。

3. 心梗层的机械性并发症　①瓣膜狭窄(二尖瓣);②瓣膜功能不全(二尖瓣反流);③乳头肌破裂;④心室间隔缺损(VSD)。

4. 手术适应证　①心脏外科手术前的预防性支持(准备工作);②难以脱离体外循环或预计术后严重心功能低下的高危心外围手术期患者;③支持脱离体外循环(cardiopulmonary bypass,CPB);④心脏解剖学缺陷修正后的支持;⑤CABG术后桥通畅性维护;⑥V动脉瘤。

5. 其他机械辅助性设备的桥接装置　安装其他辅助装置前起机械性过渡作用(终末期心脏病等待安置人工心脏辅助装置或心脏移植患者的短期心功能支持)

IABP应用的血流动力学指征心脏指数<2 L/(min·m^2);平均动脉压(MAP)<60 mmHg;成人尿量<20 mL/h,四肢凉,发绀,末梢循环差。患者出现上述情况时,调整心脏前负荷,积极应用药物治疗,特别是多巴胺或多巴酚丁胺剂量>20 μg/(kg·min),血流动力学指标仍无改善,应及早开始反搏治疗。

表4-4-27　气囊导管参数

产品特点	Linear 25 cc	Linear 34 cc	Linear 40 cc	MEGA 50 cc
导管直径	7.5F	7.5F	7.5F	8F
球囊尺寸	25 cc(mL)	34 cc(mL)	40 cc(mL)	50 cc(mL)
球囊长度	174 mm	221 mm	258 mm	258 mm
球囊直径	15 mm	15 mm	15 mm	17.4 mm
可植入长度	72.3 cm	72.3 cm	72.3 cm	72.3 cm
患者身高	< 152 cm	152～162 cm	162～183 cm	> 183 cm

【禁忌证】

1.绝对禁忌证　①造成严重血流动力学改变的主动脉瓣反流。②主动脉病变：如主动脉夹层、主动脉瘤、主动脉外伤，以及重度的主动脉粥样硬化。

2.相对禁忌证　①晚期心肌疾病。②严重动脉粥样硬化（主动脉，周围血管）。③绝症晚期。④腹主动脉瘤，未切除。⑤脑出血，不可逆的脑损伤。⑥严重凝血功能障碍（血小板减少）。

【机器设备】

1.IABP 机器设备　主动脉球囊反搏泵装置。

2.操作相关耗材　IABP 球囊导管、穿刺包、压力传感器、加压带。

【手术流程和观察要点】

见表 4-4-28。

表 4-4-28　手术流程和观察要点

手术流程	观察要点
护士用物准备（全程无菌操作）	1.腹单包、器械包 2.IABP 导管遵医嘱选择 IABP 导管，临床上导管有 30 mL、40 mL、50 mL 3 种规格，30 mL 导管适用于身高 147～162 cm，体表面积<1.8 m²，40mL 导管用于身高 162～182 cm，体表面积>1.8 m²，50 mL 导管用于身高>182 cm，体表面积>1.8 m² 3.配肝素生理盐水冲洗（生理盐水 500 mL+肝素 500 U），加压袋（保持压力 300 mmHg） 4.压力传感器 5.消毒物品：碘酒、酒精、无菌手套 6.局部麻醉物品：1% 利多卡因针；肝素生理盐水（生理盐水 500 mL+肝素 500 U）冲导管用 7.医、护、技三方核对患者信息并相互协同完成手术
技师准备	1.准备 IABP 机器及机器用氦气（平时都处于备用状态） 2.接通主机的电源 3.打开氦气开关，确认氦气的工作压力符合要求 4.连接触发反搏的心电图电极，电极片的位置应当放到患者体表能够获得最大 R 波并且其他波形和伪波最小的位置 5.主机开机 6.将监测主动脉压力的传感器与主机相连接 7.压力传感器接三通，分别连接已加压至 300 mmHg 的肝素生理盐水和压力延长管 8.压力延长管肝素盐水冲洗后通大气，IABP 机器压力调零键按压 2 s 压力调零

续表 4-4-28

手术流程	观察要点
医生操作流程（全程无菌原则）	1. 从 IABP 导管盒内水平拉直取出 IABP 导管，以免损坏 IABP 导管 2. 球囊导管腔连接单向阀，用 60 mL 注射器回抽真空 3. 肝素盐水冲洗中心腔，排出空气 4. IABP 导管体外测量穿刺处到胸骨柄的距离并标记 5.（无 DSA 时）在无菌操作下，局麻后使用穿刺套件穿刺股动脉，送入导丝至主动脉弓部，血管扩张器扩张后送入鞘管 6. 将 IABP 导管中心腔穿过导丝，经鞘管缓慢送至左锁骨下动脉开口远端 1~2 cm 处（气管隆突水平），撤出导丝 7. 无鞘球囊导管比较细，可以减小对股动脉血流的影响，应用无鞘球囊导管时，先用血管扩张器扩张血管，再用止血钳扩张皮下组织，经导丝直接送入球囊导管，如果皮下脂肪厚度超过 5 cm 不推荐用无鞘球囊导管 8. 经中心腔回抽血液 3 mL 并肝素盐水冲洗，连接已调零压力延长管，球囊导管腔连接氦气管 9. 选择自动模式、1∶1 反搏比例，启动反搏 10. IABP 的触发模式有心电图波形触发、血压波形触发，和自动模式等，手动调节时建议选择稳定的波形，心电图波形因为电信号传导速度比较快，更加推荐 11. IABP 充气时间应该在主动脉波形的切迹处，就是主动脉瓣膜关闭的一瞬间，放气应该在心脏收缩的开始，也就是主动脉瓣打开的一瞬间。充气过晚或者放气过早则 IABP 的作用无法充分发挥，充气过早或者放气过晚则 IABP 会损伤心脏功能 12. 缝合固定氦气管之 Y 型端
观察要点	注意患者心率、心律、有创动脉压、反搏压的变化，如出现心律失常而致反搏比例不当时，应及时调整反搏比例或球囊充气放气时间；IABP 停止工作时间不能 >30 min。一旦 >30 min 禁止启动工作，立即配合医生拔管

【撤离 IABP 的指征】

1. 心脏指数 >2.5 L/(min·m^2)。

2. 动脉收缩压 >100 mmHg。

3. MAP>80 mmHg。

4. 神志清楚，末梢循环良好，尿量 >1 mL/(kg·h)。

5. 心电图无心律失常及心肌缺血表现。

6. 多巴胺用量或多巴酚丁胺 <5 μg/(kg·min)。

7. 如果在 1∶4 比例辅助下患者的血流动力学稳定是拔出主动脉内球囊反搏导管的指征。

【IABP 撤除步骤】

1. 逐步减少反搏的辅助比例，从 1∶1 减少到 1∶2 最终到 1∶4。脱离的过程要小于 60 min。如果时间延长，可以在每个小时之内采用 1∶1 比例辅助 5 min。如果在 1∶4 比例辅助下患者的血流动力学稳定则拔出主动脉内球囊反搏导管。

2. 逐渐减少抗凝剂的应用，在拔出主动脉内球囊反搏导管前 4 h 停止用肝素，确认凝血活动时间（ACT）<180 s 或者部分凝血激酶活动时间（APTT）<40 s，这样可以将出血的危险性减少到最小。

3. 可给予少量镇静药物。

4. 剪断固定缝线。

5. 关机。

6. 将球囊反搏导管与外包的血管鞘一起拔出,让血液从穿刺口冲出几秒或几个心动周期,以便使血块排出,手法压迫<30 min。

7. 确认足背动脉搏动情况。

8. 嘱咐患者平卧12 h,以避免动脉血管并发症的发生。

【注意事项】

1. 从IABP导管盒取出导管时要水平取出,避免打折损坏导管。

2. 导管连接单向阀,通过单向阀,用60 mL注射器回抽真空。

3. 股动脉穿刺时要小角度穿刺(穿刺角度<45°)。

4. 置入IABP导管时,慢速推进IABP导管,遇阻力回撤,避免导管打折。

5. 如使用无鞘置入IABP导管,股动脉穿刺部位渗血严重,可置入止血装置。

6. 球囊顶端应位于主动脉弓,左锁骨下动脉处远端2 cm,球囊尾端应位于肾动脉上。

7. 注意患者心率、心律、有创动脉压、反搏压的变化,如出现心律失常而致反搏比例不当时,应及时调整反搏比或球囊充气放气时间。

8. 静脉肝素化,每隔1 h冲洗导管中心腔,预防导管堵塞。

9. 研究表明,一般情况下,IABP患者不需要抗凝治疗。

10. 密切监测血小板计数,一般不低于$150×10^9$/L,防止血栓形成。

11. 注意伤口出血情况及皮肤黏膜、尿液等有无出血。

12. 严格卧床休息,适当限制术肢的活动,病情允许患者床头摇高不超过30°,侧卧位是不超过40°,术肢伸直,避免屈曲。

13. 如床旁置管,术后应立即拍床边胸片,以主动脉弓为解剖标志,确保球囊顶端位于左锁骨下动脉开口远端2 cm,位置正确,妥善固定导管;每小时观察导管外露刻度并登记1次,做好交班。

14. 注意观察IABP并发症的临床表现,如每小时尿量、24 h出入量、双侧足背动脉搏动情况。

15. 动脉穿刺口每日换药1次,用透明敷料包覆,有渗血应及时更换无菌敷料。

16. IABP治疗期间应注意观察导管内是否出现血液,反搏波形是否正常,如导管内出现血液,反搏波形消失,应立即停机并拔除IABP导管。

17. 影响主动脉内球囊反搏使用的因素:反搏触发信号、患者自身因素(>120次/min的窦性心动过速、房颤、心房起搏信号干扰)、严重低血压、球囊大小、球囊位置、氦气压力、导管曲折、管道密闭性。

【常见并发症】

使用IABP时,需要严密观察患者的各项生命体征、穿刺部位及下肢血运情况,密切监测血常规、血凝常规及生化指标,做到早发现、早处理,降低并发症危害。IABP常见并发症见表4-4-29。

表4-4-29　IABP常见并发症

并发症	护理措施
主动脉及股动脉夹层	对肩胛骨之间疼痛的患者进行评估;每日监测血细胞比容;怀疑夹层,进行造影检查,及时拔除球囊,或外科治疗
出血	观察患者穿刺部位、牙龈、皮下黏膜等处是否有出血点,患者胸腔引流液的性质和量,大小便颜色,有无柏油样便等。监测血常规、出凝血时间,根据部分凝血活酶时间调整抗凝药物用量

续表 4-4-29

并发症	护理措施
球囊破裂	密切观察反搏压及波形的变化,观察导管内有无血液流出 球囊破裂后,如未及时发现,可能会导致大量氦气进入冠状动脉或其他重要脏器,引起胸痛、低血压、心律失常、颈静脉充盈、呼吸急促、紫绀等相应表现,一旦发现应立即停止 IABP 治疗,采取合适的卧位,给予高流量吸氧,尽可能抽出体内气体,减少栓塞器官的缺血缺氧症状及并发症
下肢静脉血栓形成	严密观察患者双下肢有无肿胀、疼痛,以及皮肤的颜色、温度 患者不能自主活动时,护士给予按摩比目鱼肌、腓肠肌并给予踝关节被动运动。患者麻醉作用消失后或清醒后,指导患者主动踝泵运动(用力、最大限度、反复地屈伸踝关节)
血小板减少	监测血小板计数 避免过度使用肝素,必要时输入血小板
感染	严密监测患者体温和血常规的变化,观察动脉穿刺处有无渗液、渗血,敷料固定是否良好。当导管局部出现红、肿、热、痛或有分泌物时,提示有感染的可能 护理各项操作应严格无菌操作,控制重症监护室人员流量。穿刺部位渗血及被污染时,随时更换敷料。术后预防性应用抗生素。防止发生肺部感染,在病情允许的情况下,协助患者叩背、咳痰,利于痰液排出

(杨启航　朱　丽)

第八节　体外膜肺氧合机使用

体外膜肺氧合(extra corporeal membrane oxygenation,ECMO)是一种心肺生命支持,将静脉血从体内引流到体外,经过膜肺氧合器氧合后再用血泵将血液灌注回体内,应用体外循环技术,对因心脏和肺病变或创伤导致呼吸或循环衰竭患者进行有效支持,为心肺功能恢复赢得宝贵时间或为进一步治疗手段提供过渡。

【基本分类】

静脉-动脉 ECMO(V-A ECMO):V-A ECMO 的作用是同时支持心脏和肺。通常需要两根插管,静脉可采用股静脉,颈静脉或右房。动脉可采用股动脉、升主动脉、颈动脉。

静脉-静脉 ECMO(V-V ECMO)。V-VECMO 的作用只能替代与支持肺的功能。插管位置可采用左股静脉-右股静脉或右颈内静脉-右股静脉。

【设备系统】

ECMO 系统回路由血泵、氧合器、热交换器、循环管路及一组连接患者和机器的血管内置管组成。根据患者的病情需要,予以心脏或和肺功能的支持。

1.插管　ECMO 置管的选择是尽可能减少并发症的基础,多数置管根据内径[以 French(Fr)为单位,1Fr=1/3 mm]、长度(mm)和表面处理方式来进行分类。

2.血泵　非阻塞型离心泵,是 ECMO 核心组成的动力源部分,通过旋转叶轮叶片或旋转锥的涡轮作用将血液带入泵内。流量(通过超声传感器获得)以 L/min 为单位。控制台可显示和设置

ECMO的各种参数(流量、高流量和低流量警报),并配备有紧急手摇曲柄防止血泵运行故障。

3. 回路。由PVC管组成,内径为3/8 inch(9.525 mm),无菌包装,带有一个去气泡袋,表面处理减少血液凝结。

4. 氧合器。采用中空纤维膜式进行氧气和二氧化碳交换,血液通过聚丙烯纤维使气体交换进行氧合排出CO_2,氧合器由多个直径小于0.5 mm的中空纤维组成,表面涂有疏水聚合物,允许气体(分压梯度)通过,但不允许液体通过。气体在纤维内部流动,液体在纤维外部流动。

5. 变温器。微型加热单元,可以通过对流加热患者血液,在患者血液通过氧合器的过程加热血液。

【适应证】

1. 顽固性心源性休克。

2. 急性冠脉综合征。

3. 暴发性心肌炎。

4. 终末扩张性或缺血性心肌病。

5. 心脏移植后器官衰竭。

6. 难治性心搏骤停。

7. 心脏毒性药物中毒。

8. 频繁发生危及生命的心律失常。

9. 心脏术后休克。

10. 高危患者手术围手术期循环支持。

11. 心脏或大血管创伤。

【禁忌证】

1. 绝对禁忌证:①主动脉夹层;②严重主动脉瓣反流;③无替代治疗的终末期心脏功能障碍(VAD或移植);④肺功能衰竭终末期的非移植候选人;⑤不可逆的严重神经系统损伤。

2. 相对禁忌证:①高龄;②肝衰竭;③晚期恶性肿瘤;④ECMO前高水平机械通气时间过长;⑤外伤、活动性出血等抗凝禁忌;⑥血管病变限制通路建立。

【手术用物】

1. 设备耗材。见表4-4-30。

表4-4-30 ECMO设备耗材

序号	设备名称	数量	耗材名称	数量
1	离心泵	1	离心泵头	1
2	变温水箱	1	管道套包	1
3	空氧混合器	1	插管	1
4	ACT抗凝检测	1	膜肺	1
5	B超及血气分析仪	1	血气及ACT试剂	1

2. 手术用物。见表4-4-31。

表 4-4-31 ECMO 材料名称

序号	材料名称	数量
1	ECMO 手术包	1
2	专用铺巾	1
3	深静脉导管套包	1
4	手术衣	5
5	碘伏消毒液	1
6	无菌纱布	1
7	抗感染三通	1
8	肝素帽	若干
9	0 号慕斯线	1
10	医用贴膜	1
11	3M 伤口敷料	2
12	28 mm 角针	2
13	美皮康	2
14	弹力绷带	1

3. 药物准备。见表 4-4-32。

表 4-4-32 ECMO 相关药物准备

药品名称	数量
灭菌注射水 500 mL	2
乳酸钠林格液 500 mL	2
0.9% 生理盐水 500 mL	2
0.9% 生理盐水 100 mL	2
罗库溴铵	5
肝素注射液	5
利多卡因注射液	2
丙泊酚注射液 50 mL	1
去甲肾上腺素	5
鱼精蛋白	1

4. 插管口径选择。见表 4-4-33。

表 4-4-33　ECMO 插管口径选择

大小/Fr	长度/cm	100 cmH$_2$O 时的流量
8	25	0.5
10	25	0.9
12	25	1.5
14	25	2.4
15	37	2.2
17	37	3.0
19	37	3.8
21	37	5.0
23	38	6.9

Fr 值＝直径×3,10mm 血管×3 约等于 30F 的插管

【手术流程和观察要点】

见表 4-4-34。

表 4-4-34　ECMO 手术流程及观察要点

手术步骤	护理配合
启动 ECMO 人员、环境、设备准备、模式选择	根据患者病情启动 ECMO,通知团队成员,设备耗材准备,手术室或监护室场地准备,选择合适模式 患者准备:留置动脉测压管路、尿管、胃管、腹股沟处备皮,超声评估
管路连接与预冲	1. 检查管路外包装、有效期 2. 连接静脉引流管与离心泵头口,连接紧密 3. 连接两根预冲管,在两根预冲管中间管路用管道钳阻断 4. 将靠近离心泵头静脉端预冲管针头插入预冲液容器内,利用重力排气超过离心泵头,排气钳夹 5. 另一预冲管针头插入预冲液容器内 6. 将离心泵头装入离心泵,离心泵转速调至 2 000 r/min 以上,旋松氧合器上黄色肝素帽,松离心泵头处阻断钳,预冲氧合器与管道,充分排气 7. 氧合器内无明显气体,氧合器预冲完全,钳夹阻断两根预冲管,松两根预冲管中间管道阻断钳,再次确认管路内预冲情况 8. 预冲结束,管路自循环备用 9. 连接空氧混合气管道(气源-空氧混合器-氧合器),设定 FiO$_2$ 和气体流量 10. 连接变温水箱,设置适宜水温,并进行水循环 11. 待台上动静脉插管插好后,打开台上管包装,连接管路准备运行 ECMO
插管、置入	生命体征组:患者安全、监护、超声、CPR 置管组:消毒铺巾、超声引导切开穿刺、导引钢丝置入/肝素化、置入插管、初步定位、连接管路、根据流量标记和超声再次定位。穿刺口荷包缝合、双线 8 字缝合、固定夹缝合、伤口敷料覆盖,保护皮肤及固定管路 管道组:预充、肝素化及流量监督

续表4-4-34

手术步骤	护理配合
ECMO运行和参数调整	1. ECMO运行:穿刺置管和预冲的管路连接,打开导管阻断钳,抽出气泡。初始设置泵速、气体流量和吸入氧浓度,开放所有通路 2. 参数调整:泵速及血流速和吸入氧浓度(至少使患者SpO_2维持在92%以上),MAP大于65 mmHg,动脉氧分压大于80 mmHg,动脉二氧化碳分压小于50 mmHg,维持组织氧供,DO_2/VO_2大于4:1 3. 采用保护性机械通气,容量辅助控制通气模式(A/C),呼吸机FiO_2设置在30%~40%,PEEP设置为8~10 cmH_2O左右,VT在3~6 mL/体重,限制平台压力在25 cmH_2O以下,根据动脉血气分析进行适当调整
ECMO期间监测	1. 上机前监测血常规、纤溶功能、肝肾功能、电解质、动脉或中心静脉血气分析 2. 上机后每3~4 h监测ACT,随监测调整肝素用量,输注血小板、血浆或大量白蛋白后会导致患者凝血功能改变,监测ACT及定期复查:血常规、纤溶功能、白蛋白水平、动脉或中心静脉血气分析 3. 监测ECMO血流量、血压、管路搏动、肢端缺血情况、体温、镇静深度
ECMO的撤离	1. 达到撤机筛查标准 原发疾病改善或得到控制,肺部X线影像好转、氧合良好,ECMO血流速度减至1.5~2 L/min,最低剂量的正性肌力药物,心指数>2.0 L/(min·m²),肺动脉嵌顿压和中心静脉压<16 mmHg,血气分析结果良好,无组织灌注不足表现 2. 心脏功能评估 心室辅助流量≤1 L/min,进行自主循环试验,先阻断动静脉插管通路,开放ECMO桥,流量减至0.5 L/min,观察6 h,血压、心率较基础值变化大于20%继续行ECMO支持,如呼吸循环变化低于20%,无明显灌注不足表现,可考虑撤离心脏辅助 3. 肺功能评估 进行自体氧合试验,$ScvO_2$维持在70%以上,心率、血压、氧合波动小于20%,继续观察6 h,血压、氧合波动小于20%,血气分析未有明显恶化,可考虑撤离ECMO 4. ECMO撤离 将体外循环的血液经自体血回收装置回输患者体内或弃去,并予以鱼精蛋白中和肝素,使ACT恢复正常水平。动脉插管需动脉缝合术,防止远端组织缺血,股静脉需要外科修补,拔管后需要按压1 h以上,注意局部有无出血

【并发症】

见表4-4-35。

表4-4-35 ECMO相关并发症及临床表现

并发症	原因及临床表现	护理措施
肢体缺血并发症	穿刺或切开血管、插管操作	①置管穿刺处皮肤对导管进行外科缝线固定后用无菌纱布覆盖,穿刺部位定期换药,检查导管位置、测量导管外露长度和固定情况以防脱管。比较观察双侧肢体情况,如温度、颜色、周径等。②患者出现躁动,可使用约束带对患者双上肢及置管侧下肢进行保护性约束,每小时检查肢体约束情况。③防止插管部位远端肢体缺血,尽量不在管路中连接输液管路进行输液、抽血等操作,用适当的灌注管供血给远端下肢,建立远端灌注。从肢体远端的灌注管泵入肝素,减少血栓发生

续表 4-4-35

并发症	原因及临床表现	护理措施
血栓	慢血流、低血压、休克、炎症、低氧血症等诸多致栓因素	ECMO 治疗时因血液引出体外后需与管路、氧合器等大量非生理性的异物表面接触须采用全身肝素化抗凝治疗。密切监测活化凝血时间(ACT)值,及时调整肝素用量,预防血栓形成或出血。ECMO 运行期间持续静脉泵入肝素每小时 30～60 U/kg,同时每 2～6 h 监测 1 次 ACT,并根据 ACT 值调整肝素用量,使 ACT 维持在 180～220 s,有活动性出血时 ACT 控制在 140～160 s
感染	各种穿刺、置管等有创操作	感染监测①患者置于单间病房,采用新风装置保持空气清洁,加强消毒隔离措施,限制人员进出,避免交叉感染。②ECMO 管路预冲、穿刺置管及其他各种有创操作时严格遵守无菌原则。导管穿刺部位每天 2 次(6:00、18:00)使用聚维酮碘溶液消毒液以穿刺点为中心进行螺旋式消毒,消毒范围大于 20 cm×20 cm,消毒液待干后以无菌透明敷料覆盖,如有出血或渗出及时更换敷料,保持局部无菌干燥。③加强气道管理,注意气道湿化,及时清除呼吸道分泌物,如患者痰液黏稠、咳嗽能力差、痰液不易吸引时进行纤维支气管镜下吸痰,以防止痰液淤积和肺不张,预防肺部感染。④遵医嘱预防性应用抗生素,定期监测体温及生化指标
栓塞	长期卧床、休克、下肢动脉或静脉插管导致下肢静脉血回流不畅等	①每日交接班时检查并记录患者的脉搏、肢体感觉等,注意观察有无缺血、僵硬、皮肤发白等。②使用评分量表,评估患者意识状况。每 4～6 h 观察 ECMO 循环系统内有无血栓形成,用手电照射整个体外循环管路,目视下血栓表现为管路表面颜色深暗且不随血液移动的区域,如出现血栓或仍在继续扩大的血栓应考虑更换 ECMO 系统
出血	动静脉插管操作、长期药物治疗	常见的出血部位包括插管部位、手术切口、气管切开部位明显渗血、出血,积极采取止血措施,湿棉球蘸取凝血酶冻干粉 500 U 或云南白药涂于气管切开部位或置管穿刺部位,2 次/d,或局部压迫止血。出现消化道出血时减少肝素用量,使 ACT 控制在 140～160 s,同时胃管内注入:①生理盐水 20 mL+凝血酶 500 U,每 6 h 1 次。②4 ℃生理盐水 500 mL+去甲肾上腺素 8 mg,每次注入 80～100 mL,每 6 h 1 次。检查各项凝血指标[ACT、APTT、血栓弹力图(TEG)、凝血因子等]发现问题,根据结果补充相应的凝血物质。ECMO 中血小板需要维持在(50～70)×10^9/L 以上,必要时应输血

【ECMO 抗凝监测方法比较】

见表 4-4-36。

表 4-4-36　ECMO 抗凝监测方法比较

监测方法	特点	监测目标
ACT	优点:简单易行,可实现床旁监测 缺点:影响因素较多,低剂量抗凝条件下肝素与 ACT 相关性差	180～220 s

续表 4-4-36

监测方法	特点	监测目标
APTT	优点:对小剂量肝素比较敏感,与肝素剂量相关性较好 缺点:受血液稀释影响大,原发、继发性性纤溶亢进时延长,对凝血酶原、纤维蛋白原不够敏感	50~80 s(正常值1.5~2倍)
Anti-Xa	优点:反映肝素抗凝的金标准,直接反映肝素的活性 缺点:无法实现床旁监测,未普及应用	0.3~0.7 IU/mL
TEG	对凝血因子、纤维蛋白原、血小板聚集功能以及纤维蛋白溶解等方面进行凝血全貌的检测。鉴别凝血紊乱和外科性出血,区分自身凝血功能障碍与抗凝药物影响	
D-二聚体	检验纤溶系统的重要指标,持续D-二聚体升高考虑血栓形成可能	

【转运流程】

见图 4-4-11。

转运前准备

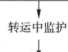

- 制定转运计划,联系电梯组及目的地。
- 物品准备:①ECMO设备检查;②电源、气源准备;③应急器械;④仪器设备。
- 药品准备。
- 人员配备及职责。
- 患者准备:①病情评估;②患者固定;③管路固定;④清理呼吸道。

转运中监护

- 密切监测患者生命体征及病情变化。
- 观察患者穿刺部位有无渗血情况;观察患者血氧饱和度有无明显下降情况;观察有无出现转数与流量不相符的情况;观察有无出现管道抖动情况。
- 紧急事件处置预案:①电梯空间小;②路途中插管脱出;③路途中电池耗尽;④路途中气源耗尽。

转运后交接

- 到达目的地后首先应接通电源及气源。
- 做好过床准备。
- 转运交接:向接收人员介绍患者病情、生命体征、输液通路、用药情况、物品、途中变化、救治措施及ECMO模式及参数等情况。

图 4-4-11 ECMO 患者院内转运流程

【围手术期护理】

见表 4-4-37。

表 4-4-37 ECMO 围手术期护理

护理	观察处理要点
初始阶段的护理	1.生命征及血流动力学的监护 密切观察心律及心率情况,如有异常及时处理。监测动脉及平均动脉压(MAP),一般认为 MAP 应维持 50～70 mmHg 2.呼吸及氧合的观察 ECMO 安装成功后,机体的 SpO_2 及 PO_2 应升高,PCO_2 应下降,酸碱、乳酸紊乱逐渐纠正,同时逐渐减少呼吸机参数,使得肺得到充分的休息 3.ECMO 参数的观察 根据血流动力学情况,调整合适的转速及流量,维持 MAP 在 50～70 mmHg,并动态监测尿量情况 4.穿刺处及全身出血情况的观察 术后早期,观察插管处或伤口处的出血情况,监测 APTT 及 ACT,调整抗凝剂用量 5.肢体末梢的血运情况 肢体末梢的温度是外周灌注最直观的表现,若插管处末梢动脉搏动弱、温度冰凉或者肤色改变,应考虑灌注不良,调整插管位置或增加远端灌注
支持阶段的护理	1.血流动力学监测 监测血压变化,酌情减少血管活性药物使用,根据组织器官灌注情况调整流量 2.血氧饱和度监测 经股动、静脉插管建立通路应分别监测双手的末梢血氧饱和度并对比调整 ECMO 给氧浓度,维持左手血氧饱和度 95% 以上 3.镇静 安装 ECMO 时,使用麻醉深镇静,安装成功后,减轻麻醉深度,采用浅镇静策略,随时评估患者神志情况,密切观察瞳孔变化,做好记录 4.呼吸道强化管理 每 4 h 监测动脉血气分析,根据血气分析结果,调整 ECMO 氧流量及呼吸机参数的监测及管理,包括潮气量、分钟通气量、气道压力、呼吸频率等并记录。定期复查胸片,了解肺部情况,定时翻身、拍背,及时清除呼吸道分泌物,按需吸痰,保持呼吸道通畅,记录痰液颜色、性质及量 5.血容量管理 记录每小时出入量,评估皮肤弹性,动态监测全身容量情况,容量不足时,可以导致 ECMO 引流不畅,管道抖动;容量过多导致心脏负担过重,遵医嘱使用利尿剂,必要时行血液透析 6.体温管理 调节水箱温度,控制体温维持在 36～37 ℃,过高体温机体耗氧量增加,不利于心肺功能的恢复,给予物理降温或遵嘱药物降温;过低体温可导致凝血机制障碍甚至血流动力学紊乱,予保暖处理,必要时升温毯升温 7.胃肠道及营养支持 监测胃液的颜色、性质,评估胃肠蠕动及排气、排便情况;给予肠内营养支持,监测胃残余量,动态评估消化功能;按需给予肠外营养,不得使用脂肪乳类制品,防止膜肺的破坏 8.管路的护理 包括气管插管、各引流管、ECMO 动静脉插管等,妥善固定,避免打折,牵拉,严格交接班,确保各管道留置位置准确 9.机械并发症的观察 观察管壁或膜肺是否血栓形成,血栓形成可导致引流不畅,ECMO 管路抖动,血细胞破坏增加,引起血尿的发生。氧合器随着使用时间的增加,可出现血浆渗漏等情况,氧合功能会逐渐下降,监测膜肺后动脉氧分压,评估氧合能力,若必要时更换氧合器 10.并发症的预防与护理 ECMO 的并发症包括出血、栓塞、溶血及感染等,由于放置的导管直接阻塞血流或血栓栓塞易影响下肢血运而造成下肢缺血,严重时可出现骨筋膜室综合征等危及生命。因此每班监测置管侧肢体末端血运,足背动脉搏动及肤色、皮温情况,并进行双下肢对照,及时记录。严密监测患者全身有无出血倾向,皮肤黏膜、牙龈、鼻腔黏膜等有无出血,监测血小板,血红蛋白等的情况,缺少应及时补充相应成分 11.皮肤管理 置管侧肢体需制动,患者不易进行较大幅度的翻身,加强皮肤护理,预防压疮。①术前给予骶尾、足跟、肩胛、肘关节等骨突及受压处皮肤用增强透明贴保护。②使用防压疮气垫床,在不影响患者血流动力学稳定及 ECMO 血流量的情况下,每 24 h 进行 1 次翻身。③治疗期间保持床单整洁、干燥,防止皮肤潮湿。④ECMO 治疗期间需全身肝素化抗凝,为预防口腔、鼻腔出血和感染,每天 2 次(6:00、18:00)由责任护士用棉球蘸温水清洁患者鼻腔,使用复方氯己定漱口液(500 mL,含氯己定 0.6 g,甲硝唑 0.1 g)20 mL 进行口腔冲洗与擦拭,操作时动作轻柔,防止损伤鼻腔、口腔黏膜。⑤使用多功能口咽通气道固定气管插管,以减少对口腔黏膜及舌的损伤 12.机械通气及气道监护 ECMO 治疗期间采用保护性通气肺复张策略。尽量降低机械通气参数设置,同时充分发挥自主呼吸的生理优势,减少机械性肺损伤和发生氧中毒,尽早停用镇静药,以利于患者痰液引流及防止肺不张。①采用能发挥自主呼吸优势的模式,如双水平气道正压通气,压力支持通气。②由责任护士和呼吸治疗师共同密切监测患者呼吸、血氧饱和度情况,每 4 h 监测血气指标,医生根据血气分析结果调整呼吸机及 ECMO 参数设置。③密切监测并记录潮气量、气道峰压、平台压、气道阻力和呼吸系统顺应性等,出现异常立即通知医生,遵医嘱给予镇静药或肌松药,出现呼吸急促,遵医嘱联合应用镇静药
撤机阶段的护理	患者心肺功能逐渐恢复,ECMO 流量仅为患者血流量的 10%～20%,可维持正常代谢可考虑终止 ECMO。ECMO 撤除初期,有可能出现心率不稳,血压降低及血氧饱和度降低等情况,应增加血管活性药物的用量,及增加呼吸机辅助条件,维持至满意的循环状态及内环境状态

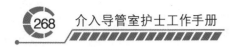
【多学科协作组成】

见表4-4-38。

表4-4-38　ECMO 多协科组成

临床工作职责角色	承担科室或专业
适应证把握和时机确定	重症医学科和各专科 ICU 与体外循环
ECMO 支持启动	心外科体外循环
ECMO 操作和管理	心外科体外循环
患者决策、诊治、护理	重症医学科和各专科 ICU 与体外循环
患者诊治各专业支援	内外科、感染、营养、影像、检验等科室
临床跨部门协调	医务处、专家组主任和执行主任
临床治疗效果评价和回顾	ECMO 治疗组定期工作会议与数据库

　　ECMO 临床应用给危重患者救治带来了新的理念和技术，作为心肺功能的支持系统可以最好地发挥它的功能，维持血流动力学稳定，改善患者缺氧，纠正低氧血症，促进心肺功能恢复。如何进一步提高 ECMO 辅助效果，减少并发症的发生，需要 ECMO 团队工作者们更加深入研究。同时细致全面的护理是保证 ECMO 正常运转和患者心肺机能顺利恢复的关键，为心肺衰竭患者的进一步治疗争取更多宝贵时机。

（姚　亮　朱　丽）

第九节　动脉斑块旋切仪使用

　　斑块旋切术（atherectomy）是一种治疗外周血管病变的新型介入技术，其工作原理是通过旋切器头端刀片高速旋转将动脉硬化斑块直接切除，使病变部位血流即刻恢复通畅。目前临床上应用的斑块切除术有种类型：定向斑块旋切术（directional atherectomy，DA）、斑块旋磨术、轨道斑块切除术及准分子激光斑块切除术。本章节主要叙述定向斑块旋切术及相关仪器的使用事项。TurboHawk™是目前应用的 DA 手术器械。

【设备组成及规格】

TurboHawk™外周斑块切除系统包含 TurboHawk™导管和切刀驱动器两个部分（图4-4-12）。

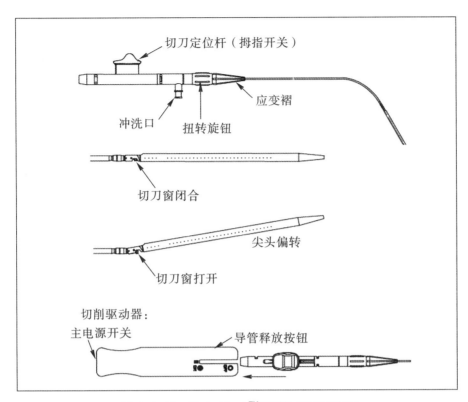

图4-4-12　TurboHawk™导管和切刀驱动器

TurboHawk™导管的主要规格:见表4-4-39。

表4-4-39　导管规格

型号	LS-C	LX-C
血管直径范围	3.5~7.0 mm	3.5~7 mm
尖头长度	6.0 cm	9.0 cm
最大侧面	2.7 mm	2.7 mm
有效长度	104 cm	104 cm
最大导丝直径	0.014 inch(0.36 mm)	0.014 inch(0.36 mm)
最小鞘尺寸	7F(0.010 inch/2.5 mm)	7F(0.010 inch/2.5 mm)

【适应证】

用于外周血管系统的粥样斑块切除。

【禁忌证】

1.不得用于冠状动脉、颈动脉、髂脉或肾血管系统。

2.不得用于外周血管部位的支架内再狭窄。

3. 任何颅内出血或动脉瘤病史或证据。

4. 任何血栓性或出血性卒中病史。

5. 已知高凝状态或凝血病或异常出血趋势。

6. 眼镜检查有眼内出血证据。

7. 血小板减少症或血小板增多症病史。

8. 在过去的 3 个月内有严重创伤、骨折、大手术或实质器官活检。

9. 超长时心肺复苏。

10. 在过去 3 年内窥镜检查有消化性溃疡病或在过去 3 个月内胃肠道出血。

11. 在过去 3 个月内泌尿生殖器出血。

12. 严重持续性高血压(收缩压>180 mmHg)。

13. 对阿司匹林过敏或不耐受。

【使用流程】

见表 4-4-40。

表 4-4-40　动脉斑块旋切仪的使用流程

检查导管	1. 使用前、小心检查 TurboHawk™ 导管和切刀驱动器、确认无菌包装和设备本身均不受损坏。如无菌包装破损,则更换导管
	2. 通过在马达中插入导管的近端、将 TurboHawk™ 导管和切刀驱动器连接。确保拇指开关与切刀驱动器插槽对齐。当完全插入时、导管连接器将锁入切刀驱动器。要从切刀驱动器移除导管、按下导管锁释放按钮、并从马达中拉出 TurboHawk™ 导管
	注:为避免意外启动切刀驱动器、确保拇指开关在插入切刀驱动器前、完全处于向前位置
	3. 为确认 TurboHawk™ 导管的功能性、推进和后撤拇指开关。确认马达可自动开关、且内切刀自由移动。当循环调节切刀位置时、TurboHawk™ 导管尖头应偏转并恢复其最初的构型。推进拇指开关以关上切刀窗并关闭马达
	注:通过使用主电源开关可禁用切刀驱动器的自动马达控制功能。当开关为"开"时、自动马达控制功能被启动。当开关为"关"时、可推进和收回拇指开关而不启动马达
	4. 检查轴、切刀架套和远端尖头能否平滑转移。如果发现有锐边或突出物、请不要使用 TurboHawk™ 导管
	5. 检查导管轴亲水涂层的功能性。当以无菌生理盐水湿润时,TurboHawk™ 导管轴应感觉光滑

续表 4-4-40

清除导管空气	1.以肝素化生理盐水注满一支注射器(3 mL 或更大) 2.确认切刀驱动器的主电源开关处于"关"位置。收回拇指开关为"开"位置、以暴露位于切刀窗中的切刀 3.通过将充满肝素化生理盐水的注射器连接至 TurboHawk™ 导管冲洗口、冲洗 TurboHawk™ 导管轴。轻轻向注射器施压,直至全部驱除掉 TurboHawk™ 导管中的空气、且能看见生理盐水流出切刀窗口 4.完全推进拇按钮至"关"及关闭位置 5.将远端冲洗工具(DFT)浸泡于生理盐水中、对内径进行润滑 6.将导管尖头浸泡于生理盐水中以激活亲水层 7.松开 DFT 止血阀,并将 DFT 滑至导管远端。将 DFT 上的 TOUHY 旋钮与导管上的 DFT 对齐标记远端对齐。应该能在密封外区域看见冲洗窗。拧紧 TOUHY 旋钮,使其固定于导管之上。参见以下注解下的图 4-4-13 注:拧紧后,DFT 对齐标记应该恰好位于 TOUHY 旋钮的近端 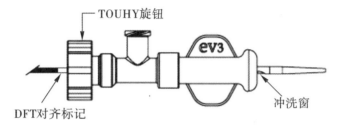 图 4-4-13　DFT 止血阀示意图 8.顺时针旋转尖头远端180°以开启冲洗窗。不要让尖头朝向任何人、并且/或者盖上布料从而防止溅出 9.将注射器(推荐 10 mL)内注满生理盐水,并将其连至 DFT 上的鲁尔接头 10.收回拇指开关为"开"位置、以暴露位于切刀窗中的切刀 11.冲洗尖头,直至液体流出尖头远端 12.完全推进拇指按钮至"关"及关闭位置 13.向后旋转尖头远端至关闭位置,直至与导丝内腔对齐 14.松开 DFT touhy 旋钮,将 DFT 滑入远端,并从导管尖头处取下 15.将切刀驱动器的主电源开关拨到接通位置

续表 4-4-40

导管置入	1. 准备患者、并按标准介入手术、应用相宜的抗凝剂和血管舒张剂
	2. 使用标准技术插入适当裁截的鞘和止血阀
	3. 应当对血管进行血管造影评估以确定目标病变组织的位置
	4. 如果在治疗区域发现过多钙质，在使用 TurboHawk™ 导管时，要同时使用栓塞保护器，预防远端血管栓塞
	5. 使用标准技术，放置导丝并使其通过靶病变部位
	6. 确保拇指开关处于完全推进位置，即闭合和关闭位置
	小心将导丝末端通过 TurboHawk™ 导管尖头回载、确保导丝经过所有两个导丝内腔并且从切刀近端退出
	注意：导丝必须穿过所有两个内腔，否则尖头可能会开启。尖头开启状态下对设备进行操作，可能会造成切除组织栓塞
	7. 松开止血阀（如若可行），并小心地将 TurboHawk™ 导管插入鞘中
	8. 插入过程中，使设备靠近鞘毂，并确保导管尖头和止血阀已完成轴对齐过程
	注意：通过鞘上的止血阀插入导管时，不要过度用力，也不要挤压或弯曲尖头。用力过度、挤压或弯曲尖头，可能损害设备并削弱其功能
	9. 再次旋紧止血阀（如若可行）以防血液丢失
	注意：不得过度旋紧止血阀，因为如此可能会抑制导管的平滑推进和旋转，或可能损坏轴
病变治疗	1. 在 DSA 引导下，小心将 TurboHawk™ 导管向前推到靶病变的边缘
	注：如果 TurboHawk™ 导管不能推过病变部位，则可能需要小心取出 TurboHawk™ 导管，并用小径球囊成形术导管预扩张病变部位
	2. 小心向治疗部位旋转 TurboHawk™ 导管切刀口。应进行附加的血管造影评估，以确认 TurboHawk™ 导管相对于病变部位的位置
	注：切刀架套为不透射线，以利于设备方位的血管造影可视化
	3. 要开始斑块切除，则收回拇指开关，其将暴露旋转切刀并偏转导管尖头
	注：当推进或回缩拇指开关时，必须移动开关直至在拇指开关移动结束时感觉到"咔哒"一声。这表明导管已达到其完全缩回或完全推进位置
	4. 在马达运行情况下，通过 DSA 的引导，缓慢将 TurboHawk™ 导管推过靶病变部位
	5. 一旦抵达靶节段末尾、停止推进 TurboHawk™ 导管。小心推进切拇指开关、以合上切刀和关闭切刀驱动器，听到"咔哒"声则表示已经关闭
	6. 此时、应使用血管造影和（或）血管内超声成像组合评估斑块的切除程度
导管移除	1. 应在 DSA 引导下，小心移除患者体内的导管
	2. 应使用血管造影和（或）血管内超声波进行最后检验，评估斑块的切除程度

续表 4-4-40

组织移除	1. 从 0.014 inch 导丝上卸下导管
	2. 完全推进拇指按钮至"关"及关闭位置。将切刀驱动器的主电源开关调至"关"位置
	3. 用湿纱布轻轻擦拭尖头外表
	4. 将 DFT 滑至导管远端。将 DFT 上的 TOUHY 旋钮与导管上的 DFT 对齐标记远端对齐。应该能在密封外区域看见冲洗窗。拧紧 TOUHY 旋钮,其固定于导管之上。见图 4-4-13
	注意:拧紧后,DFT 对齐标记应该恰好位于 TOUHY 旋钮的近端
	5. 顺时针旋转尖头远端180°以开启冲洗窗。不要让尖头朝向任何人,并且/或者盖上布料从而防止溅出
	6. 将注射器(推荐 10 mL)内注满生理盐水,并将注射器连至 DFT 上的鲁尔接头
	7. 收回拇指开关为"开"位置,以暴露位于切刀窗中的切刀
	8. 以 5~10 mL/s 的稳定速度,对尖头完成一次清洗。(如果有必要清除组织,可重复进行)
	9. 如果已暴露的组织不能完全从清洗窗口排出,则使用镊子将其夹出
	注意:清除组织时,应避免对镊子过度用力,从而避免损坏冲洗窗
	10. 完全推进拇指按钮至"关"及关闭位置
	11. 向后旋转尖头远端至关闭位置,直至与导丝内腔对齐
	12. 松开 DFT TOUHY 旋钮,将 DFT 滑至远端并从导管上取下
	13. 将切刀驱动器的主电源开关调至"开"位置

【并发症】

见表 4-4-41。

表 4-4-41　相关并发症及护理措施

并发症	护理措施
夹层	造影结果提示夹层风险高的患者,手术医生使用旋切导管处理病变部位时,护士应主动询问患者的主诉,严密观察意识及生命体征的变化,一旦造影发现夹层,配合医生准备支架,遵医嘱使用药物
远端栓塞	要认真听取患者的主诉,严密观察生命体征变化,观察患者足背动脉搏动情况及表皮温度变化情况
穿孔	一旦发生应配合医生持续低压力球囊扩张压迫止血,遵医嘱使用鱼精蛋白中和肝素

【围手术期的护理】

见表 4-4-42。

表 4-4-42　围手术期的相关护理

术前护理	1. 药品、物品准备 （1）药品准备：0.9%氯化钠注射液（500 mL）2 袋、12 500 U/2 mL 肝素注射液 2 支、5 mg/mL 地塞米松注射液 2 支、10 mg/mL 间羟胺注射液 1 支、0.5 mg/mL 阿托品注射液 2 支、碘克沙醇对比剂 200 mL 等 物品准备：一次性介入包、高压注射器针筒及连接管、股动脉穿刺鞘（6F）、超滑导丝（150 cm）、椎动脉造影导管（4F）、翻山鞘（6F）、超滑导丝（260 cm）、旋切导管、超声仪、微量泵等（外周动脉支架、PTCA 扩张导管备用） 2. 患者准备 护士提前与手术医生沟通，确认患者手术体位，注意事项。DSA 室护士、技师与手术医生共同核对患者信息，确认无误后，主班护士协助患者摆放手术体位，建立通畅的静脉通道，利于术中及时给药
术中护理	手术过程中，密切监测患者血压、心率、血氧饱和度，询问患者有无头晕、胸闷、胸痛、呼吸困难等不适，定时观察患肢的皮肤颜色、温度、感觉、集尿袋中尿液量、颜色等，时刻关注其病情有无变化，发现手术过程中出现的异常情况。及时发现并处理不良反应，确保顺利完成手术。护士在开始治疗前遵医嘱给予患者肝素化，及时准确补充递送术中所需物品、器械及药物，对高值耗材要反复核对确保正确
术后护理	手术结束，安全转运患者返回病房。对术中所用材料完成登记，物品器械归位，消毒

（司亮亮　赵文利　路　华）

第十节　机械血栓抽吸装置使用

经皮机械血栓清除术（Percutaneous mechanical thrombectomy，PMT）是使用专用经皮血栓切除装置进行血管内血栓清除和切除，这些装置可进行浸渍、切碎、清除、切除、溶解或液化血栓等，PMT 适合有溶栓禁忌证和高手术风险的患者。对于出血风险高的患者，PMT 可在血栓局部溶解前减少血栓机化，缩短治疗时间，从而限制所需的溶栓剂剂量。目前去除、抽吸血栓病快速疏通血管采用的主要包括 Rotarex 和 Angiojet 系统。Rotarex 和 Angiojet 系统主要适用于治疗急性和亚急性血栓形成病变。本章节主要叙述 Rotarex 系统和 Angiojet 系统及相关仪器的使用事项。

一、Rotarex 系统

【设备组成】

系统由 Straub 医疗动力系统、Straub 旋转导管套装（RotarexS 和 AspirexS 产品系列）两部分组成。Straub 医疗动力系统包括下列组件：电机，脚踏板，控制仪，附件（导丝、灭菌覆盖布）组成。

【工作原理】

见图 4-4-14。

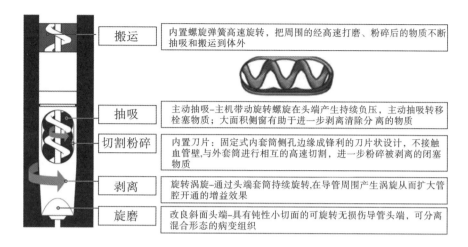

图 4-4-14　Rotarex 系统工作原理

【型号】

见表 4-4-43。

表 4-4-43　Rotarex 型号

Rotarex® S 型号				
血管直径	3～5 mm		5～8 mm		7～12 mm
导管直径	6 F		8 F		10 F
最大转速	60 000 转/min		40 000 转/min		40 000 转/min
抽吸效率	45 mL/min		75 mL/min		130 mL/min
专用导丝	0.018 inch		0.018 inch		0.025 inch
	270 cm	320 cm	220 cm	270 cm	220 cm
导管长度	110 cm	135 cm	85 cm	110 cm	85 cm

【使用流程】

见表 4-4-44。

表 4-4-44　Rotarex 使用流程

使用前检查	1. 使用前、小心检查 Rotarex 导管和动力系统,确认无菌包装和设备本身均不受损坏
	2. 从包含在导管套装中的包装内取出无菌导管。如需将无菌导管连接至 STRAUB 医疗动力系统并同时连接无菌收集袋。请勿在电机运转期间连接导管与 STRAUB 医疗动力系统或将二者断开。这可能造成磁力离合器损坏

续表 4-4-44

Rotarex 导管的准备	1. 在将导管插入导管鞘和血管前,必须为导管腔灌注肝素生理盐水。将肝素生理盐水通过导管头前部的导丝开口灌注入导管。使用合适规格且无针头的无菌塑料注射器抽吸肝素生理盐水。在注射生理盐水前,保持导管头侧开口用单手拇指和食指封闭。用另一只手来引导带尖端注射器,将其稳定地从前部压入导管头。注入足够的溶液,注满整个导管腔。采用肝素生理盐水来润湿导管尖端,确保平滑穿过导管鞘。如果在注满导管后,导管尖端仍不够湿润,必须将其浸入肝素生理盐水 注意:在电机运转期间,确保导管腔完全注满溶液。干燥运转会造成导管即刻解体 2. 当导管尖端湿润且导管腔注满时,立即沿导丝插入去活化的导管,穿过导管鞘进入血流中。为了防止导管在导管鞘外侧扭结,在最长距止血阀 3 cm 处握持导管,并沿导管鞘纵轴方向插入导管。重复这一步骤,直至插入所需导管长度。为助于导丝刚性末端穿过导管齿轮箱外壳,向齿轮箱外壳方向推动导丝适配器头部 3. 沿导丝推进导管,超出梗塞 1 cm,并关闭电机。这是导管使用的起始位置 4. 当达到起始位置时,重新检查导丝位置并加以必要纠正 5. 在到达导管使用的起始位置,且导丝固定到正确位置之后,从齿轮箱外壳中拉出导丝适配器上的手柄
使用 Rotarex 导管	1. 打开 Straub 医疗动力系统 注:在打开电机之前,务必仔细目视检查整个导管,必要时可通过放射造影技术检查。如果存在损坏或功能障碍,请勿运行电机 2. 使用手动或脚踏开关启动电机。监测 STRAUB 医疗动力系统的 LED 灯条上螺旋旋转速度。在手术中的任何阶段,指示正确速度的绿色 LED 都不得熄灭。STRAUB 医疗动力系统配备有一个声音警报系统,当所有绿色 LED 都熄灭时,会发出声音警报 3. 在电机持续运转时,固定电机手柄,使得从导管齿轮箱外壳伸出的出口管道垂直向下放置。收集袋必须垂直悬挂在电机下方,使得进料管道与导管齿轮箱外壳保持垂直,直至延伸至收集袋。在电机运行中,将其定位到与导管鞘相同高度处,并加以固定,使得导管位于病患体外的节段始终保持完全平直
病变治疗	1. 在电机转动期间,将导管推入到栓塞物内,同时在两指之间旋转导管,导管头部切面切除此区域内发现的栓塞物。切离的片段受到旋转所形成的漩涡作用,抛向血管壁,并从血管壁上侵蚀下更多栓塞物。最终,所有脱离的栓塞物被抽吸,在导管头内破碎并运出 2. 在软栓塞物中,最大推进速度为每次前进增加一个导管头部长度。如果栓塞物变硬,例如达到了底层狭窄,推进速度必须降低至每次前进增加导管头部长度的十分之一,因为推进越慢,脱离效果越高。在每次推进及随之打开对应血管段后,略微回缩导管至开放血管段处,另电机保持旋转,使得栓塞物能够得到处理并运出。与此同时,新鲜血液流入,冷却导管头。在整个接受治疗的血管段内执行这些前后运动,频率大约为 1 次/s 注:操作导管通过坚硬区域,特别是严重钙化的斑块区域时,需要特别小心。这些斑块可能突入血管腔。如果导管推进速度过快,斑块尖端仅会部分侵蚀或根本不能被侵蚀,并可能进入导管头的侧窗,它们会在此处受到一个强扭矩,可能使斑块撕裂血管壁 3. 足够缓慢地推进导管可减少远端栓塞和剪切斑块的风险 4. 随着电机持续运转,引导导管进入远端开放血管段,随后将其撤回至起始点,同时保持电机运转。与此同时,在手指间继续旋转导管,使得抽吸侧窗抽吸所有脱离的栓塞物 5. 到达起始点后,即可关闭电机。采用血管造影法确定已处理血管节段状态 6. 导管可重复使用多次,以实现最佳治疗效果 7. 在完成 RotarexS 导管的治疗时,关闭电机并穿过导管鞘小心去除导管

【故障排除】

见表 4-4-45。

表 4-4-45　Rotarex 故障排除

错误/问题/故障	可能原因	备注
无抽吸力 在手术中,导管腔灌注不足 流入收集袋的血流不足	1.导管头受阻,造成螺旋不能旋转。这就是无负压产生的原因所在	去除导管并在导管鞘外侧,将导管头浸入盛有肝素生理盐水的浅钵内,保持导管在导丝上持续运转。当浸没导管头时,打开电机并冲洗整个导管腔,直至流入到收集袋中的冲洗液澄清 如果电机打开时,Rotarex 导管仍不旋转,可能是螺旋被异物阻塞。请按下 STRAUB 医疗动力系统上的"返回"键,同时压下手动或脚踏开关,允许导管头快速朝相反方向转动,清除阻塞。随后用肝素生理盐水,按照上述方法冲洗导管。如果这些措施并不成功,不得再使用这一导管,须更换导管并继续治疗
	2.导管头/管道或螺旋区域受阻:阻止血液流入收集袋。导管腔干涸	
	3.导管移植物存在开孔:如果导管移植受到开启电机的挤压,移植物可能会穿孔	不得再使用这一导管,须更换导管并继续治疗
	4.螺旋破裂:如果在术前术中导管扭曲,或旋转中没有持续的手动前后运动则螺旋可能破裂	不得再使用这一导管,须更换导管并继续治疗
控制单元上的声音报警	如果导管转速降低到临界水平将发出一个间歇警告信号。如果转速降低到零,将发出一个连续警告信号	在继续治疗之前,必须对故障形成原因进行排查并解除故障
导管轴发热	导管头缺乏足够的液体供应,导管腔未充分灌注液体,或者无足够血液流入收集袋	继续治疗时,确保导管头有足够的液体供应,导管腔充分灌注液体,且有足够血液流入收集袋
导丝无法在导管内运动、发热或者与螺旋一同转动	螺旋与导丝可能被纤维缠绕在一起。可能的原因是抗凝不足	不得再使用这一导管和导丝,更换导管和导丝并继续治疗

【围手术期护理】

见表 4-4-46。

表 4-4-46　Rotarex 围手术期护理

术前护理	药品准备:0.9% 氯化钠注射液(500 mL)2 袋、12 500 U/2 mL 肝素注射液 2 支、5 mg/mL 地塞米松注射液 2 支、10 mg/mL 间羟胺注射液 1 支、0.5 mg/mL 阿托品注射液 2 支、碘克沙醇对比剂 200 mL、尿激酶/尿激酶原 物品准备:一次性介入包、高压注射器针筒及连接管、股动脉穿刺鞘(6F)、超滑导丝(150 cm)、PIG 导管(4F)、椎动脉造影导管(4F)、翻山鞘(6F)、超滑导丝(260 cm)、抽吸导管、下腔静脉滤器、微量泵、废液袋、生理盐水(溶栓导管、外周静脉支架、PTCA 扩张导管备用)、除颤仪等
术中护理	手术过程中,密切监测患者血压、心率、血氧饱和度,要尤其关注患者的失血量,必要时使用容量扩充药物或者输血。关注患者主诉,询问患者有无头晕、胸闷、胸痛、呼吸困难等不适,定时观察患肢的皮肤颜色、温度、感觉、集尿袋中尿液量、颜色等,时刻关注其病情有无变化,发现手术过程中出现的异常情况。及时发现并处理不良反应,确保顺利完成手术。护士在开始治疗前遵医嘱给予患者肝素化,及时准确补充递送术中所需物品、器械及药物,熟练操作,时刻关注系统的运行情况,对高值耗材要反复核对确保正确
术后护理	手术结束,安全转运患者返回病房。对术中所用材料完成登记,物品器械归位,消毒

二、Angiojet 系统

【设备组成】

AngioJet 血栓抽吸系统是通过高速水流产生负压进行血栓抽吸的设备,采用流体力学伯努利原理,通过高速水流产生负压进行抽吸。AngioJet 血栓抽吸系统包括 AngioJet 血栓去除术装置和 AngioJet Ultra 控制台两个部分。

【型号】

见表 4-4-47。

表 4-4-47　Angiojet 相关型号

导管型号	适用范围	推送平台	最小适用血管	导管长度	导管直径	配套导丝	指引导管	动脉鞘管	最长抽吸时间(无血流)	最长抽吸时间(有血流)	局部溶栓
XMI	冠脉隐静脉桥下肢动脉	OTW	2 mm	135 cm	4F	0.014 inch	6F>0.068 inch	4F	600 s	300 s	无
Spiroflex	冠脉隐静脉桥下肢动脉	RX	2 mm	135 cm	4F	0.014 inch	6F>0.070 inch	5F	600 s	300 s	无
XVG	下肢动脉	OTW	3 mm	140 cm	5F	0.014 inch	7F>0.076 inch	5F	600 s	300 s	无
Spiroflex VG	冠脉隐静脉桥下肢动脉	RX	3 mm	135 cm	5F	0.014 inch	7F>0.076 inch	6F	600 s	300 s	无

续表 4-4-47

导管型号	适用范围	推送平台	最小适用血管	导管长度	导管直径	配套导丝	指引导管	动脉鞘管	最长抽吸时间(无血流)	最长抽吸时间(有血流)	局部溶栓
Solent Proxi	外周动脉	OTW	3 mm	90 cm	6F	0.035 inch	8F>0.086 inch	6F	480 s	240 s	有
Solent Omni	外周静脉 血透通路	OTW	3 mm	120 cm	6F	0.035 inch	8F>0.086 inch	6F	480 s	240 s	有
AVX	血透通路	OTW	3 mm	50 cm	6F	0.035 inch	8F>0.086 inch	6F	600 s	300 s	无
Zelante DVT	外周静脉	OTW	6 mm	105 cm	8F	0.035 inch	/	/	480 s	240 s	有

【使用流程】

见表 4-4-48。

表 4-4-48　Angiojet 使用流程

使用前检查及 AngioJet 导管的准备	1. 使用前、小心检查 AngioJet 导管和 AngioJet Ultra 控制台,确认无菌包装和设备本身均不受损坏 2. 建议配比(5 000 U/L)对一袋无菌常温盐水进行肝素化处理并混匀。将盐水袋挂在控制台顶部的盐水袋挂钩上 注:建议由医生来决定肝素使用情况 3. 开启 AngioJet Ultra 控制台,将控制台抽屉打开 4. 采用无菌技术从包装袋中取出导管。使用前检查导管,以确保 AngioJet 导管没有发生任何损坏,如弯曲和扭结。请勿使用或掰直使用严重扭结的产品,否则可能导致断裂和/或血管损伤。如果发现任何产品缺陷,请勿使用导管,并更换新的导管 5. 手术医生:从无菌包装袋中取出导管和使用的管路,检查有无损坏。将余下血栓去除术导管交由器械护士安置于 AngioJet Ultra 控制台 注:如果使用夹钳将导管固定在无菌区域,请确保夹钳不会造成管路变形 6. 冲洗导管内腔。将注入盐水的 10 mL 或更大容量的注射器装至 AngioJet 导管歧管上的鲁尔接头连接。使用已插入导管的鲁尔接头连接。按压注射器,直至盐水流出导管内腔远端 7. 器械护士:从手术医生接过泵体(非活塞头)并将其插入控制台。确保废液袋管路与滚轮泵对齐 8. 取下 AngioJet 导管的插管盖并将插管插入输液袋 9. 按下按钮以关闭控制台抽屉 10. 将脚踏开关放在医生能够轻松踩到的范围内。选择能最大程度减少意外激活的位置 11. 将头端完全浸入肝素化盐水中并踩下脚踏开关,对导管进行灌注 12. 持续灌注,直至计时器显示屏变为零秒 13. 把脚移开踏板,确认系统设置成功完成。状态面板将显示 READY(就绪)且绿色图标亮起 14. 使用过程中监测通过废液管路从血栓去除术导管排出的血栓碎片/液体。如果 AngioJet 系统激活过程中在废液管路中看不到血液,则导管可能阻塞在血管内,请确认导管位置、血管直径和血栓状态。在阻塞情况下进行操作可能会增加血管损伤风险

续表 4-4-48

Power Pulse 喷射准备	AngioJet 系统设置完成并准备好待用且导管已定位于目标治疗部位的血管内时,即可使用 Power Pulse 喷射功能 1. 根据药物包装说明在单独的盐水袋内制备医生指定的溶液 2. 按照标准程序向 AngioJet 导管灌注医生指定的液体
进入 Power Pulse 模式	1. 按下控制台上的"CATHETER"(导管)按钮 2. 再次按下"CATHETER"(导管)按钮,前进至进入 Power Pulse 模式的屏幕 3. 按下箭头按钮选择决定(YES/NO[是/否])屏幕上的"YES"(是)以确认进入 Power Pulse 模式 4. 再次按下"CATHETER"(导管)按钮 注:主屏幕上将显示 Power Pulse 的液量和时间,同时控制台屏幕上会显示"PP"字样。屏幕上显示的标题应为"INFUSION IN PROGRESS"(正在输液)
Power Pulse 喷射输液程序	1. 将 AngioJet 导管推送至治疗部位 2. 踩下脚踏开关输注医生指定液体规定用量 注:每次泵出的液体量约为 0.6 cm^3 3. 根据医生的判断将 AngioJet 导管穿过治疗部位 4. 建议在输注溶栓剂后等待 15~20 min 在进行血栓抽吸清除术
退出 Power Pulse 模式	1. 选择 Alarm Reset(警报复位)按钮即刻退出 Power Pulse 模式并返回 Thrombectomy 模式 2. 或者,也可通过以下程序退出 Power Pulse 模式 (1)按下"CATHETER"(导管)按钮进入决定(YES/NO[是/否])屏幕 (2)选择"NO"(否)并再次按下"CATHETER"(导管)按钮,前进至 READY(就绪)屏幕 注意:(1)仅选择 NO(否)不会退出 Power Pulsel 模式,必须按下"CATHETER"(导管)按钮方可退出 (3)Power Pulse 液量将显示于"就绪状态"并会在再次进入 Power Pulse 模式时继续添加至总液量。要重设该总液量,请重新加载导管

【围手术期的护理】

见表 4-4-49。

表 4-4-49　Angiojet 围手术期护理

术前护理	药品准备:0.9%氯化钠注射液(500 mL)2 袋、12 500 U/2 mL 肝素注射液 2 支、5 mg/mL 地塞米松注射液 2 支、10 mg/mL 间羟胺注射液 1 支、0.5 mg/mL 阿托品注射液 2 支、碘克沙醇对比剂 200 mL、尿激酶/尿激酶原 物品准备:一次性介入包、高压注射器针筒及连接管、股动脉穿刺鞘(6F)、超滑导丝(150 cm)、PIG 导管(4F)、椎动脉造影导管(4F)、翻山鞘(6F)、超滑导丝(260 cm)、抽吸导管、下腔静脉滤器、微量泵、废液袋、生理盐水和废液管路(溶栓导管、外周静脉支架、PTCA 扩张导管备用)、除颤仪、临时起搏器、起搏电极等
术中护理	手术过程中,密切监测患者血压、心率、血氧饱和度,要尤其关注患者的心律,在抽吸过程中患者可能会出现心律失常。关注患者主诉,询问患者有无头晕、胸闷、胸痛、呼吸困难等不适,定时观察患肢的皮肤颜色、温度、感觉、集尿袋中尿液量、颜色等,时刻关注其病情有无变化,发现手术过程中出现的异常情况。及时发现并处理不良反应,确保顺利完成手术。护士在开始治疗前遵医嘱给予患者肝素化,及时准确补充递送术中所需物品、器械及药物,熟练操作 AngioJet Ultra 操作台,时刻关注 AngioJet 系统的运行情况,对高值耗材要反复核对确保正确
术后护理	手术结束,安全转运患者返回病房。对术中所用材料完成登记,物品器械归位,消毒

(司亮亮　赵文利　路　华)

第五篇

介入导管室临床教学与培训

第一章 介入导管室护士教学与培训大纲构建

随着医学的精细分支及专业化发展,介入放射学已成为与外科学、内科学并列的诊疗学科,涉及范围广泛的影像引导下微创治疗技术和侵入性影像诊断。介入放射学的不断发展使得冠心病、脑卒中、恶性肿瘤、周围血管疾病等可采用介入治疗,避免开放手术,减少并发症、恢复时间和治疗成本,且往往具有更好的临床效果。国家卫生健康委员会《十四五国家临床专科能力建设规划》中强调,要大力扶持包括介入治疗等微创技术发展,逐步实现内镜和介入治疗技术县域全覆盖。在国家政策的支持下,县域胸痛中心和卒中中心建设稳步推进,介入治疗技术深入基层,促进服务能力和服务质量提升。

介入治疗前景广阔,但技术难度较高,这就对介入导管室护士提出了更高的要求,需要具备高标准的技术能力以应对诊疗过程,也需要评判性的思维和结合理论、当前情况综合判断及处理的能力,以及根据理论知识、当前状况以正确预判可能出现的并发症及适宜的处理能力。因此,加强介入导管室护士的培养培训非常重要。《全国护理事业发展规划(2021—2025年)》指出"建立以岗位需求为导向、以岗位胜任力为核心的护士培训制度"。以此思想为指导,通过建章立制、规范管理、强化师资、制定方案等途径制定教学与培训大纲,通过系统的同质化培训,按专业化标准培养符合现阶段要求的介入导管室护士,以满足我国当前介入护理专科发展对专业人员的需要,培养具备较强临床专业能力与科研能力的护士,提高介入护理专业化水平,为患者提供高质量的个性化的护理服务

一、适用范围

具备护士执业资质,医院拟开展或已开展介入诊疗的临床护理人员。

二、目标

培训具备介入护理知识和技能的护理专业人员,能够在各类医疗机构承担介入手术患者的护理工作。同时,培养护士在临床实践中具备临床思维和团队合作精神,能够为患者提供全面、安全、有效、高质量的服务。

三、培训时间

培训时间为2个月,采取全脱产的培训方式。第1个月进行理论知识的集中学习,第2个月在具备带教条件的三级医院介入导管室进行临床实践技能学习。

(一)理论学习

1. 参考学时 不少于160学时。

2. 主要内容 介入导管室护理概述、介入导管室管理及规章制度、医院感染预防与控制、围手术期护理、患者安全管理、介入护理操作技术和手术配合、职业安全与防护、突发事件的应急处理。

(二)临床实践

1. 参考学时 不少于160学时。

2. 主要内容　掌握并熟练运用介入导管室相关基础操作技术,完成心血管疾病、神经系统疾病、肿瘤、外周血管等疾病的介入治疗与护理配合。

四、培训内容

1. 介入导管室护理概述　①介入手术的概述、目的及适用范围;②国内外介入导管室护理工作发展概况;③介入导管室护士的岗位职责及专业素质要求。

2. 介入导管室管理及规章制度　①介入导管室的环境管理,包括建筑布局、区域划分、设施和流程等;②介入导管室的物品管理,包括各类仪器设备、耗材、器械及无菌物品等;③介入导管室组织架构及人员管理;④介入导管室的护理质量管理;⑤介入导管室的信息化管理;⑥介入导管室的相关规章制度。

3. 介入导管室医院感染预防与控制　①医院感染的概念及预防与控制的原则;②手术人员着装要求与注意事项;③无菌物品管理;④消毒、灭菌与隔离技术;⑤介入导管室环境表明清洁与消毒;⑥特殊感染手术患者的管理;⑦介入导管室的医院感染监测;⑧各类医疗废物的分类与管理。

4. 围手术期护理　①围手术期护理的概念、内涵、理论框架;②围手术期护理的临床实践和工作范围;③介入常见疾病知识及围手术期护理要点;④危重症患者的围手术期护理。

5. 患者安全管理　①介入导管室涉及患者的不安全因素与风险管理;②介入手术患者的安全核查制度和手术风险评估;③介入手术患者安全转运及交接原则;④术中低体温的预防与护理措施;⑤介入导管室药品、血液制品的安全管理;

6. 介入护理操作技术和手术配合　①外科手消毒方法及效果监测;②铺设无菌器械台的方法及注意事项;③手术部位的消毒原则和消毒范围;④手术体位摆放的原则、方法及常见体位并发症的预防;⑤常见的麻醉配合技术;⑥介入手术患者抢救配合技术。

7. 介入导管室的职业安全与防护　①职业暴露的概念、分类及防护原则;②介入导管室执业暴露的危险因素与防护措施;③介入导管室电离辐射、化疗药物的安全使用与防护;④介入导管室锐器损伤的预防和处理;⑤血源性疾病职业暴露预防和处理的原则及措施。

8. 介入导管室突发事件的应急处理　①介入导管室突发应急预案概述及组织体系;②介入导管室仪器设备故障的应急措施;③水、火、电、气等介入导管室突发事件的预防措施及应急预案。

五、培训师资

1. 医学、护理学或相关专业本科及以上学历。
2. 中级及以上职称,具备 5 年以上介入导管室工作经验。
3. 具备培训教育理论和方法的相关知识。
4. 熟悉介入医疗或护理行业的最新动态和标准。

六、教学方法

课堂讲授、小组讨论、情景模拟、角色扮演等。

七、评价方法

理论知识采用闭卷理论考试,总成绩为 100 分,≥60 分为合格,临床实践采用操作考核,总分100 分,≥90 分为合格。

(彭会珍　李佳克　赵文利)

第二章　介入导管室护士分层级教学与培训

第一节　实习护生教学与培训

一、教学目标

1. 知识目标　熟悉介入导管室的环境,掌握工作制度和流程,掌握介入导管室心血管、神经、肿瘤、外周血管等其中一类手术的介入治疗及护理,能够正确书写介入导管室护理文书。

2. 技能目标　熟悉介入导管室护士工作职责,掌握基础技能,严格执行查对制度及无菌操作原则,能应用护理程序解决患者存在或潜在的护理问题。

3. 素质目标　热爱护理事业,树立以患者为中心的思想,配合学校为社会培养具有良好心理素质和专业素质并具有实践水平的高级护理人才。

二、教学计划

1. 第1周　入科导航与宣教。科室规章制度与环境布局介绍、常见介入手术与适应证讲解;了解介入手术发展历史与特点,认识介入手术配合护理的重要性;参与接收患者及核对工作,加深对介入术前准备的理解。

2. 第2～3周　了解介入手术巡回配合工作内容,逐步学习并掌握基础的介入手术护理操作:患者信息核对、手术床铺单与手术接台、心电监护、鼻氧管给氧、介入术前健康宣教等;在带教老师监督下能独立操作:患者安全核查、手术包开包、无菌台的铺设、静脉输液、导尿、基本护理文书的书写等。

3. 第4周　了解介入手术常见危重病情的预见性护理及抢救、心电图及常见恶性心律失常识别、介入手术围术期相关护理等进一步介入手术护理知识。根据前3周实习表现及自身兴趣从心血管介入、神经介入、外周血管介入中选择专科参与介入手术护理工作。

三、临床实习护生的管理

1. 介入导管室实习护生必须服从科室管理,遵守医院和科室的各项制度。遵守科室的劳动纪律,不迟到,不早退。

2. 实习期间请病假需有诊断证明,经护理部教学培训科盖章后方能生效。一般不准请事假,如确有特殊情况,1天内由科室批准,超过1天需经科室领导与护理部教学培训科研究批准。

3. 实习护生对患者的护理操作应在带教老师的指导下进行,实习护生在实习期间发生的问题全部由带教老师负责。

4. 实习期间服从总带教的安排,端正学习态度,虚心求教,认真完成实习任务。

5. 实习期间要善于与患者沟通,做好介入手术患者的心理支持。

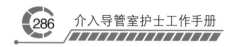

6.实习期间注意自身安全防护,发生身体不适或职业暴露,立即报告。

四、临床带教老师的职责

1.为实习护生提供方便、安全的实习环境。

2.有责任选择合适的患者,给护生提供实习机会。

3.帮助实习护生处理好生活和工作中的疑难问题。

4.在整个带教过程中,实习护生的每项操作必须在老师的指导下完成。

5.做好带教前的准备工作,工作态度严肃认真,操作规范。

6.对实习护生进行阶段性评价和考核。

(李佳克　彭会珍　赵文利)

第二节　进修护士教学与培训

一、教学目标

1.知识目标　熟悉动静脉解剖知识,认识常见耗材并了解用途,熟悉常见疾病的介入治疗及护理。

2.技能目标　熟悉介入导管室护士的职责和工作流程,掌握介入专科操作及仪器设备的使用,严格执行查对制度及无菌操作原则,保障手术患者的安全。

3.素质目标　切实提高进修人员的护理业务水平,努力为基层医院培养专业技术人员,使其回到原单位后能开展新业务、新技术,拓宽职业发展路径。

二、教学计划

1.岗前培训　科室基本情况、组织架构、规章制度、工作流程、学科主要诊疗的疾病、医院信息系统培训、医疗文书的规范书写、专科检查、技能操作、院感相关内容、安全及消防、执业安全、学习计划及要求等。

2.理论授课　①介入手术常见动静脉穿刺入路及管理;②介入手术常用耗材的识别与管理;③仪器设备的使用;④介入导管室感染控制与管理;⑤介入导管室质量安全管理;⑥各系统介入诊疗现状与介入手术患者的围手术期护理;⑦护理科研与创新;⑧介入导管室管理。

3.临床实践培训。①熟悉介入导管室环境及规章制度(1 天);②了解介入导管室护士的岗位职责及工作流程(1 周);③掌握介入导管室专科操作技能及专科技术(4 周);④掌握选修专科介入手术配合技能(5~12 周)。

三、进修护士管理规定

1.进修护士须持有护士执业证书、具备介入相关科室工作 3 年及以上工作经验,身体健康,方能接受进修。

2.进修护士须填写进修登记表,并与护理部联系进修事宜及进修要求。

3.进修时间不得少于 2 个月,进修期间按要求完成进修计划。

4.进修期间不得随意更换科室,进修结束进行理论和操作考试,科室鉴定合格后,由护理部统一颁发结业证书。

5.进修期间必须严格遵守医院各项规章制度及劳动纪律,不得电话请假,不得积累节假日休息。

6.介入导管室进修护士不可单独值班。

7.衣冠整洁,鞋帽符合要求。

8.进修护士请假必须经护理部批准,否则以旷工论处,影响发结业证。

(李佳克　彭会珍　赵文利)

第三节　新入职护士教学与培训

一、培训宗旨

通过1年的培训,促进新入职护士进入介入导管室护士角色,使其具备与介入导管室护理工作相匹配的职业道德、思想素质、心理素质、业务素质、法律素质。

二、培训目标

1.知识目标　熟悉介入导管室各项管理制度及工作流程,了解动静脉系统解剖,复述介入导管室常见药物及管理,掌握介入手术的种类、方式、消毒范围及手术步骤。

2.技能目标　熟练介入导管室常用诊疗设备、耗材和抢救仪器,完成各类介入手术的护理与配合,对突发的病情变化和急需抢救的情况有独立分析、思考、抢救的能力。

3.素质目标　具备良好的心理素质、职业道德、沟通技巧和协作能力,重视介入护理团队文化建设,增强团队凝聚力与归属感。

三、培训计划

介入导管室新入职护士轮转计划见表5-2-1。

表5-2-1　介入导管室新入职护士轮转计划

轮转专科	计划轮转时长
心血管介入	3个月
神经介入	3个月
肿瘤介入	2个月
外周血管介入	2个月
其他	2个月

四、培训内容

培训内容紧扣原国家卫生计生委办公厅颁布的《新入职护士培训大纲(试行)》,采取理论授课

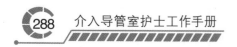

与临床实践相结合的教学模式,采用理论授课、现场演示、一对一带教、情景模拟教学等多种教学手段,全方位提升新入职护士的理论知识和实践能力。

(一)理论知识

理论知识分为通科理论和专科理论两部分。通科理论占总学时的 20%,专科理论占总学时的 80%。

通科理论知识旨在巩固和提高新入职护士的基础理论水平,以提升护理人员整体技术水平和职业素养。主要内容包括护理伦理与法律法规、标准规范、规章制度、人文关怀与人文护理、医德医风、护理职业精神、职业道德和职业礼仪、护理管理、临床护理教学、护理科研等。

专科理论知识旨在培养新入职护士在介入导管室专科领域的护理实践能力。主要内容包括介入专科发展、介入围术期常用药物作用与注意事项、介入相关器械、设备及耗材的使用、介入手术患者并发症及风险管理、介入手术相关应急预案、护理安全(不良)事件的预防与处理等、介入护理文书的书写,手术患者的沟通与健康教育、手术患者安全管理等。

(二)基础及专科护理操作技术培训

掌握并熟练运用介入导管室相关基础操作技术:洗手法、穿脱隔离衣技术、铺无菌手术台、心电监测、除颤技术、单人心肺复苏、氧气吸入技术、导尿技术、密闭式静脉输液技术、静脉注射法、微量泵使用、手术区皮肤消毒技术、持物钳的使用、桡动脉包扎、股动脉包扎等。

掌握并运用专科操作技术:完成心血管疾病、神经系统疾病、肿瘤、外周血管等疾病的介入治疗与护理配合。

(三)临床实践培训

按计划完成心血管、神经、肿瘤、血管外科等亚专业的专科轮转,由各专业组的专科组长和专职带教老师完成本专业各类手术的理论知识讲解和手术配合操作技能的培训。

五、考核评价

1. 理论考核　定期进行理论考试,理论考核成绩≥80 分为成绩合格,不合格者仅有一次补考机会。

2. 操作技能考核　由科室统一安排培训考核,成绩≥90 分为合格。

3. 临床实践考核　由带教老师负责,专科实践能力评价分为不熟练、一般、熟练三个等级,须达到一般及以上等级方为合格。

按要求完成各专科轮转表内的所有项目并达到合格以上水平后,方可申请进入下一专科的轮转。若提前完成轮转计划,可至护士长处进行审核,结合日常工作表现和带教老师意见,评定其是否可提前进入下一专科的轮转。

(李佳克　彭会珍　赵文利)

第四节　介入专科护士培训

一、培训目标

1. 具有坚实的专科理论、技能及临床护理实践能力,分析问题及解决问题能力,能指导危、重、疑难手术护理常规的制定及实施,能处理各种危重症、复杂疑难患者的护理问题。

2.能组织本专科护理会诊、护理查房、疑难病历讨论及参加全院性护理会诊。

3.具有很强的临床护理教学、教材编写能力。

4.具备较强的临床科研能力,善于应用科学研究解决临床实际问题。

5.掌握本专科的前沿发展信息及技术,不断更新专业知识及技能,不断推动本专科的发展。

6.能申报或举办专科技术继续教育学习班或讲座。

二、准入条件

具备护士执业资质,具有大专及以上学历;5年以上临床护理工作经历,同时满足3年以上介入相关的专科工作经验。

三、培训内容

培训内容基于介入专科护士的核心能力,依据中华护理学会专科护士培训大纲进行设置,主要包括通科课程和专科课程两部分。

1.通科课程　包含专科发展、护理人文、护理管理、护理教学、护理研究五个模块。

2.专科课程　包含介入专科发展、介入护理基础、心血管介入治疗与护理实践、神经介入治疗与护理实践、周围血管介入治疗与护理实践、肿瘤、微创介入治疗与护理实践、放射介入急救护理和放射介入护理管理七个模块。

四、培训方法

以"理论培训+临床实践"为主。主要实现途径为:

1.参加中华护理学会举办的放射介入专科护士培训班,获得中华护理学会的放射介入专科护士培训合格证书。

2.参加省/市级护理学会或(和)三级医院举办的介入专科护士培训班,获得省/市/院级的介入专科护士培训合格证书。

3.参加特殊专科护士培训基地的规范化培训,获取相应的证书。

五、介入专科护士的职责

介入导管室专科护士工作范围如下:

1.临床护理　这一职能是目前介入导管室专科护士的主要工作范围。专职或兼职从事介入围术期护理与配合,负责介入护理新业务、新技术的开展及推广。

2.负责教育与培训　对不同人员,如新入职护士、护生、患者或家属等提供介入治疗知识教育和培训。

3.提供专业健康指导　对患者、家属进行健康教育,包括一般健康保健、疾病的相关知识、出院指导等。与患者及家属保持联系,提供专业指导。

4.参与护理科研　运用评判性思维及循证理念,在临床工作中及时发现介入治疗及护理过程中的问题,并采用科研方法解决问题。尤其是将科研成果应用到介入护理专业领域。目前,介入专科护士科研能力相对不足,今后尤其应加强科研方法的学习以提高其科研能力。

(李佳克　彭会珍　赵文利)

参考文献

[1]滕皋军,王维.介入放射学[M].5版.北京:人民卫生出版社,2022.

[2]侯桂华,温红梅.中国介入导管室建设与管理规范[M].北京:北京大学医学出版社,2022.

[3]葛均波,徐永健,王辰.内科学[M].9版.北京:人民卫生出版社,2018.

[4]侯桂华,霍勇.心血管介入治疗护理实用技术[M].2版.北京:北京大学医学出版社,2017:
112-125.

[5]中华医学会放射学分会护理工作组.介入手术室医院感染控制和预防临床实践专家共识[J].介
入放射学杂志,2022,31(6):531-537.

[6]中华人民共和国卫生部.医院空气净化管理规范:WS/T 368—2012[S].北京:中国标准出版
社,2012.

[7]中华人民共和国卫生部.医疗机构消毒技术规范:WS/T 367—2012[S].北京:中国标准出版
社,2012.

[8]医疗机构环境表面清洁与消毒管理规范 WS/T 512-2016[J].中国感染控制杂志,2017,16(4):
388-392.

[9]中华人民共和国国家卫生和计划生育委员会.医用 X 射线诊断放射防护要求:GBZ 130—2013
[S].北京:中国标准出版社,2014.

[10]国家法律法规数据库.放射性同位素与射线装置安全和防护条例[Z/OL].(2019-03-02)
[2023-09-28]. https://flk. npc. gov. cn/detail2. html? ZmY4MDgwODE2ZjNjYmIzYzAxNm
Y0MTJjM2UwMzFiMjM

[11]中华人民共和国卫生部令(第 55 号).放射工作人员职业健康管理办法[Z/OL].(2007-06-
03)[2023-09-28]. http://www. nhc. gov. cn/wjw/bmgz/200804/69aa46cc0bd142d9beb025
a857f90775. shtml.

[12]医院感染预防与控制评价规范 WS/T592—2018[J].中国感染控制杂志,2018,17(8):
746-752.

[13]侯桂华,陆芸岚.心血管病护理及技术专业知识-心血管介入护理分册[M].北京:北京大学医
学出版社,2019:5-17.

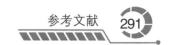

［14］马长生,赵学.心脏电生理及射频消融［M］.2 版.沈阳:辽宁科学技术出版社,2013.

［15］国家卫生健康委员会国家结构性心脏病介入质量控制中心,国家心血管病中心结构性心脏病
   介入质量控制中心,中华医学会心血管病学分会先心病经皮介入治疗指南工作组,等.常见先
   天性心脏病经皮介入治疗指南(2021 版)［J］.中华医学杂志,2021,101(38):3054-3076.

［16］张澍,霍勇.内科学-心血管内科分册［M］.北京:人民卫生出版社,2016:42.

［17］徐阳,王雪梅,李玫.急诊介入护理学［M］.北京:人民卫生出版社,2020.

［18］吴海江,李国均,黄益.脑血管疾病与介入治疗学［M］.西安:西安交通大学出版社,2015.

［19］路华.脑血管病介入技术与并发症防治［M］.南京:东南大学出版社,2023.

［20］王君.脑血管病和神经介入技术手册［M］.北京:中国科学技术出版社,2018.

［21］侯桂华,肖娟,王英.介入诊疗器材应用与护理［M］.北京:北京大学医学出版社,2021.

［22］黄连军.主动脉及周围血管介入治疗学［M］.北京:人民卫生出版社,2018.

［23］陆信武,蒋米尔.临床血管外科学［M］.5 版.北京:科学出版社,2018.

［24］中国研究型医院学会出血专业委员会,中国出血中心联盟.致命性大出血急救护理专家共识
   (2019)［J］.介入放射学杂志,2020,29(3):221-227.

［25］肖书萍,陈冬萍,熊斌.介入治疗与护理［M］.3 版.北京:中国协和医科大学出版社,2016.

［26］刘昌伟.血管外科临床手册［M］.北京:人民军医出版社,2012:220-222.

［27］中国微循环学会周围血管疾病专业委员会下肢静脉腔内治疗专业委员会.下肢深静脉血栓形
   成后综合征腔内治疗专家共识［J］.血管与腔内血管外科杂志,2023,9(7):769-776+787.

［28］葛均波,王伟民,霍勇.冠状动脉内旋磨术中国专家共识［J］.中国介入心脏病学杂志,2017,25
   (2):61-66.

［29］梁江淑渊,曾妃,黄冰瑛,等.体外膜肺氧合支持下患者院内转运安全管理的最佳证据总结［J］.
   中华护理杂志,2022,8(12):1456-1461.

［30］周毅峰,杨继平.手术室新入职护士培训与管理［M］.广州:世界图书出版广东有限公司,2020:
   305-308.

［31］高兴莲,田莳.手术室专科护士培训与考核［M］.北京:人民卫生出版社,2018.